Ingo Wirth   **Protokolle des Todes**

W0038881

Ingo Wirth

Protokolle des Todes

Fälle aus der Rechtsmedizin

Bild und Heimat

ISBN 978-3-7310-0910-8

1. Auflage dieser Sonderausgabe
© 2012 Bild und Heimat GmbH, Reichenbach
© 2009 Militzke Verlag, Leipzig
Projektkoordination: Katrin Pfirrmann
Umschlaggestaltung: capa
Umschlagabbildung: Chris Keller / bobsairport
Druck und Bindung: GGP Media GmbH, Pößneck

SUPER*illu*

In Kooperation mit der SUPERillu
www.superillu-shop.de

Inhalt

Geleitwort zur Erstausgabe

In jedem Jahr erscheinen hunderte von Kriminalromanen. Die Autoren sind mit Sicherheit nicht Gerichtsmediziner, aber sie haben die Fantasie, sich besonders raffinierte Fälle auszudenken.

Je grausamer ein Verbrechen geschildert wird, umso größer ist dann die Befriedigung der Leser, wenn endlich Kriminalisten und Gerichtsmediziner den Fall lösen.

Die Praxis ist in der Regel einfacher, wenn man die Täterpsychologie und die Handlungsmöglichkeiten einkalkuliert. Hierbei gibt es einige Gesetzmäßigkeiten, die wir selbst in manchen Schriften dargestellt haben. Grundmotive aus der Sexualsphäre, Neid, Eifersucht und Hass wirken heute wie gestern. Der Autor zeigt das in seinem Buch ganz realistisch. Er hat es als Facharzt für Gerichtliche Medizin geschrieben, der sich seit Jahren mit der Geschichte unseres Faches befasst. Wir haben ihn zu diesem Buch ermutigt, weil wir wissen, dass kaum eine Woche vergeht, in der nicht um Vorträge zu Themen aus der Gerichtsmedizin gebeten wird. Mit der vorliegenden Darstellung gibt der Autor den Interessierten eine Grundlage zum Verständnis.

Eigentlich sieht für den Leser alles klar und logisch aus. Er kann freilich nur ahnen, dass das Lebenswerk vieler Wissenschaftler den heutigen Stand der Gerichtsmedizin auf höchstem naturwissenschaftlichem Niveau begründet hat. Aus Landsteiners drei (und später vier) Blutgruppen haben sich auch in der Praxis über fünfhundert Trillionen Blutmuster entwickelt.

Eine ganze Reihe von Glanzleistungen aus den letzten Jahren ließe sich hier auflisten.

Da es sonst nicht ersichtlich wird, muss ich noch vermerken, dass der Autor aus dem großen und traditionsreichen Institut für Gerichtliche Medizin der Humboldt-Universität zu Berlin hervorgegangen ist.

Berlin, im Juni 1987
Prof. Dr. med. Dr. h. c. mult. Otto Prokop

An den Grenzen von Medizin und Recht

Schon lange bevor es die Gerichtliche Medizin im heutigen Sinne gab, wurden Ärzte bei Rechtsstreiten zu Rate gezogen. Bereits im Altertum beurteilten Sachverständige die Tödlichkeit einer Wunde oder die Wirkung eines Giftes. Aus der über Jahrhunderte praktizierten Wund- und Leichenschau ging schließlich im späten Mittelalter die gerichtliche Leichenöffnung hervor.

Die Anfänge der wissenschaftlich begründeten Gerichtsmedizin reichen bis ins 16. Jahrhundert zurück. Ihre Ursprünge liegen in Frankreich und vor allem in Italien. Dort erschienen die ersten Abhandlungen gerichtlich-medizinischen Inhalts der Neuzeit.

Mit dem Anwachsen des Schrifttums begannen die Bemühungen, das Fach zu charakterisieren. Paul Ammann, Professor der Botanik und Physiologie in Leipzig, nannte es 1670 »beurteilende oder entscheidende Medizin«, während es der kurfürstlich-sächsische Leibarzt Thomas Reinesius 1679 als »medizinische Schule der Rechtsgelehrten« beschrieb. Im Titel eines 1690 veröffentlichten Buches verwendete der Leipziger Anatomieprofessor Johannes Bohn erstmalig die Bezeichnung »medicina forensis«. Allen Autoren gemeinsam ist, dass sie die Gerichtsmedizin zutreffend als eine dem Wesen nach medizinische Disziplin ansahen.

Dementgegen stellte Michael Alberti, Professor der Medizin und Naturphilosophie an der Universität Halle, mit dem 1725 geprägten Begriff »medizinische Rechtswissenschaft« die juristische Seite in den Vordergrund. Aus der Überbetonung des

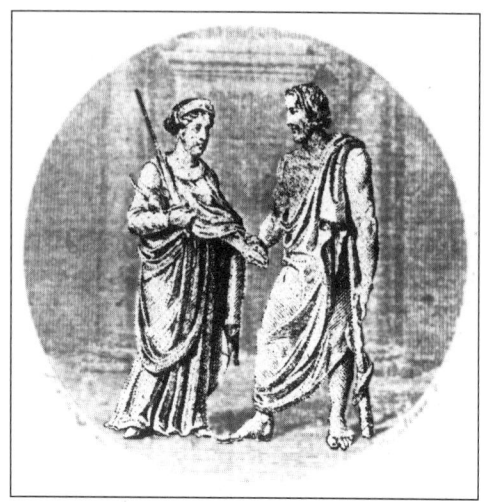

Symbolgestalten der Gerichtlichen Medizin: Äskulap, griechisch-römischer Gott der Heilkunde, und Justitia, römische Göttin der Gerechtigkeit.

naturwissenschaftlichen Inhalts resultierten Namensgebungen wie »gerichtliche Physik« – Physik als Synonym für Naturkunde – von dem Breslauer Arzt Wolfgang Friedrich Wilhelm Klose aus dem Jahr 1814.

Durchgesetzt hat sich schließlich die von Johannes Bohn gewählte Fachbezeichnung »Forensische Medizin«. Das Adjektiv forensisch, zu deutsch gerichtlich, geht auf das lateinische Wort forum für Marktplatz zurück. In den Städten des Römischen Reiches war das Forum als Zentrum des politischen und kulturellen Lebens sowohl Volksversammlungsplatz als auch Ort der Rechtsprechung.

Gegen Ende des 18. Jahrhunderts erfolgte an den Universitäten im deutschen Sprachraum eine Vereinigung der Gerichtlichen Medizin mit der neu geschaffenen Disziplin »medizinische Polizei«, der heutigen Hygiene, zur Staatsarzneikunde. Zunächst wurden beide Teilgebiete, wenn überhaupt, nur nebenamtlich gelehrt. So hielten Chirurgen, Gynäkologen und Pharmakologen, vereinzelt sogar Chemiker und Tierärzte die Vorlesungen.

Zu Beginn des 19. Jahrhunderts entstanden die ersten Lehrstühle. Den Anfang machte Dorpat 1801, es folgten Krakau 1804, Wien 1805 und Prag 1808.

An der Universität Berlin schuf der Gerichtsmediziner und Hygieniker Wilhelm Wagner im Jahr 1833 eine »Praktische Unterrichtsanstalt für die Staatsarzneikunde«. Sein Nachfolger Johann Ludwig Casper war am Ausbau der wissenschaftlichen Basis des gesamten Faches wesentlich beteiligt. Auf der Grundlage reicher eigener Erfahrungen – zur damaligen Zeit durchaus keine Selbstverständlichkeit – entstand sein 1857/58 erschienenes zweibändiges »Practisches Handbuch der gerichtlichen Medicin«. Das Buch enthält eine Vielzahl von Falldarstellungen, die anschaulich einen Eindruck von den damaligen Aufgaben der Gerichtsärzte vermitteln.

Als sich in der zweiten Hälfte des 19. Jahrhunderts die Hygiene zu einem umfänglichen Spezialgebiet entwickelte, zerfiel das nicht mehr zeitgemäße Doppelfach Staatsarzneikunde. Im Gegensatz zu Österreich blieb in Deutschland die Gerichtliche Medizin gegenüber ihrer Schwesterdisziplin zurück. Die beklagenswerte Situation Ende der achtziger Jahre des 19. Jahrhunderts beschrieb der Bonner Gerichtsmediziner Emil Ungar wie folgt: »Die Berücksichtigung und Werthschätzung, welche ihr zu Theil wird, ist eine so geringe, dass heute sogar die Existenzberechtigung dieser Doctrin vielfach angezweifelt und geleugnet wird.«

Mit Tatkraft und Beharrlichkeit gelang es jedoch, einige grundlegende Forderungen durchzusetzen. Im Jahr 1901 wurden die Vorlesungen über Gerichtliche Medizin an den deutschen Universitäten obligatorischer Bestandteil des Medizinstudiums, zunächst aber ohne Abschlussprüfung. Die Berichte über schwer wiegende Justizirrtümer infolge mangelhafter ärztlicher Gutachten, die der Direktor des Hallenser Instituts, Arthur Schulz, sammelte und an die zuständigen Ministerien weitergab, trugen ganz wesentlich dazu bei, dass die neue Prüfungsordnung von 1924 endlich das lange geforderte Examen vorsah. Den gewachsenen Aufgabenumfang des Faches, auch in der akademischen Lehre, verdeutlicht die Begriffserweiterung »Gerichtliche Medizin, Versicherungsmedizin und ärztliche Rechts- und Berufskunde«. Unter der 1968 eingeführten Fachbezeichnung Rechtsmedizin werden die verschiedenen Aufgabenbereiche zusammengefasst. Dieser Name hat sich jedoch nicht überall im deutschen Sprachraum durchsetzen können.

Nach einer langen historischen Entwicklung stellt sich die Gerichtliche oder Rechtsmedizin heute als ein Fachgebiet der Medizin dar, das »einerseits naturwissenschaftlich-medizinische Kenntnisse der Rechtspflege sowie andererseits juristische Fragen und arztrechtliche Probleme dem Ärztestand vermittelt und dabei gleichzeitig die sich im Grenzbereich von Medizin und Recht ergebenden Fragen wissenschaftlich bearbeitet und erforscht«.

In Deutschland hat die Geringschätzung der Gerichtlichen Medizin eine lange Tradition. Während des 20. Jahrhunderts war das Fach nicht nur einmal in seiner Existenz bedroht. Gegenwärtig vollzieht sich eine Entwicklung, die durch undifferenzierte Zusammenlegung von Universitätsinstituten und Schließung von Standorten bestimmt ist. Zu den beseitigten Einrichtungen gehört auch das traditionsreiche und leistungsfähige Institut für Rechtsmedizin der Humboldt-Universität zu Berlin, das die älteste Facheinrichtung in Deutschland war.

Thanatos, Gott des Todes

Sterben, Tod und Leichenerscheinungen

Die Tode eines Menschen

Am Ende jeden Lebens stehen Sterben und Tod. Seit Jahrtausenden beschäftigt dieses Naturgesetz die Menschen. Ein Ausdruck dessen sind die verschiedenartigen sinnbildlichen Darstellungen des Todes in Malerei und Literatur. Bereits in der Antike begegnet uns der Tod als geflügelter Dämon und spätestens seit dem 12. Jahrhundert als Knochenmann. Seine Macht über alle Stände und Geschlechter schildern allegorisch die Anfang des 15. Jahrhunderts aufkommenden Totentänze. Die bekannte Gestalt des Sensenmannes symbolisiert den als Schnitter gedachten Tod, der die Menschen dahinrafft. Demgegenüber machte der Dichter Matthias Claudius das Hüllwort Freund Hein für den Tod als willkommenen Erlöser populär.

Stets bestimmten religiöse und philosophische Anschauungen auf der Grundlage des jeweiligen Wissensstandes die unterschiedliche Einstellung der Menschen zum Tod. Schon vor langer Zeit erwuchs aus der Unwissenheit eine geradezu fantastisch anmutende Vielfalt abergläubischer Vorstellungen, die sich teilweise hartnäckig bis in die Gegenwart erhalten haben. Manch ein Verstorbener wurde zum Wiedergänger, bekannt als Schwarzer Mann und Weiße Frau, oder zum Vampir erklärt. Die Furcht, als Scheintoter lebendig begraben zu werden, breitete sich aus.

Die moderne Medizin setzt dem fundierte Erkenntnisse über den Ablauf des Sterbens und die Leichenerscheinungen entgegen.

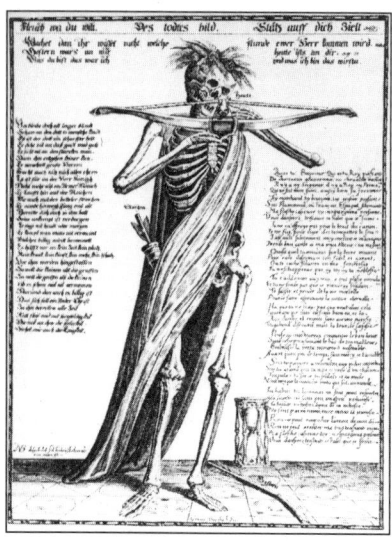

Der Knochenmann als Sinnbild des Todes.

Das meist langsame Erlöschen der Lebensfunktionen des Organismus wird als Agonie bezeichnet und geht mit einer Herabsetzung wichtiger Stoffwechselprozesse einher. Diese letzte Phase des Lebens kann auch sehr kurz sein oder bei bestimmten gewaltsamen Todesfällen völlig fehlen. Nach den vorliegenden Beobachtungen wird das Eintreten des Todes vom Sterbenden nicht mehr wahrgenommen, da bereits vorher das Bewusstsein schwindet. Noch heute trifft man gelegentlich die Auffassung an, die Gesichtszüge des Verstorbenen widerspiegelten seine Empfindungen unmittelbar vor dem Tod. In Berichten über den Deutsch-Französischen Krieg von 1870/71 ist zu lesen, dass tote Soldaten mit finsteren, von Schmerz verzerrten Gesichtern und andere mit einem »lustig lachenden Gesicht« aufgefunden wurden. Daraus resultierte die Annahme, dass die einen im Gefecht, die anderen »während eines heiteren Gespräches« gefallen seien. Eine derartige Schlussfolgerung, so schrieb der Prager Gerichtsmediziner Josef Maschka bereits vor mehr

als einem Jahrhundert, »ist jedoch gänzlich werthlos und ent-
behrt eines jeden begründeten Anhaltspunktes«. Mit dem Tod
erschlaffen sämtliche Muskeln des Körpers, demzufolge auch
die mimische Muskulatur.

Der Tod stellt das irreversible Ende des Lebens dar. Hinter dieser einfachen Feststellung verbergen sich komplizierte biologische Zusammenhänge. So zeigt sich bei genauerer Betrachtung,
dass es gar keinen momentanen Übergang vom Leben zum Tod
gibt. Vielmehr läuft das Sterbegeschehen in mehreren, unterschiedlich langen Etappen ab, die jeweils durch den Ausfall bestimmter Lebenserscheinungen gekennzeichnet sind. Das Ende
jeder einzelnen Sterbephase wird mit einem speziell definierten
Todesbegriff bezeichnet.

Zeitlich nacheinander treten der so genannte klinische Tod,
der Individualtod und der biologische Tod ein. Als Kriterien für
den klinischen Tod gelten Atem- und Herzstillstand. Der wis-
senschaftlich-technische Fortschritt brachte der Medizin Beat-
mungsgeräte, Herzschrittmacher und Herz-Lungen-Maschinen.

Damit lassen sich Atemfunktion und Herztätigkeit appara-
tiv aufrechterhalten, sodass der lebensnotwendige Sauerstoff
für die Stoffwechselprozesse im Organismus weiterhin bereit-
steht und das Absterben der Körperorgane verhindert wird.
Eine Rückkehr vom klinischen Tod zum Leben ist also unter
bestimmten Voraussetzungen möglich. Die Definition des Todes als irreversibles Ende des Lebens trifft demnach heute erst
auf den Hirntod zu, der mit dem Erliegen aller Hirnfunktio-
nen eintritt. Bekanntlich sind die spezifischen Lebensäußerungen eines Menschen von der Funktionsfähigkeit verschiedener
Hirnregionen abhängig. Des halb wird der Hirntod dem Individualtod gleichgesetzt. Diesem schließt sich die Phase des so
genannten intermediären Lebens an, in der Gewebe und Organe entsprechend ihrer Sauerstoffmangelempfindlichkeit unterschiedlich lange überleben. Durch be stimmte Reize können an

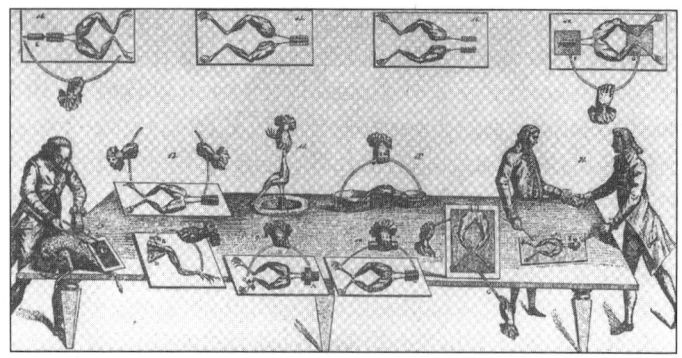

Versuche von Luigi Galvani (1737–1798) mit Froschschenkeln. Der italienische Arzt vermutete die Existenz einer »tierischen Elektrizität«. Alessandro Volta (1745–1827) widerlegte diese Theorie.

einzelnen Geweben und Organen, die noch nicht abgestorben sind, während eines begrenzten Zeitraums auftretende Reaktionen ausgelöst werden.

Zu den am längsten bekannten Erscheinungen gehört die elektrische Erregbarkeit des Leichenmuskels. Ein Zufall hatte im Jahr 1789 zur Entdeckung der galvanischen Elektrizität geführt.

Der italienische Arzt Luigi Galvani beobachtete, dass frisch präparierte Froschschenkel in dem Moment zucken, wenn die Muskeln mit einem Kupferdraht an einem Eisengitter aufgehängt werden. Nach Wiederholung der Versuche deutete der italienische Physiker Alessandro Volta im Gegensatz zu Galvani diese Beobachtung richtig und stellte daraufhin 1793 die elektrochemische Spannungsreihe der Metalle auf. Die praktische Anwendung von Galvanis Experimenten an der menschlichen Leiche beschrieb 1796 Carl Caspar Créve, Professor der Medizin an der Universität Mainz. Er empfahl zur Prüfung der Reaktionsfähigkeit der Muskulatur einen einfachen Bügel aus Silber mit einer Zink- und einer Silberplatte an den Enden. Heute wird als Spannungsquelle für die so genannte galvanische Reizung eine Bat-

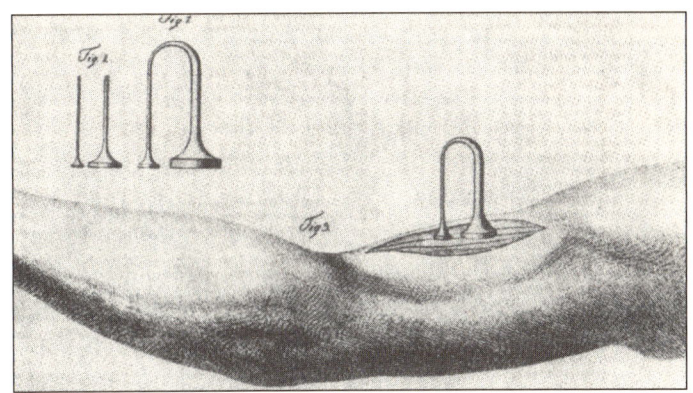

Bügel aus zwei Metallen zur galvanischen Reizung der Leichenmuskulatur, beschrieben im Jahr 1796.

terie eingesetzt. Bis maximal vier Stunden nach Eintritt des Individualtodes kann damit eine Muskelzuckung erzeugt werden. Mit dem Absterben der letzten Körperzellen ist das intermediäre Leben beendet. Es tritt der biologische Tod ein, der auch als totaler oder absoluter Tod bezeichnet wird.

Als frühe Leichenerscheinungen bilden sich Totenflecke, Totenstarre und Leichenkälte aus. Bereits zwanzig bis dreißig Minuten nach dem Kreislaufstillstand können an den seitlichen Halspartien die ersten Totenflecke beobachtet werden. Infolge des Fehlens der Kreislauftätigkeit sinkt das Blut der Schwere nach in die tiefer gelegenen Körperpartien. Dort werden die prall gefüllten und erweiterten kleinen Blutgefäße als grau-violette Hautverfärbungen – Totenflecke genannt – sichtbar. Wenn man die Leiche während der ersten Stunden in eine andere Lage bringt, bilden sich die Totenflecke an der nun unten befindlichen Körperseite neu aus. Da das Blut durch Wasserverlust zunehmend konzentriert wird, verschwinden später die ursprünglichen Totenflecke nicht mehr vollständig. So kann eine Lageveränderung der Leiche erkannt werden. Kriminalistisch wichtig ist auch das Phänomen, dass die Totenflecke in der ersten Zeit nach dem Tod weg gedrückt werden können. Auf Druck mit dem Finger oder einem Gegenstand entweicht das Blut aus den Gefäßen, und es kommt infolgedessen zu einer umschriebenen Abblassung. Diese Erscheinung lässt, ebenso wie die Umlagerbarkeit, innerhalb eines gewissen Zeitraums Rückschlüsse auf die Todeszeit zu. Den Totenflecken folgt alsbald die Totenstarre, deren Ursache bereits im 18. Jahrhundert lebhaft diskutiert wurde. Die zahlreichen älteren Theorien über das Erstarren der Muskulatur haben sich sämtlich als unzutreffend erwiesen. Heute weiß man, dass dem Adenosintriphosphat (ATP), das als so genannter Weichmacher wirkt, die entscheidende Bedeutung zukommt. Wenn die ATP-Reserve der Muskulatur aufgebraucht ist, entwickelt sich die Totenstarre.

Am 13. März 1847 verstarb in Wien der Professor für Gerichtliche Medizin Jakob Kolletschka. Während einer Obduktion hatte ein Student den Professor mit dem Messer am Finger verletzt.

Die scheinbar harmlose Wunde führte zu einer Erkrankung, die innerhalb kurzer Zeit mit dem Tod endete. Starb Jakob Kolletschka durch Leichengift? Nein, sein Tod war die Folge einer Allgemeininfektion durch Verschleppung von Krankheitserregern und deren Giften auf dem Blutweg mit Eiterherdbildung in den inneren Organen. Das Risiko einer Infektion bei der Leichenöffnung besteht also tatsächlich. Zu fürchten ist allerdings nicht ein spezifisches Leichengift, sondern die Ansteckung mit krankheitserregenden Bakterien und Viren. Bei der Untersuchung Verstorbener, die an einer infektiösen Erkrankung gelitten haben, können die Erreger über eine geeignete Eintrittspforte, etwa eine Hautverletzung, in den Körper des Obduzenten eindringen. Eine generelle Gesundheitsgefährdung beim Umgang mit Leichen darf daraus jedoch nicht abgeleitet werden.

Die Leichenzersetzung durch Autolyse, Fäulnis und Verwesung hängt von den Umweltverhältnissen, vor allem von der Temperatur, ab, sodass im zeitlichen Verlauf große Unterschiede bestehen.

Kennzeichnend für die Leichenfäulnis, die durch bestimmte Bakterien verursacht wird, sind die Gasbildung und die Verflüssigung des Gewebes. Beim Eiweißabbau entstehen die Substanzen, die der faulenden Leiche den charakteristischen Geruch geben. Das sind insbesondere Tyramin und Ammoniak. Das Tyramin gehört zu einer Gruppe chemischer Verbindungen, die als Ptomaine – abgeleitet von dem griechischen Wort für Kadaver – bezeichnet werden.

Ein echtes Problem stellten die Fäulnisprodukte noch im 19. Jahrhundert für die forensisch tätigen Toxikologen dar. Bedingt durch die damaligen Analysemethoden, kam es immer wieder zu Verwechslungen mit bestimmten pflanzlichen Giftstoffen, den Pflanzenalkaloiden, zu denen so bekannte Gifte wie Coniin und Strychnin gehören. Erste systematische Untersuchungen der Eiweißabbauprodukte, die bei der Fäulnis entstehen, nahm der Italiener Francesco Selmi vor. Auf ihn geht auch der noch heute gebräuchliche Begriff Ptomaine zurück. Im Jahr 1878 erschien seine grundlegende Monografie über die Leichenalkaloide, die auch einige berühmt gewordene Gutachten Selmis enthält. Durch sorgfältige Analysen war es ihm wiederholt gelungen, einen bestehenden Giftmordverdacht zu entkräften.

Der unerwartete Tod eines gewissen Generals Gibbone hatte zu allerlei Spekulationen Anlass gegeben. Die toxikologisch-chemische Analyse schien den Nachweis von Delphinin, einem Rittersporn-Alkaloid, erbracht zu haben. Der Verdacht richtete sich gegen den Diener des Generals. Allein der Umstand, dass jegliches Tatmotiv fehlte, veranlasste das Gericht, Selmi mit einem Obergutachten zu beauftragen. Als Erstes stellte er neue

Extrakte aus den Leichenteilen her. Die Untersuchung seiner Organauszüge mit den Reagenzien, die Delphinin anzeigen, ergab ein klares Resultat. Die Reaktionen fielen positiv aus. Also doch ein Giftmord? Selmi begnügte sich aufgrund seiner Erfahrungen jedoch nicht damit, sondern begann mit Tierexperimenten. Er injizierte einigen Fröschen echtes Delphinin und anderen die Organextrakte. In beiden Versuchsreihen trat bei den Tieren ein Herzstillstand auf, jedoch entging der entscheidende Unterschied nicht Selmis Aufmerksamkeit. Im Gegensatz zum Delphinin verursachten seine Extrakte einen Herzstillstand während der Systole, der Kontraktionsphase der Herzaktion. Das war beim Delphinin nie zu beobachten. Sorgfältig wiederholte Selmi alle Versuchsreihen und nahm schließlich die Suche nach neuen Reagenzien auf, die einen spezifischen Nachweis von Delphinin ermöglichen sollten. Dazu verwendete er unter anderem Gold-Natriumhyposulfit. Während es bei der Reaktion mit Delphinin zur Entstehung eines Bodensatzes kam, blieb bei Zugabe der Leichenextrakte die Bildung eines Niederschlags aus. Selmi widerlegte mit diesen eindeutigen Ergebnissen die Behauptung vom Giftmord an General Gibbone. Die von den Chemikern bei den ersten Analysen verwendeten Reagenzien waren demnach für den Untersuchungszweck ungeeignet und hätten fast zu einem verhängnisvollen Justizirrtum geführt.

Überzeugende Resultate erzielte Selmi auch in einem weiteren Fall. Der Tod der Witwe Sonzogno in Cremona hatte ebenfalls einen Giftmordverdacht entstehen lassen. Mehrere Chemiker wurden mit der Untersuchung des exhumierten Leichnams beauftragt.

Aus ihren Analyseergebnissen leiteten sie die Schlussfolgerung ab, in den Organextrakten Morphin gefunden zu haben. Auch in diesem Fall ließ sich die vermeintliche Feststellung von Gift im Körper der Toten nicht recht in die Ermittlungsergebnisse einordnen. Es lagen nämlich keine anderen Anhaltspunkte für ein Verbrechen vor. Weitere Analysen, die Chemiker in Mailand und Brescia ausführten, sollten Klarheit bringen. Sie konnten zwar kein Morphin nachweisen, bestätigten aber das Vorhandensein eines Alkaloids. Das Gericht bestellte Selmi zum Obergutachter. Tatsächlich ließen einige der von ihm angewandten Nachweisreaktionen eine verdächtige Färbung erkennen. Dagegen fielen die meisten Tests auf Morphin negativ aus. Eindeutig verliefen die Tierexperimente mit Kaninchen und Fröschen. Die Wirkungen der Leichenextrakte auf die Versuchstiere waren so grundverschieden von denen des Morphins, dass Selmi jeglichen Zweifel ausräumen konnte. Die Leiche der Witwe Sonzogno enthielt keine Spur von Morphin, sondern wiederum hatten Ptomaine das Vorhandensein eines Pflanzenalkaloids vorgetäuscht. Erst seitdem die unspezifischen Analysemethoden durch moderne Trenn- und Nachweisverfahren ersetzt wurden, besteht diese Gefahr nicht mehr.

Von den konservierenden Leichenveränderungen werden die Mumifikation und das so genannte Fettwachs am häufigsten beobachtet.

Eine natürliche Mumie entsteht unter geeigneten Bedingungen durch Austrocknung des Körpers ohne vorangegangene Konservierungsmaßnahmen.

Im Gegensatz dazu vollzieht sich die chemische Umwandlung des körpereigenen Fettgewebes zu Fettwachs im feuchten Milieu unter völligem oder teilweisem Luftabschluss. Günstige Bedingungen für den Entstehungsprozess herrschen im Wasser und in feuchten Erdgräbern. Erstmals beschrieben die Franzosen Michel-Augustin Thouret und Antoine-François de Fourcroy im Jahr 1786 diese Erscheinung nach Beobachtungen auf einem Pariser Friedhof. Die Leichen hatten zwischen fünfzehn und dreißig Jahre in Massengräbern gelegen. Jeweils eintausend bis eintausendfünfhundert Särge waren in großen Gruben möglichst eng neben- und übereinander geschichtet worden. Bei der Öffnung fanden sich zum Erstaunen der Beteiligten nicht, wie erwartet, Skelette, sondern auf besondere Weise erhaltene Leichname.

In seinem »Bericht über die Leichen, die aus dem Kirchhofe und der Kirche der unschuldigen Märtyrer ausgegraben wurden« schrieb Michel-Augustin Thouret: »An den Leichen, deren mehrere in eine gemeinschaftliche Grube geworfen worden waren, war kein Fasergewebe mehr wahrzunehmen, sondern alle weiche Theile zu einem meistens sehr festen mehr oder weniger weißen Mark geworden, das sich fett anfühlte, an trockener Luft hart, und zuweilen glänzend, beynahe wie Metall, wurde an feuchter Luft wieder aufgeweicht, stank, schimmelte, und mit den lebhaftesten und mannigfaltigsten Farben anlief; von außen war es von der Haut gebildet, die man noch an ihrem körnigen Gewebe erkennt.« Die ursprüngliche, auf die Erstbeschreiber zurückgehende Bezeichnung Adipocire, die von den lateinischen Wörtern adeps für Fett und cera für Wachs abgeleitet ist, hat sich als chemisch falsch erwiesen, wird aber heute noch gebraucht. Das Umwandlungsprodukt enthält kaum Fett und kein Wachs, sondern besteht hauptsächlich aus gesättigten höheren Fettsäuren.

Die kriminalistische Bedeutung der natürlichen Leichenkonservierung resultiert vor allem daraus, dass sich verschiedene Verletzungen aufgrund der weitgehenden Erhaltung des Leichnams noch lange Zeit nach dem Todeseintritt erkennen lassen. So berichtete im Jahr 1887 aus Graz der Gerichtsmediziner Julius Kratter über die Aufdeckung des Mordes an einem Mann, der etwa sechs Monate in einem Wassertümpel gelegen hatte. Bei der Obduktion des größtenteils in Adipocire umgewandelten Leichnams fand sich am Hals der mehrfache Abdruck eines Stricks, der später gesucht und auf dem Grund des Tümpels gefunden wurde. Die weiteren Nachforschungen ergaben, dass der Mann mit einem so genannten Kälberstrick erdrosselt worden war.

Gibt es einen Scheintod?

»Wißt Ihr nicht, wie weh das tut, wenn man wach im Grabe ruht …«, schrieb die Lyrikerin Friederike Kempner in einem ihrer Gedichte. Die Vorstellung, lebend in einem Sarg beerdigt zu sein, erweckt wohl bei jedem ein gewisses Unbehagen. Machen doch Finsternis, Stille und Grabeskühle keineswegs eine behagliche Atmosphäre aus. Die Folgen verfrühter Beerdigungen weiß Edgar Allan Poe in seiner Erzählung »Lebendig begraben« meisterhaft zu schildern. Da fällt nach drei Jahren Aufenthalt in der Familiengruft dem eintretenden Ehemann das Skelett seiner Frau in dem noch nicht vermoderten Leichengewand klappernd in die Arme, oder eine junge Frau wird um Mitternacht durch die zärtlichen Berührungen ihres Liebhabers aus einem Schlummerzustand erweckt, in dem sie zuvor beerdigt worden war. »Ich könnte, wenn nötig«, behauptete Edgar Allan Poe, »sofort hundert gut beglaubigte Beispiele anführen«. Tatsächlich kostet es nur wenig Mühe, Berichte über die seltsamsten Begebenheiten in großer Zahl zu sammeln. Hierzu einige Schlagzeilen aus der Boulevardpresse: »Die Flucht aus dem Beinhaus«, »Obduktion abgesagt – der Tote lebt«, »Die eigene Trauerfeier miterlebt« oder »Auferstandene Scheintote verursacht Panik«.

Die Verringerung wichtiger Stoffwechselprozesse und das Erlöschen der Lebensfunktionen des Organismus kennzeichnen die letzte Phase des Lebens. Durch äußere Einflüsse, wie Blitzschlag, Unterkühlung und Vergiftung, oder seltener bei Krankheiten, zum Beispiel Epilepsie, können alle Lebenserscheinungen auf ein Minimum herabgesetzt sein. Äußerlich sind in solchen

Fällen Herz-Kreislauf- und Atemtätigkeit kaum wahrnehmbar, und es besteht eine tiefe, unter Umständen lang andauernde Bewusstlosigkeit.

Für diesen Zustand, bei dem die Unterscheidung zwischen Leben und Tod stark erschwert ist, wurde der Begriff Scheintod geprägt. Gelingt durch geeignete Behandlungsmaßnahmen die volle Wiederherstellung der Lebensfunktionen, bedeutet das also nicht die Erweckung eines Toten, sondern die Genesung eines Schwerstkranken. Unmissverständlich ist der medizinische Fachausdruck vita minima, der besagt, dass es sich um einen auf das Äußerste verminderten Zustand des Lebens handelt.

Weit zurück reichen die Versuche, den Scheintod als eine besondere Zustandsform des menschlichen Daseins zu deuten und dem wahren Tod gegenüberzustellen. So wurde beispielsweise als mögliches Unterscheidungsmerkmal definiert: »Der wahre Tod setzt einen unerregbaren Stillstand der Nerventätigkeit voraus, der Scheintod einen erregbaren.« Die mangelnden Kenntnisse über Sterben und Tod in früherer Zeit bedingten zwangsläufig derartig nebulöse Vorstellungen.

Durch die im 18. Jahrhundert einsetzende intensive medizinische Erforschung des Todes konnten nach und nach wesentliche Zusammenhänge geklärt werden. Trotzdem fand der Begriff Scheintod in Ermangelung einer besseren Bezeichnung weiterhin Verwendung. Das geschah auch, wenn Ärzte in wissenschaftlichen Zeitschriften über die erfolgreiche Behandlung von Patienten mit einer vita minima berichteten. Bei sachunkundigen Lesern konnte so der Eindruck entstehen, dass es mit dem Scheintod doch etwas auf sich haben muss. Erst seit den 1960er Jahren setzt sich langsam der korrekte Terminus vita minima in der medizinischen Fachliteratur durch.

In gewissem Sinne wirkten sich auch bestimmte ärztliche Maßnahmen fördernd auf den Scheintodglauben aus. Bis in die jüngste Vergangenheit wurden gelegentlich Ärzte von Angehörigen eines Verstorbenen aufgefordert, den sicheren Tod durch einen so genannten Pulsaderschnitt oder einen Herzstich festzustellen.

Testamentarisch verfügte beispielsweise der schwedische Chemiker Alfred Nobel die Öffnung seiner Pulsadern. Der berühmte Kriminalist Hans Groß, selbst der Arzt und Schriftsteller Arthur Schnitzler verlangten die Ausführung eines Herzstichs.

Die Ursachen für den Scheintodglauben sind aber noch weitaus vielfältiger und zum Teil uralt.

Schon in grauer Vorzeit mussten sich die Menschen mit Naturerscheinungen auseinandersetzen. Ihnen fehlten allerdings die Kenntnisse um die Beobachtungen richtig zu deuten. Das Aufkommen abergläubischer Vorstellungen war die Folge. Schriftliche Überlieferungen und volkskundliche Studien vermitteln einen Eindruck darüber, welche Erscheinungen an Leichen zu Fehldeutungen Anlass gaben: Der Tote schwitzt – in Wirklichkeit Kondenswasser auf der abgekühlten Leiche. Die Barthaare wachsen – in Wirklichkeit Folge der Eintrocknung des Gewebes mit passivem Hervortreten des Bartes. Die Lage der Leiche verändert sich – in Wirklichkeit verursacht durch Eintreten und Lösen der Totenstarre, später durch Fäulnis. Totenlaute sind zu vernehmen – in Wirklichkeit eine Leichenerscheinung, bedingt durch das Hochdrücken des Zwerchfells infolge Fäulnisgasansammlung im Bauchraum mit Entweichen von Luft durch die Stimmritze. Die Aufrichtung des männlichen Gliedes – in Wirklichkeit Fäulnisgasansammlung im Gewebe der äußeren Geschlechtsorgane.

Frisches Blut fließt aus Nase und Mund – in Wirklichkeit Austritt von Fäulnisflüssigkeit aus den Körperöffnungen.

Die Leiche lässt eine ganz frische Haut und neue Nägel erkennen – in Wirklichkeit Ablösung der Oberhaut zusammen mit den Nägeln infolge Fäulnis, sodass die rosig und feucht wirkende Lederhaut beziehungsweise die Nagelbetten freiliegen.

Eine verstorbene Schwangere gebärt im Sarg ihr Kind – in Wirklichkeit kommt eine so genannte Sarggeburt durch einen starken Fäulnisgasdruck im Bauchraum zustande, der ebenso einen Kotabgang an der Leiche bewirken kann. Solche Leichenerscheinungen sind es auch, die den Scheintodglauben bis heute wach gehalten haben.

Schon aus dem alten Rom gibt es Mitteilungen über Scheintote und verfrühte Beerdigungen. Ein Fall von beinahe historischer Tragweite ereignete sich 1244 in Frankreich. Der neunundzwanzigjährige, an Ruhr leidende König Ludwig IX. wurde von seinen Ärzten für tot erklärt. Nach einer Stunde, die Priester hatten bereits mit dem Lesen der Totenmesse begonnen, waren die Lebenszeichen wieder unübersehbar. Erst sechsundzwanzig Jahre später starb der König wirklich.

Die Berichte über die Rückkehr für tot gehaltener Personen zum Leben und über lebendig Begrabene mehrten sich seit dem späten Mittelalter. Der Franzose Jacques-Jean Bruhier d'Ablaincourt hat derartige Fälle gesammelt und im Jahr 1742 veröffentlicht.

Sein umfangreiches Werk erschien 1754 in deutscher Sprache unter dem Titel »Abhandlung von der Ungewissheit der Kennzeichen des Todes, und dem Misbrauche, der mit übereilten Beerdigungen und Einbalsamirungen vorgeht«. Obwohl nur wenige der zweihundertachtundsechzig darin enthaltenen Fallberichte überprüfbar waren, erkannten Medizinische Fakultäten und Akademien Bruhiers Buch an. Es fand rasch weite Verbreitung und wurde von vielen Laien gelesen. So weitete sich im 18. Jahrhundert die Furcht vor dem Scheintod und dem Lebendigbegrabenwerden zu einer Massenerscheinung aus.

Als positive Auswirkung begann, wie bereits erwähnt, eine intensive medizinische Erforschung des Todes. Weitere Konsequenzen waren die Errichtung von Leichenhäusern und die

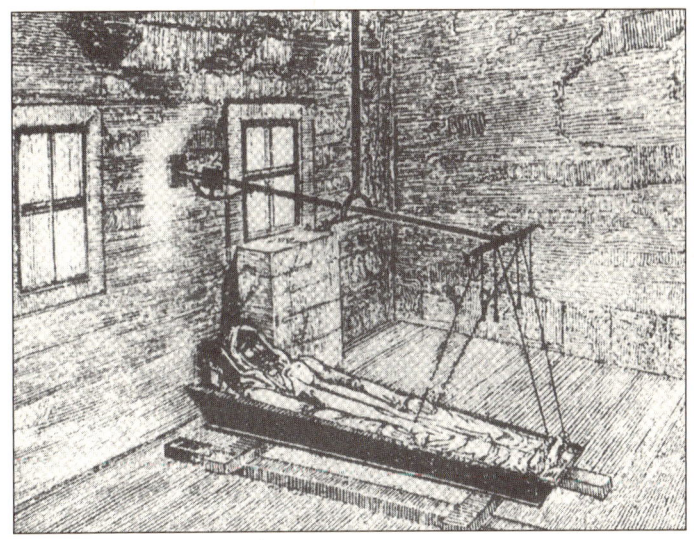

Scheintodklingel im Leichenhaus von Leipzig um 1830.

Gründung von Rettungsgesellschaften. In Deutschland entstand das erste Leichenhaus 1791 in Weimar auf Initiative des bekannten Arztes Christoph Wilhelm Hufeland. Bereits vorher waren, ausgelöst durch das Buch von Bruhier, solche Einrichtungen in London, Amsterdam, Wien und Prag in Betrieb genommen worden. In den Leichenhäusern wurden verschiedene Konstruktionen zur Erkennung des Scheintodes installiert. Anfang des 19. Jahrhunderts erhielt das Leichenhaus in Leipzig eine Läutevorrichtung.

An den Fingern und Zehen jedes Eingelieferten wurden Drähte befestigt, die über eine Rolle zu einer im Flur angebrachten Glocke führten. Durch eine Bewegung der Gliedmaßen konnte die Glocke in Tätigkeit gesetzt werden. Von solchen einfachen Scheintodklingeln über Sicherheitsröhren im Grab bis zur Konstruktion so genannter Sicherheitssärge reicht die Palette kurioser Erfindungen. Nicht weniger sonderbar muten heute die al-

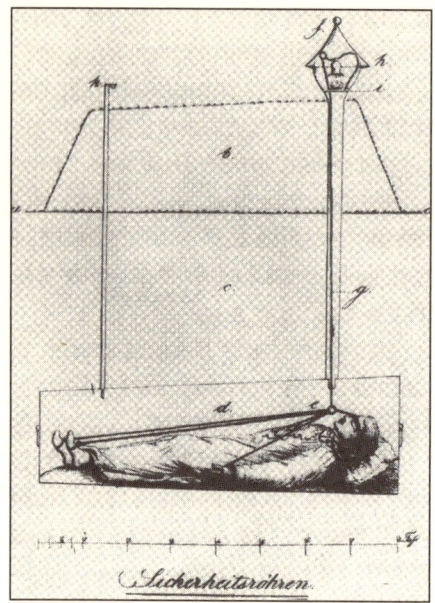

Sicherheitsröhren sollten ein Weiteratmen im Sarg ermöglichen. Eine Läutevorrichtung komplettiert dieses Kuriosum aus dem Jahr 1829.

ten Methoden zur Feststellung des Todes an, die sich sämtlich als unsicher erwiesen haben. Zum Ausschluss des Scheintodes sollten eine Flaumfeder vor Mund und Nase gehalten, ein bis zum Überlaufen mit Wasser gefülltes Glas auf den Brustkorb gestellt oder Siegellack auf die Haut getropft werden. Die systematische Anwendung der so genannten Lebensproben empfahl die Rettungsgesellschaft in Amsterdam, die als Erste in der Welt 1767 gegründet wurde. Ihr erklärtes Ziel war die Rettung und Wiederbelebung Scheintoter.

Zweifellos bestand im 18. Jahrhundert die dringende Notwendigkeit, den Tod mit größerer Sicherheit festzustellen. Dazu fehlte es aber vor allem an geeigneten Mitteln und Methoden.

Das erste Stethoskop konstruierte der berühmte Pariser Arzt René-Théophile-Hyacinthe Laënnec im Jahr 1819. Doch die von ihm eingeführte Auskultation, das Abhorchen des Körpers, setzte sich erst um die Mitte des 19. Jahrhunderts als ärztliche Untersuchungsmethode durch. Ludwig Julius Caspar Mende, Verfasser eines viel beachteten sechsbändigen Handbuchs der Gerichtlichen Medizin, hatte bereits 1829 auf den großen Wert des Stethoskops für die Feststellung des Todes aufmerksam gemacht.

Er konnte damit bei einem Neugeborenen, das für tot erklärt wurde, noch eine halbe Stunde später den Herzschlag wahrnehmen und rettete so dem Knaben das Leben. Eine mangelnde Sorgfalt bei der Untersuchung angeblich Verstorbener war zur damaligen Zeit weit verbreitet. Auch Christoph Wilhelm Hufeland wies wiederholt darauf hin.

Wirksame staatliche Maßnahmen mussten die Initiativen einzelner Ärzte ergänzen, wenn ein durchgreifender Erfolg erzielt werden sollte. Das Preußische Allgemeine Landrecht von 1794 enthält die älteste Vorschrift über eine behördliche Leichenschau in Deutschland. Danach musste der Pfarrer bei der Anzeige von Sterbefällen nach der Todesart fragen und den Totengräber beauftragen, bei der Einsargung anwesend zu sein. Die Anwesenheit des Totengräbers allein dürfte kaum eine geeignete Methode darstellen, um der Gefahr der Toterklärung eines Lebenden zu begegnen.

Im Jahr 1796 hat der Berliner Arzt Johann Ludwig Formey die Forderung erhoben, »dass kein Mensch beerdigt werden soll, ohne von einem Arzt vorher besichtigt worden zu seyn«. Eine Ministerialverfügung vom 15. Juni 1822 bestimmte für Preußen, dass die Ermächtigung zur Beerdigung »entweder nur auf das Zeugnis eines approbirten Arztes über den wirklich erfolgten Tod oder mit der Beschränkung zu ertheilen ist, dass die Beerdigung erst nach Ablauf von 72 Stunden seit dem von den Zeugen bekundeten Moment des angeblichen Todes erfolgen darf«.

Die Praxis sah allerdings etwas anders aus. In ländlichen Gebieten, in denen kein Arzt ansässig war, erfolgte oft überhaupt -

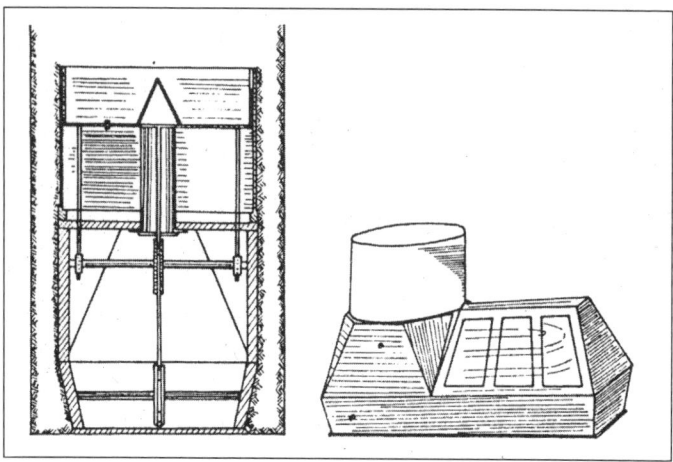

Ein so genannter Sicherheitssarg zur Selbstrettung Scheintoter aus dem Grab. Für diese unnütze Konstruktion vergab das Reichspatentamt am 5. Dezember 1884 die Patentschrift Nr. 29357.

keine Leichenschau. Die Laienleichenbeschauer hatten einen denkbar schlechten Ruf. Es waren »Individuen, welche auf der niedersten Stufe der Intelligenz stehen und sich durch ihr unsinniges und mechanisches Niederschreiben von Leichenschauscheinen schon allwärts bekannt und lächerlich gemacht haben«. Im Jahr 1900 erhob der 28. Deutsche Ärztetag in einer Resolution erstmalig die Forderung nach der gesetzlichen Einführung einer obligatorischen ärztlichen Leichenschau, die heute allgemein üblich ist.

In den Jahren 1919/20 ging ein Fall durch die Tagespresse und die medizinische Fachliteratur, der den Scheintodglauben gewaltig aufleben ließ. Am 28. Oktober 1919 nachmittags war die dreiundzwanzigjährige Krankenpflegerin Minna Braun leblos im Berliner Grunewald aufgefunden worden. Der herbeigerufene Gemeindearzt stellte Pulslosigkeit sowie Fehlen der Herztöne und der Atemtätigkeit fest. Aufgeträufelter Siegellack ergab keine Hautrötung. Die vermeintliche Tote wurde daraufhin in eine Leichenhalle überführt und eingesargt. Nach vierzehn Stunden musste der Sarg geöffnet werden, weil Kriminalbeamte an den Kleidern der bis dahin Unbekannten nach Wäschezeichen suchen wollten. Sie stellten zu ihrer Verwunderung leichte Kehlkopfbewegungen fest und ließen denselben Arzt nochmals rufen. Er vernahm bei der erneuten Untersuchung einige dumpfe Herztöne und veranlasste umgehend einen Transport ins Krankenhaus. Nach einem heißen Bad, kräftiger Bürstenmassage, zeitweiliger Sauerstoffbeatmung und fortgesetzter medikamentöser Behandlung erlangte die Patientin am 30. Oktober das Bewusstsein zurück. Auf Befragen gab sie an, aus Liebeskummer am 28. Oktober gegen 14 Uhr Morphinlösung und Veronalpulver eingenommen zu haben. Minna Braun konnte schließlich gesund aus dem Krankenhaus entlassen werden.

Wie das Beispiel zeigt, hatte der Arzt bei der ersten Untersuchung die minimalen Lebensäußerungen übersehen.

Das Bekanntwerden dieses Falles löste eine Flut von Mitteilungen über Scheintodfälle in der Tagespresse aus. Einige wurden eingangs zitiert. Im Jahr 1943 überprüfte der Straßburger Gerichtsmediziner Gerhard Rossow eine Sammlung von Zeitungsmeldungen.

Resümierend schrieb er: »Wie wir an den gebrachten Beispielen gesehen haben, handelt es sich in allen diesen Fällen um frei erfundene, der Phantasie entsprungene Märchen, die sich kaum von jenen unterscheiden, die schon vor hundert und mehr Jahren dem Publikum aufgetischt wurden.« Auch die Schilderungen von Edgar Allan Poe sind so schnell erklärt.

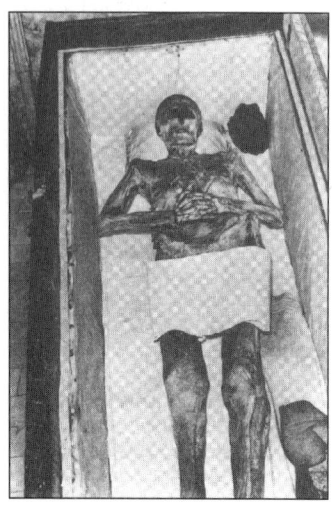

Mumifizierter Leichnam des 1702 verstorbenen Christian Friedrich von Kahlbutz in Kampehl.

Mumien aus alter und neuer Zeit

Unweit von Berlin im Westen des Ruppiner Landes liegt das brandenburgische Neustadt an der Dosse. In dem nur wenige Kilometer entfernten Ortsteil Kampehl gibt es eine viel besuchte Dorfkirche. Doch nicht der Umstand, dass es sich um ein frühgotisches Bauwerk aus dem 13. Jahrhundert handelt, lockt jährlich mehrere tausend Gäste ins Dorf. Die zahlreichen Besucher kommen zu einem kleinen Gruftanbau an der Nordseite der Kirche.

Die Tür trägt ein großes Schild mit der Aufschrift »Halt! Besichtigt Ritter Kalebuz, das biologische Rätsel, über 300 Jahre alt, bis heute wissenschaftlich ungelöst«. Lassen auch wir uns zu einem Besuch verführen.

Über einige ausgetretene Steinstufen geht es in die enge, düstere Grabkammer hinab. In der Gruft steht ein alter Sarg aus Eichenholz, in dem sich noch ein zweiter, aus Tannenholz gefertigter befindet. Unter Glas ruht darin auf weißem Leinentuch der mumifizierte Leichnam des Christian Friedrich von Kahlbutz. Laut Kirchenbucheintragung starb der Kornett von Kahlbutz im Alter von einundfünfzig Jahren am 3. November 1702, morgens zwischen 4 und 5 Uhr. Dass selbiger wirklich vor uns liegt, sei mit Sicherheit festgestellt. Die eingestickten Buchstaben »C. F.« in einem der Leinentücher hätten die Identifizierung ermöglicht.

Der 1,71 Meter lange mumifizierte Leichnam mit einem Gewicht von 9,8 Kilogramm liegt ausgestreckt auf dem Rücken, die Hände über dem eingesunkenen Bauch gefaltet. Insgesamt ist die Mumie dank der fachkundigen Betreuung durch Berliner Museologen recht gut erhalten. Nach ausgiebiger Besichtigung von Junker Kahlbutz kehren alle ins Freie zurück. Zum Abschied gönnen wir uns noch einen letzten Blick auf die inzwischen wieder verschlossene Tür zur Gruft. Da war doch ein biologisches Rätsel angekündigt worden? Junker Kahlbutz bleibt tatsächlich ein Rätsel, nur kein biologisches. Es lautet: Was führt alljährlich die vielen Besucher in dieses düstere Grabgewölbe?

Vielleicht ist es die Geschichte vom mysteriösen Ende des Bückwitzer Schäfers Picker, die während der Besichtigung erzählt wird. Danach soll Junker Kahlbutz beharrlich versucht haben, die Braut jenes Schäfers, eine gewisse Maria Leppin, von seinem »Recht der ersten Nacht« zu überzeugen. Sie aber verwehrte sich ihm und blieb ihrem Bräutigam treu. Im Sommer des Jahres 1690 wurde Picker in der Nähe einer Brücke über die Schwenze erschlagen aufgefunden. Der dringende Tatverdacht fiel auf Kahlbutz. Bei der Gerichtsverhandlung trug der landgräfliche Wundarzt vor, dass des Schäfers Kopf »durch ein scharfes Instrument verletzt« worden sei. Der richterlichen Aufforderung, seine Waffe vorzuzeigen, konnte Kahlbutz nicht nachkommen. Er habe, so behauptete er, diese erst unlängst verloren. Kurz entschlossen ließen die Richter Herrn von Kahlbutz den Reinigungseid schwören und sprachen ihn danach frei. Als nun

1794, inzwischen waren zweiundneunzig Jahre seit seinem Tod vergangen, die Dorfkirche renoviert und dazu auch die Grabkapelle geräumt werden sollte, wurden die zur Beerdigung bestimmten Särge aus der Gruft zuvor noch einmal geöffnet. Siehe da, Junker Kahlbutz lag als Mumie im Sarg. Eine Erklärung war schnell gefunden.

Zur Bekräftigung seines Reinigungseides soll Herr von Kahlbutz seinerzeit hinzugefügt haben, dass er nie verwesen wolle, wenn er wirklich der Mörder gewesen wäre. Seither gehören Mumie und Mordgeschichte als dauerhafte Geldquelle zusammen. Allerdings Einmaligkeit kann den Kampehler Bürgern für ihren Mumienschatz nicht bescheinigt werden.

Im Winter des Jahres 1677 starb in Herzberg am Harz der einundsiebzig Jahre alte Curd Schachtrup. Als angesehener Kaufmann konnte er sich eine Bestattung in eigener Familiengruft leisten.

Anlässlich der Beisetzung seines Sohnes wurde Vater Schachtrup nach siebenunddreißig Jahren mumifiziert in den zerfallenen Sargresten vorgefunden. Wie sollte es anders sein, auch in seinem Leben gab es eine geheimnisvolle Affäre. Kaufmann Schachtrup hatte unter anderem mit Eisen aus England gehandelt. Als nun eines Tages statt der Eisenwaren eine mit Gold gefüllte Kiste eintraf, behielt er das edle Metall stillschweigend für sich. Doch der unfreiwillige Goldlieferant bemerkte seinen Irrtum und forderte alles zurück. Schachtrup schwor, nie eine Kiste mit Gold erhalten zu haben, und setzte die Beteuerung hinzu: »So wahr ich nach meinem Tode verwesen werde!« Kommentar: Was dem Kornett von Kahlbutz aus Kampehl sein Reinigungsmeineid, ist dem Herzberger Kaufmann Schachtrup seine Versicherung an Meineides statt wider den Verdacht des Betruges.

Ohne jeden Zweifel entstanden die Mumien des Christian Friedrich von Kahlbutz und des Curd Schachtrup durch natür-

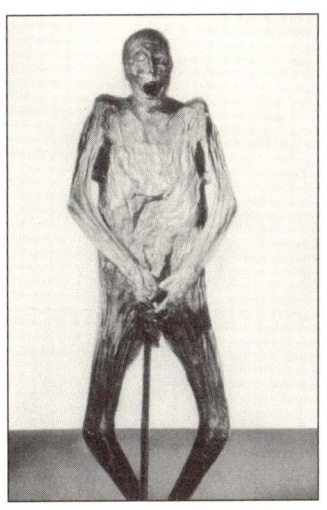

Mumie des 1677 beigesetzten Curd Schachtrup aus Herzberg am Harz.

liche Leichenveränderungen. Daran ist nichts Ungewöhnliches. Ein Gerichtsmediziner hat Jahr für Jahr nicht nur eine teilweise oder vollständig mumifizierte Leiche zu untersuchen. Gleich mehrere auf natürliche Weise entstandene Mumien, von denen einige weitaus besser erhalten sind als Kahlbutz, ruhen in den Kirchengrüften von Berlin-Buch, Rheinsberg und Illmersdorf bei Cottbus.

Darüber hinaus wurden, um nur die berühmtesten zu nennen, mumifizierte Gruftleichen im Bleikeller unter dem Bremer Dom oder in Palermo und Toulouse gefunden.

Charakteristisch ist die faltige Haut von brauner, lederartiger Beschaffenheit, die die zusammengesunkenen Weichteile und das Skelett straff umschließt. Günstige Bedingungen für eine natürliche Mumifikation herrschen überall dort, wo Leichen in kühler und trockener Umgebung einem mehr oder weniger starken Luftzug ausgesetzt sind. Das kann im Freien, auf zugigen Dachböden und eben auch in Grüften sein. Bei Erdbestattung begünstigt Sandboden die Mumifizierung, weil die Körperflüssigkeit rasch in das Erdreich absickern kann. Der Wasserentzug führt zu einer Austrocknung des Körpers mit Schrumpfung von Haut und Weichteilen. Der Fäulnisprozess bleibt weitgehend aus, denn durch Trockenheit und niedrige Temperatur wird das Bakterienwachstum gehemmt. Unter entsprechenden Lagerungsbedingungen sind natürlich entstandene Mumien praktisch unbegrenzt haltbar.

Neben der natürlichen Mumifikation menschlicher Leichen können durch Einbalsamierung auch künstlich Mumien erzeugt werden. Das haben bekanntlich die alten Ägypter mit großer Meisterschaft beherrscht. Ihrem Jenseitsglauben zufolge existierte die Seele des Toten nur so lange, wie der Körper fortbestand.

Bis in die Pyramidenzeit war im alten Ägypten die Mumifizierung auf den König und seine nächsten Angehörigen beschränkt. Danach wurde aus diesem Privileg ein Brauch für alle. Je nach finanzieller Aufwendung führten die Spezialisten unterschiedliche Prozeduren mit den Körpern der Verstorbenen durch. Im Anschluss an die konservierende Vorbehandlung erfolgte das Bandagieren der Leichen mit Leinenstreifen und zur Zierde das Auftragen verschiedener Ornamente. Von den kunstvoll gefertigten Mumien blieben, begünstigt durch das trockene Klima Ägyptens, viele erhalten. Einige können noch heute in der Abteilung Totenwesen des Berliner Ägyptischen Museums besichtigt werden.

Kriminalhistorisch interessant ist in diesem Zusammenhang ein Fall aus dem Jahr 1903. Beim Ausheben einer Fälscherwerkstatt in Odessa entdeckte die Polizei eine Produktionsstätte für Mumien.

Menschliche Leichen aus Krankenhäusern wurden durch entsprechende Verfahren wie Mumien ägyptischer Pharaonen hergerichtet. Gegen ein Entgelt sollen diese Fälschungen als Echtheiten an einige Provinzmuseen verkauft worden sein.

Ein Auftrag für den Obduzenten

Die Untersuchung gewaltsamer Todesfälle

Der Tote auf der Landstraße

Kurz nach Mitternacht des 1. August 1961 ging bei der Police Judiciaire am Quai des Orfèvres in Paris eine nicht alltägliche Meldung ein. Auf der Chaussee nach Tours, so teilte der anrufende Streifenpolizist mit, habe ein gewisser Jean Cellier vor einer halben Stunde mit seinem Auto einen unbekannten Mann angefahren.

Die Mithilfe der Kriminalpolizei wäre deshalb erforderlich, weil der Fahrer des Wagens behauptete, der Unbekannte hätte schon vor dem Unfall auf der Fahrbahn gelegen.

Gegen Morgen untersuchte der Polizeiarzt am Ereignisort die Leiche. Die Ausbildung der Totenflecke und die Intensität der Totenstarre ließen darauf schließen, dass der Mann zum Unfallzeitpunkt mindestens seit vierundzwanzig Stunden tot war. An seinem Kopf fanden sich Zeichen eines Streifschusses. Bei der Leichenöffnung stellten die Obduzenten später außerdem einen Lungensteckschuss und als Todesursache eine Stichverletzung des Herzens fest.

Zum Zwecke der Identifikation nahmen die Gerichtsmediziner eine so genannte Leichentoilette vor. Sie reinigten und schminkten das Gesicht des Toten und veröffentlichten sein Foto in mehreren Tageszeitungen. Nach reichlich einer Woche meldete sich eine Frau, die ihn wiedererkannt hatte. Der Mann hieß Ricardo Medrano und verdiente seinen Lebensunterhalt mit dunklen Geschäften.

Die Hinweise der Frau führten auf die richtige Spur. Nach umfangreichen Ermittlungen gelang es der Polizei, drei Ausländer festzunehmen und sie des gemeinschaftlich begangenen Raubmordes zu überführen.

Bekanntlich leistet der Gerichtsmediziner seinen fachspezifischen Beitrag zur Aufklärung gewaltsamer Todesfälle hauptsächlich durch die Untersuchung der Leiche. Das beschriebene Verbrechen zeigt, welche Bedeutung dabei der Leichenöffnung zukommt. Zwar konnte durch die Leichenschau schon am Ereignisort die Unfallversion ausgeschlossen, jedoch erst bei der Obduktion die wirkliche Todesursache erkannt werden. Der Mann war nicht an einer Schussverletzung, sondern infolge eines Messerstichs verstorben. Die Leichenöffnung ist zur genauen Feststellung aller Verletzungen einschließlich der Todesursache unerlässlich.

Das Obduktionsergebnis bildet die Grundlage für das gerichtsmedizinische Sachverständigengutachten, das ein wichtiges Beweismittel im Strafverfahren darstellt.

Um bei der Leichenöffnung keinen Befund zu übersehen oder gar zu zerstören, erfordern verschiedene Arten der Gewalteinwirkung spezielle Untersuchungstechniken. Deshalb erfolgt beispielsweise bei Todesfällen durch Strangulation die Sektion der Halsregion in so genannter künstlicher Blutleere. Die Methodik hat 1934 der damals in Halle tätige Gerichtsmediziner Kurt Walcher beschrieben. Durch ein entsprechendes Vorgehen bei der Obduktion werden zunächst die Blutgefäße entleert, bevor man mit der schichtweisen Präparation der Halsweichteile beginnt.

Im August des Jahres 1950 erwarb der Jamaikaner Charles Brown das Haus Rillington Place Nr. 10 im Londoner Stadtteil Notting Hill. Die beiden oberen Etagen vermietete er an Landsleute, während im Erdgeschoss das Ehepaar Ethel und John Christie wohnen blieb.

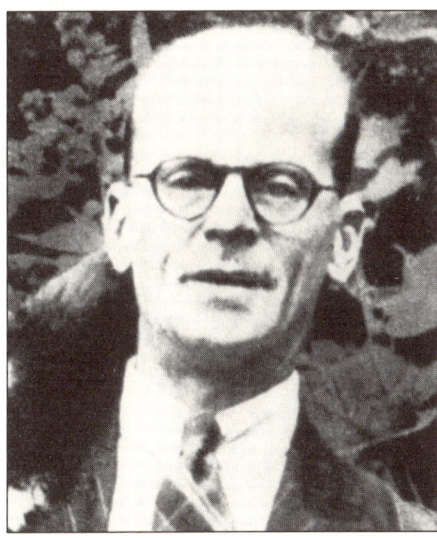

Der Londoner Serienmörder John Halliday Reginald Christie tötete zwischen 1943 und 1953 mindestens sechs Frauen.

Anfang Dezember 1952 gab Mr. Christie seine Anstellung als Schreiber bei einer Straßenbaufirma auf, um mit seiner Frau nach Sheffield überzusiedeln. So jedenfalls begründete er die Kündigung.

Während Mrs. Christie letztmalig Mitte Dezember in Rillington Place gesehen wurde, zog ihr Mann erst am 20. März 1953 aus. Nun mietete auch die Wohnung im Erdgeschoss ein Jamaikaner.

Der neue Wohnungsinhaber, Beresford Brown, entrümpelte und renovierte die Zimmer. Beim Einrichten der Küche versuchte er, ein Wandbrett für sein Radio anzubringen. Aber alle Versuche misslangen. Jedes Mal verschwand der Nagel nach wenigen Schlägen in der dünnen Wand. Neugierig geworden, untersuchte Brown den Verschlag. Er leuchtete mit einer Taschenlampe hinein und entdeckte eine nackte Frauenleiche. Brown berichtete sogleich den Nachbarn von seinem Fund. Dann eilte er zur Notting Hill Police Station.

Kurze Zeit später begann ein Einsatzkommando der Polizei, die Zwischenwand in der Küche zu entfernen. Aus dem engen Alkoven förderten die Polizisten am 24. März insgesamt drei Frauenleichen zu Tage. Bei der Durchsuchung der übrigen Räume fanden sie in der Wohnung noch eine Vierte. Die Tote lag unter den Dielen des Wohnzimmers. Es war Ethel Christie.

Auch der Garten des Hauses Rillington Place Nr. 10 wurde abgesucht.

Am 27. März entdeckten die Polizisten in einem Blumenbeet verschiedene menschliche Skelettteile und als Stütze für den Zaun einen Oberschenkelknochen. Beim Umgraben des Gartens kamen weitere Knochen und außerdem Menschenhaare zum Vorschein.

Die gerichtsmedizinische Untersuchung in drei verschiedenen Instituten ergab übereinstimmend, dass die Skelette von zwei Frauen stammten. Beide konnten identifiziert werden. Die eine, die Wienerin Ruth Fuerst, war im August 1943 und die andere, Christies Bekannte Muriel Eady, im Oktober 1944 als vermisst gemeldet worden. Seinerzeit mussten die Ermittlungen in beiden Fällen ergebnislos eingestellt werden.

Die Vermisstenkartei von Scotland Yard enthielt auch die Namen der drei Frauen, die man im Alkoven gefunden hatte. Es handelte sich um die Prostituierten Kathleen Maloney, Rita Nelson und Hectorina MacLennan, die Anfang 1953 innerhalb weniger Wochen verschwunden waren.

Sofort nach der Aufdeckung der Morde begann eine Großfahndung nach John Christie. In den Morgenstunden des 31. März 1953 wurde der Gesuchte im Londoner Stadtteil Putney von einem Streifenpolizisten festgenommen. Noch am selben Tag legte Christie ein Geständnis ab. In den Vernehmungen versuchte er immer wieder den Eindruck zu erwecken, dass er geisteskrank sei.

Doch die Psychiater bescheinigten ihm lediglich eine abnorme sexuelle Veranlagung, nicht aber die Zurechnungsunfähigkeit.

Vom 22. bis 25. Juni 1953 fand in Old Bailey die Gerichtsverhandlung gegen John Christie statt. Die Anklage bezog sich auf den Mord an Ethel Christie. Wie die Obduktion ergeben hatte, war sie erdrosselt worden. Dieselbe Todesursache wurde bei den drei Frauen aus dem Alkoven festgestellt. Zudem fanden sich Zeichen einer Leuchtgasvergiftung, die laut toxikologisch-chemischem Befund zwar nicht tödlich, aber ausreichend war, um die Opfer zu betäuben. An den Toten konnte auch die Vornahme sexueller Handlungen nachgewiesen werden. Dem Antrag der Verteidigung, die für Zurechnungsunfähigkeit plädierte, folgte das Gericht nicht. Es verurteilte John Christie zum Tod durch den Strang. So endete der Serienmörder am 15. Juli 1953 im Londoner Zuchthaus Pentonville am Galgen.

Die Feststellung der Todesursache sagt im Einzelfall nichts darüber aus, ob der Tod durch eigene oder fremde Hand herbeigeführt worden ist. Wertvolle Anhaltspunkte für die Klärung dieses Problems kann beim Erdrosseln und Erhängen die mikroskopische Untersuchung von Faserspuren liefern. Eine einfache Methode zur Spurensicherung mit Klebeband gab der Schweizer Max Frei-Sulzer an. Das Verfahren beruht auf folgender Überlegung: Wenn sich jemand vor der Selbsttötung ein faserndes Strangwerkzeug, zum Beispiel einen Strick, um den Hals legt, dann muss vor allem die Innenseite seiner Hände Faserspuren aufweisen. Nachdem Frei-Sulzer über fünf Jahre systematisch alle gesicherten Selbsttötungsfälle durch Erhängen in und um Zürich untersucht hatte, entschloss er sich 1955 zur Veröffentlichung der gesammelten Erfahrungen.

Als einem der Ersten gelang es dem Schweizer Ernst P. Martin, mit Hilfe der Freischen Faserprobe eine Tötung durch Erhängen nachzuweisen. In der Baseler Utengasse wurde eine Frau

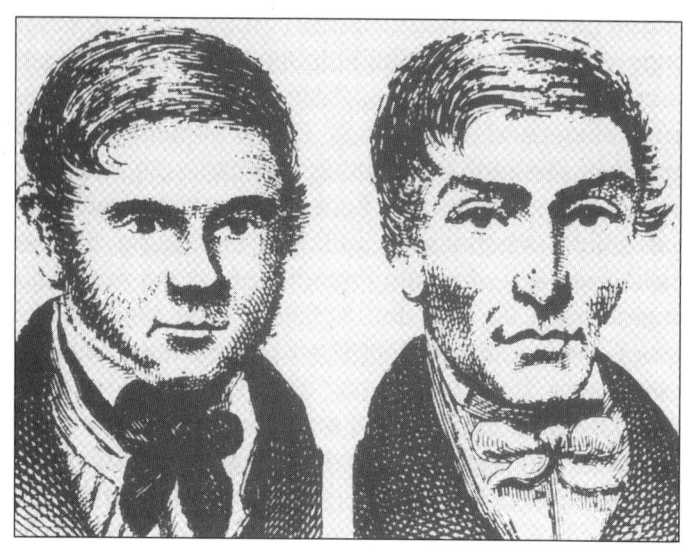

*William Burke (links) und William Hare (rechts) begannen mit Lei-
chendiebstahl und endeten als Mörder. Sie verkauften ihre Opfer an
die Anatomie der Universität Edinburgh. Burke starb 1829 am Galgen, sein Komplize verbüßte eine lange Freiheitsstrafe.*

in ihrer Wohnung erhängt vorgefunden. Die Polizisten entdeckten zwar ein Nachthemd des Ehemanns mit abgerissenen Är-
meln, doch schien seine Erklärung für das Zustandekommen
der Zerreißungen einleuchtend. Weil sich am Ereignisort keine
anderweitigen Verdachtsmomente ergaben, wurde eine Selbsttötung angenommen.

Erst durch die mikroskopische Untersuchung der Klebeband-
abzüge von den Händen der Toten kamen Zweifel am Suizid auf.
Martin fand nämlich kaum Fasern des Seils, das als Strangwerkzeug benutzt worden war, dagegen Fasern vom Nachthemd des
Ehemanns in großer Zahl. Wie sich bei den daraufhin eingelei-
teten Ermittlungen bestätigte, hatte zwischen Täter und Opfer
eine tätliche Auseinandersetzung stattgefunden.

Schon der als Begründer der modernen Pathologischen Anatomie berühmt gewordene Italiener Giovanni Battista Morgagni schrieb 1761, dass beim Erhängen die Schlagadern des Halses komprimiert werden. Über systematische Untersuchungen zur Aufklärung des Erhängungsmechanismus berichtete 1897 der Pariser Gerichtsmediziner Paul-Camille-Hippolyte Brouardel. Sein Ziel war es festzustellen, wie groß die Zugkraft am Strangwerkzeug sein muss, um den Blutfluss in den Schlagadern zu unterbinden.

Er kam zu dem Ergebnis, dass schon wenige Kilogramm ausreichend sind. Durch die Unterbrechung des Blutzuflusses zum Kopf tritt infolge von Sauerstoffmangel im Gehirn fast momentan Bewusstlosigkeit und rasch der Tod ein. Dagegen ist die Behinderung der Atmung durch Zusammendrücken der Luftröhre nur von untergeordneter Bedeutung, denn auch Personen mit einer operativ angelegten Luftröhrenöffnung können durch Erhängen sterben. Als Erster hat 1801 der Pariser Arzt Paul-Augustin-Olivier Mahon einen solchen Fall beschrieben. Ein lange gesuchter Londoner Straßenräuber wurde gefasst und zum Tod durch den Strang verurteilt. Es gelang dem Verbrecher, einen Arzt zu gewinnen, der ihm einige Zeit vor der Hinrichtung die Luftröhre eröffnete und eine kleine Kanüle einlegte. Damit hoffte der Delinquent, am Leben zu bleiben. Er starb aber trotzdem durch Erhängen.

Mit den gerichtlich-medizinischen Problemen des Erstickungsvorgangs und seinen Folgeerscheinungen hat sich Ambroise-Auguste Tardieu, Professor an der Universität Paris, eingehend beschäftigt. Durch verschiedene äußere Einflüsse können die Atmung und damit die Aufnahme des lebensnotwendigen Sauerstoffs behindert werden. Eine solche mechanisch bedingte Erstickung tritt beispielsweise ein, wenn ein Fremdkörper in die Atemwege eingedrungen ist und den Kehlkopf oder die Luftröhre verlegt. Infolgedessen entstehen punktförmige, mitunter kleinfleckige Blutungen unter dem Lungenfell und der Herzaußenhaut. Von Tardieu erschien 1855 in einer französischen Fachzeitschrift eine viel beachtete Arbeit über die Blutungen beim Erstickungstod, die nach ihm auch Tardieusche Flecke genannt werden. Insbesondere nach einem solchen Befund sucht der Obduzent in entsprechenden Fällen bei der Leichenöffnung.

Eine spezielle Form des Erstickens ist das so genannte Burking.

Abgewandelt zu diesem Begriff, ging der Name des aus Irland stammenden Serienmörders William Burke in die Geschichte der Gerichtsmedizin ein.

Im Hafenviertel von Edinburgh bezog im Oktober 1828 ein Ehepaar in der Herberge Tanner's Close ein billiges Quartier. Nach vierzehn Tagen wurde vom Inhaber William Hare das Zimmer gekündigt. Als Grund gab er an, dass eine Verwandte aus Irland zu Besuch käme. Die Eheleute gingen erneut auf Zimmersuche und konnten auch bald wieder eine Unterkunft finden. Beim Auspacken ihrer Sachen bemerkte die Frau, dass sie in Tanner's Close einen Strumpf vergessen hatte. Auf ihre wenigen Habseligkeiten angewiesen, entschloss sie sich, mit ihrem Mann noch einmal zurückzugehen. Als die Frau nun ihre alte Lagerstätte nach dem fehlenden Strumpf zu durchsuchen begann, entdeckte sie stattdessen eine Leiche. Im nächstgelegenen Polizeirevier gaben die Eheleute ihre Beobachtungen zu Protokoll. Gemeinsam mit einem Polizeiarzt eilte der Kommissar zur Herberge Tanner's Close. Doch eine Leiche konnten die beiden dort ebenso wenig finden wie den Inhaber und dessen Bekannten Burke. Das ließ den Kommissar aber keineswegs an den Aussagen des Ehepaares zweifeln. Schließlich hatte sich in Edinburgh herumgesprochen, dass Robert Knox, Anatomieprofessor an der Universität, jede gut erhaltene Leiche kauft, ohne lange nach der Herkunft zu fragen.

Also suchten der Kommissar und der Arzt die Anatomie auf.

Die nachträglich herbeigeholten Eheleute erkannten unter den Toten sofort den Leichnam wieder, den sie kurz zuvor in Tanner's Close gesehen hatten. Bald darauf konnten Burke und Hare festgenommen werden. Während der Gerichtsverhandlung gegen Burke im Dezember 1828 trat sein Komplize Hare als Kronzeuge auf. So gelang es dem Gericht, dem Hauptangeklagten sechzehn Morde zu beweisen. William Burke wurde zum Tode verurteilt und am 28. Januar 1829 öffentlich gehängt. Sein Skelett steht noch heute im Anatomischen Museum der Universität Edinburgh.

Mit dem Leichenverkauf hatten Burke und Hare im November 1827 begonnen, als in der Herberge ein alleinstehender Mann plötzlich verstorben war. Kurz entschlossen brachten sie den Leichnam zur Anatomie. Der ihnen ausbezahlte Kaufpreis fiel überraschend hoch aus, und sofort erkannten sie ihre Chance für ein einträgliches Geschäft. Nun gingen Burke und Hare dazu über, Heimatlosen und Landstreichern ein billiges Quartier anzubieten, um sie bei der erstbesten Gelegenheit zu ermorden.

Burke tötete seine zuvor alkoholisierten Opfer, indem er sich auf deren Brust setzte oder kniete und ihnen gleichzeitig Mund und Nase zuhielt.

Erst nach dem Erlass eines so genannten Anatomie-Gesetzes konnten ab 1832 die Mediziner in Großbritannien die für Lehre und Forschung benötigten Leichen auf legale Weise erhalten, und sie mussten nicht mehr, wie bis dahin, Mordopfer oder auf Friedhöfen gestohlene Leichname kaufen. Trotzdem kamen in der englischen Metropole die Leichendiebe gut fünfzig Jahre später noch einmal ins Gespräch.

Im Londoner East End ereignete sich 1888 ein Kriminalfall, der immer wieder Anlass zu Spekulationen gab und für den so mancher Superlativ geprägt wurde. Die Rede ist von den Verbrechen des »monströsesten aller Monstren«: Jack the Ripper.

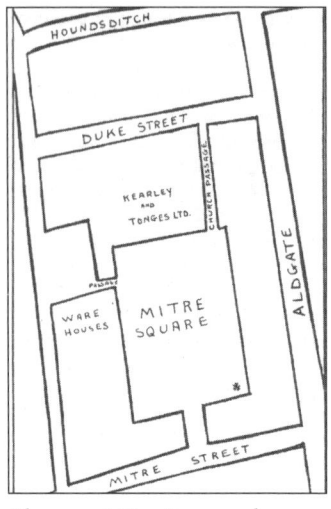

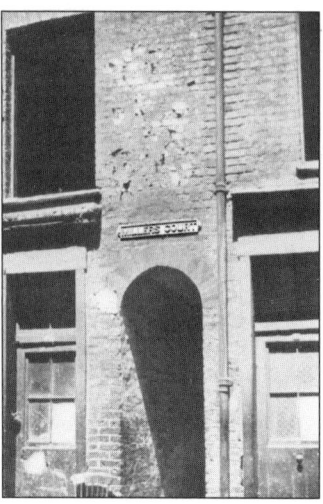

Plan von Mitre Square, dem Schauplatz des vorletzten Mordes von Jack the Ripper. Die vielen Passagen und Gässchen ermöglichten dem Täter die Flucht.

Millers Court in der Dorset Street: In einer elenden Kammer dieses Gebäudes starb am 9. November 1888 das letzte Opfer des mysteriösen Frauenmörders.

Der Kriminalist Leopold Engelhardt, einer der besten Kenner der englischen Kriminalgeschichte, zitierte in seinem Artikel »Legenden um einen unbekannten Täter« aus dem Jahr 1930 Chambers' Enzyklopädie: »Jack the Ripper ist der unentdeckte Täter, der 1888 eine Anzahl von Straßendirnen im Ostend von London ermordet und verstümmelt hat und drei Monate lang die Bevölkerung in Furcht und Schrecken hielt.« Kommentierend fügte Engelhardt hinzu: »Dies ist der wahre Sachverhalt; alle anderen in Presse und Literatur erschienenen Enthüllungen und Lösungen des Rätsels sind Phantasien oder günstigenfalls geistreiche Kombinationen.« Dem ist ohne Einschränkung zuzustimmen.

Im Jahr der Ripper-Morde war London nach der Einwohner-zahl noch immer die größte Stadt der Welt und das East End das Elendsviertel der Metropole. Verfallene Häuser und eine unend-liche Zahl enger, schmutziger Gassen bestimmten das Bild. Von den vier Millionen Einwohnern Londons lebten dort vierhun-dertfünfzigtausend unter denkbar schlechten Bedingungen auf engstem Raum zusammen. Obdachlosenasyle und Armenhäu-ser waren ständig überfüllt. »Die Menschen im Abgrund« nann-te Jack London einmal die Bewohner von East End.

Während mehrerer Wochen herrschte eine wahre Ripper-Hys-terie in London. Abgesehen davon, dass die Polizeistreifen nach jedem Mord weiter verstärkt wurden und schließlich fast die ge-samte Geheimpolizei zum Einsatz kam, leisteten hunderte von Bürgern Nacht für Nacht freiwillig Dienst. Die Mitglieder so genannter Wachsamkeitsausschüsse liefen Streife in dem Laby-rinth der berüchtigten Gässchen und Passagen von Whitecha-pel und der umliegenden Stadtteile. Aber alles war vergebens.

Kaum einen Steinwurf von der Stelle entfernt, wo eben noch ein Posten patrouillierte, wurde ein neues Opfer ermordet und verstümmelt aufgefunden. Immer wieder konnte der Täter im Gassengewirr entkommen und irgendwo einen Unterschlupf finden.

Die Morde, denen ausnahmslos Prostituierte zum Opfer fie-len, geschahen zwischen dem 6. August und dem 9. Novem-ber stets in der Nacht zwischen 23 Uhr und 4 Uhr. An jenem 6. August 1888 wurde eine Viertelstunde vor Mitternacht die Lei-che der fünfunddreißigjährigen Martha Tabram in der Plum-ber Street von einem Streifenpolizisten gefunden. Ihr Hals wies eine Schnittwunde auf, und der Unterleib war aufgeschlitzt. Die Untersuchung der Toten nahm Coroner Wynne E. Baxter vor. Die entscheidenden Sätze aus seinem Gutachten lauten: »Die Organe des Unterleibes wurden mit zielsicheren und geübten Schnitten herausgetrennt. Kein Organ ist verletzt. Der Täter verfügt zweifelsohne über medizinische Kenntnisse und chirurgische Fähigkeiten. Die Richtung der Schnitte deutet auf einen Linkshänder hin. Als Tatwerkzeuge kommen das Seziermesser des Arztes, das Bajonett des Soldaten oder das scharfe Fleischmesser des Schlächters in Frage. Jede der drei Möglichkeiten ist wahrscheinlich, keine kann mit Sicherheit bestimmt werden. – Die sorgfältig durchgeführte Untersuchung ergab, dass ein Organ des Unterleibes fehlte.«

Innerhalb kurzer Zeit folgten fünf weitere Morde: am 31. August an Mary Ann Nichols, am 8. September an Annie Chapman, in der Nacht vom 29. zum 30. September an Elizabeth Stride und Catherine Eddowes und schließlich am 9. November an Mary Jane Kelly. Allen Frauen war der Hals durchschnitten und der Unterleib aufgeschlitzt worden. Das sechste und letzte Opfer hatte der Mörder buchstäblich seziert, die inneren Organe aus dem Körper entfernt und neben der Leiche abgelegt. Die übereinstimmende Tatausführung ließ kaum Zweifel daran, dass es sich immer um denselben Täter gehandelt haben muss.

Nach Ansicht Baxters sollen die Ripper-Morde ausgeführt worden sein, um ein ganz bestimmtes inneres Organ, das in keiner zeitgenössischen Quelle benannt ist, für anatomische Präparate zu erlangen und zu verkaufen. Dazu heißt es in seinem Gutachten für den Polizeipräsidenten: »Wir sahen, dass vom Täter aus dem Leib des Opfers ein inneres Organ entfernt wurde. Eine Kaffeetasse würde das Volumen des fehlenden Teils fassen, und wenn die Sektion nicht gründlich und sorgfältig ausgeführt worden wäre, so hätte leicht übersehen werden können, dass ein inneres Organ fehlt. Man hat vermutet, dass der Verbrecher ein mit krankhaften Trieben behafteter Irrsinniger sei. Es mag dies der Fall sein oder nicht; jedenfalls ist der Zweck des Verbrechens handgreiflich klar durch die Tatsachen geoffenbart, und es ist keineswegs nötig, Geisteskrankheit anzunehmen, denn es gibt einen Markt für das fehlende Organ.

Um ihnen dies zu beweisen, muss ich eine Tatsache erwähnen, die zugleich zeigt, wie Öffentlichkeit und Presse an der Aufdeckung von Verbrechen mitarbeiten. Wenige Stunden, nachdem die Morgenblätter den Bericht über das in der letzten Sitzung erstattete ärztliche Gutachten gebracht hatten, erhielt ich von einem Beamten eines unserer ersten medizinischen Institute die Mitteilung, dass sie über eine Information verfügten, die vielleicht für unsere Untersuchung von Wert sei. Ich ging sofort hin und erfuhr von dem Direktor des Pathologischen Instituts, dass vor wenigen Monaten ein Amerikaner bei ihm gewesen sei und ihn gebeten habe, ihm eine Anzahl Exemplare des Organs zu verschaffen, das bei der Leiche der Ermordeten fehlte. Der Besucher habe sich erboten, 20 Pfund Sterling für jedes Stück zu bezahlen; er sei mit einer wissenschaftlichen Arbeit beschäftigt und beabsichtige, jedem Abdruck ein Exemplar in natura beizugeben. Sein Ersuchen wurde abgelehnt; er beharrte jedoch auf seinem Verlangen; er wünschte die Organe konserviert, nicht in Weingeist, dem üblichen Medium, sondern in Glyzerin, um sie in weichem Zustande zu erhalten; sie sollten direkt nach Amerika geschickt werden. Es ist bekannt, dass dieses Ansinnen bei einem anderen Institut ähnlicher Art wiederholt wurde. Nun ist es nicht ausgeschlossen, dass ein verkommenes Subjekt von diesem Verlangen Kenntnis erhielt und dadurch auf den Gedanken gebracht wurde, sich in den Besitz eines Exemplars zu setzen. Es scheint fast unglaublich, dass ein so abscheulicher Plan im Hirne eines Menschen entstehen kann; leider zeigt aber die Kriminalgeschichte, dass jedes Verbrechen möglich ist.« Diese Version Baxters lehnten andere Sachverständige ebenso ab wie seine Feststellung, dass der Täter über medizinische Kenntnisse verfügt haben müsse.

Jack the Ripper – unbekannt wie die Person ist auch der Schöpfer dieses legendären Namens. Im Allgemeinen als Jack der Aufschlitzer übersetzt, wird das englische Wort ripper um-

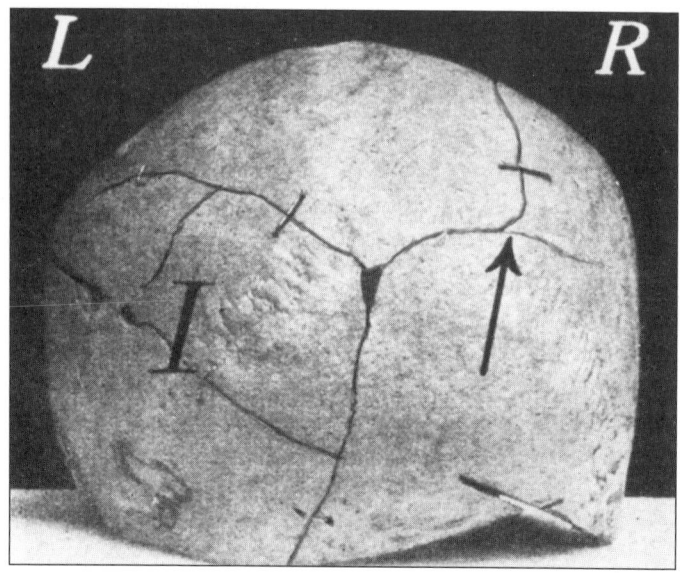

Hinterhaupt des rekonstruierten Schädels vom Opfer eines Raubmordes. Der Pfeil markiert einen vom Bruchsystem auf der Stirn zum Hinterhaupt verlaufenden Knochensprung, der an einer bereits bestehenden Bruchlinie endet.

gangssprachlich auch in der Bedeutung Prachtkerl oder Teufelskerl gebraucht.

Nach dem dritten Mord am 8. September 1888 erhielt die Londoner Nachrichtenagentur Central News ein mit diesem Pseudonym unterzeichnetes Schreiben, in dem die Polizei verspottet wurde. Mit dem Tag der Veröffentlichung des faksimilierten Briefes bürgerte sich der Name ein. Es ist aber keineswegs sicher, dass dieses Schreiben wie auch eine folgende Postkarte vom Täter stammten.

Wer war Jack the Ripper? Die unzähligen Vermutungen reichen vom namenlosen Halunken über einen geisteskranken Schuster mit dem Spitznamen Lederschürze, den Heilgehilfen und Friseur George Chapman, den Heilpraktiker Thomas Neill Cream, mehrere geisteskranke Ärzte bis zu Prinz Albert Victor, dem Sohn des britischen Königs Eduard VII. Die Aufzählung ließe sich fortsetzen. Sicher ist indes nur eines: Auch die beste retrospektiv aufgestellte Hypothese kann den Misserfolg von Scotland Yard nicht aus der Welt schaffen.

Hier geht es nicht darum, den vielen Mutmaßungen über Jack the Ripper, wer immer es auch gewesen sein mag, weitere hinzuzufügen.

Der Fall und insbesondere die medizinischen Gutachten über die Opfer der Ripper-Morde, die leider nicht wenig zur Legendenbildung beigetragen haben, sollen nur einen wichtigen Grundsatz verdeutlichen: Bei jeder Begutachtung, denn das Folgende gilt nicht nur für Schnitt- und Stichverletzungen, muss der Gerichtsarzt alle Aussagen sorgfältig abwägen, um nicht durch spekulative Schlussfolgerungen die polizeilichen Ermittlungen fehlzuleiten oder gar die Verurteilung eines Unschuldigen herbeizuführen. Als oberstes Gebot gilt, die gutachterliche Beurteilung von Verletzungen auf experimentell gesicherte und durch die Praxis bestätigte Gesetzmäßigkeiten zu gründen.

Unter den Folgen schwerer, stumpfer Gewalteinwirkung dominieren Schädelbrüche und Schädigungen von Hirnhäuten und Gehirn. Wirken nacheinander mehrere Gewalten auf den Kopf, kann die Frage Bedeutung erlangen, in welcher zeitlichen Reihenfolge die Verletzungen entstanden sind.

Im Jahr 1903 formulierte der damals in Berlin tätige Gerichtsmediziner Georg Puppe folgende Regel über die Priorität der Schädelbrüche: Später entstandene Bruchlinien enden an den schon vorhandenen, ohne diese zu überkreuzen. Puppe selbst hatte als einer der Ersten Gelegenheit, die von ihm erkannte Gesetzmäßigkeit zur Geschehensrekonstruktion in der Begutachtungspraxis anzuwenden.

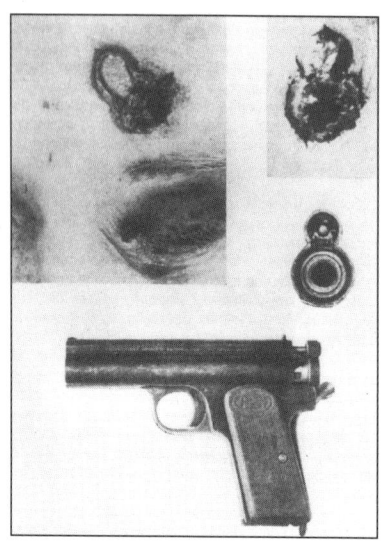

Einschuss in der Stirn aus einer aufgesetzten Waffe. Oberhalb der linken Augenbraue befindet sich die typische Stanzverletzung. Form der Wunde und Mündungsfläche der Frommer-Stop-Pistole, Kaliber 7,65 mm, stimmen überein.

In der Nacht vom 23. zum 24. September 1912 beraubte ein einundzwanzigjähriger Mann einen Viehhändler und erschlug ihn danach mit einer Runge. Bei der Leichenuntersuchung fanden sich auf der Stirn fünf unterschiedlich lange Hautdurchtrennungen und am Hinterkopf eine fünf Zentimeter lange Weichteilwunde. Das Schädeldach war zertrümmert und musste rekonstruiert werden. Am zusammengefügten Schädel ließen sich zwei Knochenbruchsysteme erkennen, von denen das Zentrum des einen in der Stirnregion und das des anderen hinter dem linken Ohr lag. Mindestens zwei der zum Bruchsystem auf der Stirn gehörenden Knochensprünge endeten jeweils an einer vom Hinterhaupt ausgehenden Bruchlinie. Daraus ergab sich, dass das hinter dem linken Ohr gelegene Bruchsystem zeitlich vor den in der Stirnregion befindlichen Schädelbrüchen entstanden war. Der Täter hatte also sein Opfer von hinten angegriffen und ihm erst danach mehrere Schläge auf die Stirn versetzt. Er stellte sich später der Polizei und legte ein Geständnis ab, wurde wegen Mordes zum Tode verurteilt und hingerichtet.

Die Puppesche Regel über die Priorität der Schädelbrüche kann auch nach Einwirkung verschiedener Gewaltarten angewendet werden. Die Gerichtsärzte Hermann Merkel und Kurt Walcher hatten in München den Schädel eines 1919 erschossenen Soldaten zu begutachten, der, so behauptete der Beschuldigte, zuvor von einem anderen durch Schläge mit einem Gewehrkolben auf den Hinterkopf schwer verletzt worden war. Die Reihenfolge, in der dem später Verstorbenen die Verletzungen zugefügt wurden, konnte am rekonstruierten Schädel eindeutig festgestellt werden.

Der Verlauf der Bruchlinien ließ erkennen, dass in der Scheitel- und Hinterhauptsregion bereits Schädelbrüche vorhanden waren, als das Geschoss den Kopf traf. Damit kamen die Gutachter aufgrund der Untersuchung des exhumierten Schädels noch sechs Jahre nach dem Tod des Betroffenen zu einer für die Staatsanwaltschaft wichtigen Aussage.

Im Allgemeinen stehen jedoch bei der gerichtsärztlichen Begutachtung von Schussverletzungen andere Fragen im Vordergrund. Dazu gehören die Feststellung von Ein- und Ausschuss, der Schussanzahl, der Schussrichtung und der Schussentfernung.

Die Bestimmung des Waffentyps und die Identifizierung der Tatwaffe durch Vergleichsuntersuchungen an Hülsen und Geschossen ist die Aufgabe speziell ausgebildeter Kriminaltechniker.

Ein älterer Mann wurde auf einer Landstraße erschossen aufgefunden. Der nach Zeugenaussagen ermittelte Täter behauptete, in Notwehr gehandelt zu haben. Bei der Leichenöffnung fand sich eine Schusswunde in der rechten Schläfe und eine im Nacken. Weder an den Weichteilwunden noch an den Schädeldefekten konnte zweifelsfrei festgestellt werden, welches der Einschuss und welches der Ausschuss war.

Da bei einer Schussabgabe aus geringer Entfernung, auch als Nahschussbereich bezeichnet, charakteristische Hautveränderungen am Eintrittsort des Projektils entstehen, bedeutet der Nachweis dieser Zeichen zugleich, dass es sich bei der betreffenden Wunde um den Einschuss handeln muss. Bei jedem Schuss verlassen mit dem Geschoss auch unverbrannte und angebrannte Pulverteilchen den Lauf der Waffe. Wurde aus kurzer Distanz geschossen, sind um die Einschussöffnung herum Pulvereinsprengungen zu finden. Gleichzeitig verursachen die glühenden Pulverpartikel feinste Verbrennungen der Haut. Die ebenfalls aus der Waffenmündung austretenden Pulververbrennungsgase und Rußteilchen führen zu einer Beschmauchung der Umgebung der Einschusswunde.

Besondere Verhältnisse bestehen dann, wenn die Waffe direkt auf den Kopf aufgesetzt wurde. Bei einem solchen absoluten Nahschuss befindet sich der Schmauch unter der Haut in der so genannten Schmauchhöhle und im Schusskanal. Die sich ins Unterhautgewebe einwühlenden Pulvergase wölben die Haut nach außen, sodass infolge Überdehnung eine sternförmige Platzwunde entsteht. Dabei wird die Haut mit großer Kraft gegen die Waffenmündung geschleudert. Auf die Eigentümlichkeit der dadurch bedingten Hautverletzung hat erstmals 1924 der Wiener Gerichtsmediziner Anton Werkgartner aufmerksam gemacht. Er beobachtete, dass sich das Mündungsprofil der Waffe am Einschuss auf der Haut geradezu abbildet. Dieser charakteristische Befund wird heute als Werkgartnersche Stanzverletzung bezeichnet.

Bei der Leichenöffnung des erschossen aufgefundenen Mannes konnten die Gerichtsärzte keines dieser Zeichen feststellen. Erst unter intensiver Beleuchtung entdeckten sie in dem abpräparierten Hautstück vom Nacken vereinzelt dunkle Körnchen. Die mikroskopische Untersuchung ergab, dass die Partikel bis in die Lederhautschicht eingedrungen waren. Zur Feststellung der chemischen Natur der Einsprengungen wandten die Gerichtsärzte die Diphenylamin-Schwefelsäure-Reaktion an.

Dieses Verfahren zum Nachweis von Pulverteilchen hatten A. Wellenstein und H. Kober, Chemiker am Nahrungsmittel-Untersuchungsamt der Stadt Trier, im Jahr 1909 entwickelt. Die Reagenzien werden in ein weißes Porzellanschälchen gegeben. Handelt es sich bei dem Probenmaterial um Pulverreste, entstehen sofort nach deren Zugabe in der Lösung blaue Schlieren.

Tatsächlich ergaben die aus der Nackenhaut des Getöteten isolierten Partikel eine positive Reaktion. Der Kragen der vom Opfer getragenen Lederjacke wies in Nackenmitte eine intensive Schwärzung auf. Auch die aus dem Kleidungsstück gesicherten Körnchen reagierten mit Bildung des blauen Farbstoffs. Aufgrund dieser Untersuchungsergebnisse stand fest, dass der Mann durch einen Schuss in den Nacken aus geringer Entfernung getötet worden war. So konnte die angebliche Notwehr des Täters widerlegt werden.

Seit Ende der zwanziger Jahre, als sich der beschriebene Mordfall in Süddeutschland ereignete, kam eine Reihe neuer Methoden zum Nachweis von Nahschusszeichen dazu. Bis zur Neutronenaktivierungsanalyse reichen heute die Möglichkeiten, um die Schussentfernung – auch außerhalb des Nahschussbereichs – zu bestimmen.

Tatort Badewanne

Die älteste Auffassung über den Ertrinkungstod geht auf den griechisch-römischen Arzt Galen zurück, der annahm, dass der Ertrinkende so viel Wasser schlucke, bis durch eine Überfüllung des Magens und des Darms der Tod eintrete. Von dieser irrigen Vorstellung leitet sich der bis heute gebräuchliche Begriff Ertrinken ab.

Gegen die Galenische Hypothese wandte sich erst viele Jahrhunderte später der berühmte Pariser Anatom Jacobus Sylvius. Nach seiner Meinung, so schrieb er 1630, werde der Ertrinkungstod durch das Eindringen von Wasser in die Atmungsorgane verursacht.

Sylvius' Ansicht stieß allerdings auf Ablehnung und wurde 1689 in einer Erklärung der Medizinischen Fakultät der Universität Leipzig sogar als Irrtum abgetan. Doch der Italiener Giovanni Battista Morgagni konnte an jungen Schweinen und Katzen nachweisen, dass die Lungen der ertränkten Tiere eine schaumige Flüssigkeit enthielten und zugleich eine starke Überblähung erkennen ließen. Im Jahr 1761 hat er über diese Versuche berichtet. Trotzdem dauerte die Kontroverse um das Wesen des Ertrinkungsvorgangs noch längere Zeit an. Nach zahlreichen Tierexperimenten und Leichenuntersuchungen schrieb der Österreicher Arnold Paltauf in seiner bedeutsamen Monografie »Über den Tod durch Ertrinken« im Jahr 1888: »Es steht wohl für die Todesfälle durch Ertrinken fest, dass das Leben durch Erstickung während dieses Vorganges aus dem Körper getilgt werde, bei der das die Luft abschließende Mittel eben die Ertränkungsflüssigkeit ist.« Das unterliegt heute keinem Zweifel mehr.

Bei der Leichenöffnung Ertrunkener kommt der Feststellung ertrinkungsbedingter Lungenveränderungen besondere Bedeutung zu. Der wichtigste Untersuchungsbefund ist eine charakteristische Überblähung der Lungen, die, wie bereits erwähnt, zuerst von Morgagni beschrieben wurde. Zu den Veränderungen an einer so genannten Ertrinkungslunge gehören auch unscharf begrenzte, rötliche bis bläulich-violette Verfärbungen an ihrer Oberfläche, die nach dem Gerichtsmediziner als Paltaufsche Flecke bezeichnet werden. Er hat sich in seinem 1888 erschienenen Buch ausführlich mit dem Aussehen, dem Zustandekommen und der Bedeutung dieser Blutungen auseinandergesetzt. Wie schon von Galen bei der Obduktion ertränkter Affen beobachtet, wird beim Ertrinken mitunter Wasser auch verschluckt und manchmal sogar in großer Menge. Das ist die Ursache für zwei weitere wichtige Untersuchungsbefunde. Auf das Vorhandensein von Schaum im Magen Ertrunkener hat 1869 Ferdinand Wydler, ein Arzt in Aarau, aufmerksam gemacht. Der Schaum entsteht während des Ertrinkens durch eine intensive Vermengung der verschluckten Flüssigkeit mit Speisebrei, Magenschleim und Luft. Nach Aufbewahrung des entnommenen Mageninhalts in einem Standglas zeigt sich eine Dreischichtung: oben Schaum, in der Mitte Wasser und unten feste Bestandteile.

Diese Erscheinung wird Wydlersches Zeichen genannt. Wenn Ertrinkungsflüssigkeit in erheblicher Menge verschluckt wird, können durch Überdehnung der Magenwand Risse in der Magenschleimhaut entstehen. Auf den Wert solcher Dehnungsrisse für die Diagnose des Ertrinkungstodes hat erstmalig 1932 der Gerichtsmediziner Erich Fritz in Innsbruck hingewiesen.

Da das verschluckte Wasser oft sehr kalt ist, kann es infolge einer Reizung der Magenschleimhaut zum Erbrechen unter Wasser und zur Einatmung des erbrochenen Speisebreis kommen. Für diesen Vorgang prägte der Freiburger Chirurg Ernst Sehrt im Jahr 1931 den Begriff Magentod.

Vom eigentlichen Ertrinken sind all jene Todesfälle abzugrenzen, die sich während des Aufenthalts im Wasser ereignen. So kann beispielsweise ein Herzkranker beim Baden einen tödlich verlaufenden Herzinfarkt erleiden, ein anderer stirbt an einem Schlaganfall. Neben vorbestehenden Erkrankungen kommen noch weitere Ursachen in Betracht. Ein besonderes kriminalistisches Problem stellt in dieser Beziehung der Tod in der Badewanne dar, dessen umfassende Aufklärung stets die Mitwirkung von Gerichtsmedizinern erfordert.

Ein etwa vierzig Jahre alter Mann, der sich Henry Williams nannte, mietete am 20. Mai 1912 in dem kleinen englischen Seebad

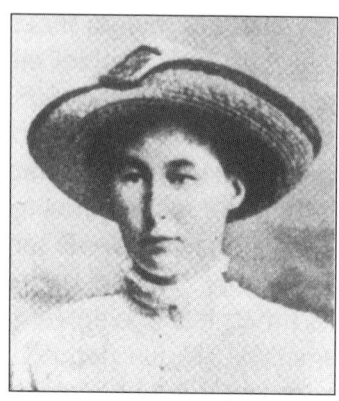

Opfer Nr. 1:
Bessie Mundy.

Herne Bay für sich und seine Frau Bessie das leer stehende Einfamilienhaus High Street Nr. 80. Wenig später zogen die Eheleute ein. Weil in dem Haus kein Bad vorhanden war, kaufte Mr.
Williams am 9. Juli eine Badewanne. Am nächsten Tag brachte er seine Frau zu Dr. French, einem Arzt in Herne Bay, und
erklärte, sie hätte einen Anfall erlitten. Nach den näheren Umständen befragt, erwiderte Mrs. Williams, dass sie sich an keinen Anfall erinnern könne, jedoch Kopfschmerzen habe. Um
Einzelheiten über ihre Erkrankung zu erfahren, unterhielt sich
Dr. French mit dem Ehemann. Die an Mr. Williams gerichte-
ten Fragen über das Auftreten bestimmter Symptome wurden
allesamt bejaht. Dr. French diagnostizierte daraufhin einen epileptischen Anfall.

Zwei Tage später, in der Nacht zum 12. Juli, rief Mr. Williams
den Arzt zu einem Hausbesuch, weil seine Frau abermals einen Anfall erlitten habe. Auch diesmal konnte Dr. French keine
krankhaften Befunde feststellen. Mrs. Williams klagte wiederum lediglich über Kopfschmerzen. Als der Arzt am Nachmittag
noch einmal zu ihr kam, machte die Frau einen durchaus gesunden Eindruck. Deshalb war Dr. French völlig überrascht, als
Mr. Williams am 13. Juli kurz nach 8 Uhr dem Arzt einen Zettel

brachte, auf dem geschrieben stand: »Können Sie sofort kommen? Ich fürchte, meine Frau ist tot.« Unverzüglich begab sich der Arzt zur High Street Nr. 80. In einem Zimmer des Obergeschosses fand er Mrs. Williams in der Badewanne auf dem Rücken liegend vor. Ihr Kopf war unter Wasser, während die Füße am gegenüberliegenden Wannenende aus dem Badewasser ragten. Mit Hilfe von Mr. Williams hob Dr. French die leblose Frau aus dem Wasser und legte sie auf den Fußboden. Seine Wiederbelebungsversuche blieben jedoch ohne Erfolg. Gegen 10 Uhr traf ein Konstabler in der High Street Nr. 80 ein. Weder der Arzt noch der Polizist konnten am Körper der Toten irgendwelche Spuren einer Gewaltanwendung finden. Der Termin für den Coroner Inquest wurde auf Montag, den 15. Juli, 16.30 Uhr festgelegt. Bei dem Leichenschauverfahren waren als Zeugen nur Mr. Williams und Dr. French anwesend. Entsprechend dem ärztlichen Gutachten lautete das abschließende Urteil der Geschworenen: »Tod durch Unglücksfall infolge Ertrinkens im Bad während eines epileptischen Anfalls«. Mrs. Bessie Williams geborene Mundy hatte am 8. Juli 1912 – einen Tag vor dem Kauf der Badewanne – ein Testament zugunsten ihres Mannes aufgesetzt. Die Erbschaft, die dem Witwer nach Abzug aller Unkosten zufiel, betrug 2342 Pfund Sterling.

Ende September 1913 lernte in Southsea George Joseph Smith die unverheiratete, fünfundzwanzigjährige Alice Burnham kennen.

Trotz einer ziemlichen Leibesfülle erfreute sich Miss Burnham bester Gesundheit. Schon nach wenigen Tagen wurde Verlobung gefeiert, und am 20. Oktober ließ sich das junge Paar im Standesamt von Southsea trauen. Bevor die Eheleute Smith ihre Hochzeitsreise an die Irische See antraten, hatten sie noch zwei wichtige Dinge zu erledigen. Als Erstes war eine Lebensversicherung für Mrs. Smith abzuschließen und ferner ein Testament zugunsten ihres Mannes zu errichten. Nun konnte die Reise beginnen.

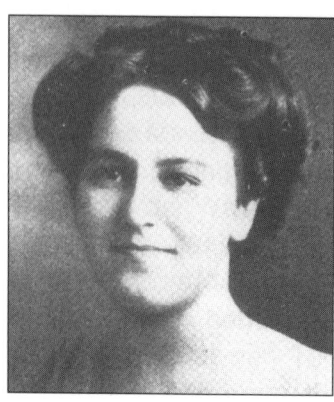

Opfer Nr. 2:
Alice Burnham.

Am 10. Dezember traf das Ehepaar im Seebad Blackpool ein. Dort suchten sie sich ein möbliertes Zimmer. Das erste Angebot lehnte Mr. Smith jedoch strikt ab, denn in dem ganzen Haus gab es kein Bad. Schließlich fanden die Smiths bei einer Mrs. Crossley in der Regent Road Nr. 16 ein Quartier, das ihren Vorstellungen entsprach. Das Badezimmer lag im ersten Stockwerk, direkt über der Küche, und hatte eine stabil installierte Badewanne.

Noch am Nachmittag des Ankunftstages begleitete Mr. Smith seine Frau zu einem Arzt, weil sie über Kopfschmerzen klagte. Bei der Untersuchung konnte Dr. Billing keine ernst zu nehmenden Symptome feststellen. Am folgenden Morgen erkundigte sich Mrs. Crossley bei der jungen Frau nach ihrem Befinden, worauf Mrs. Smith antwortete: »Danke, ich fühle mich sehr wohl.« Den 12. Dezember verbrachte das Ehepaar mit ausgedehnten Spaziergängen. Erst kurz vor 20 Uhr kehrten beide zurück. Verabredungsgemäß war für diese Zeit das Badewasser bereitet worden. Nach einem kurzen Gespräch ging Mrs. Crossley wieder in die Küche, während Mrs. Smith das Bad aufsuchte. Einige Zeit später bemerkten die Crossleys, dass aus dem Badezimmer Wasser durch die Decke in ihre Küche lief. Während sie noch über die Ursache dafür diskutierten, läutete die Hausglocke.

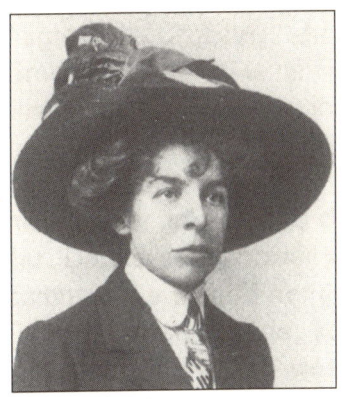

Opfer Nr. 3:
Margaret Elizabeth Lofty.

Mr. Smith war von einem Einkauf zurückgekehrt. Er hielt zwei Eier in der Hand, die er Mrs. Crossley für das Frühstück am nächsten Morgen übergab. Dann ging er die Treppe hinauf. Mrs. Crossley folgte ihm, kam aber nicht mehr bis in das erste Stockwerk. Von oben hörte sie Mr. Smith rufen: »Holen Sie den Arzt!« Besorgt fragte Mrs. Crossley: »Ach Gott, was ist passiert?« Mr. Smith erwiderte: »Meine Frau kann nicht sprechen, holen Sie Dr. Billing, sie kennt ihn.« Nur wenige Minuten später, gegen 20.30 Uhr, traf der Arzt ein. Als Dr. Billing das Badezimmer betrat, stand Mr. Smith neben der Wanne und hielt mit der linken Hand den Kopf seiner Frau über Wasser. Da sie sehr schwer war, mussten beide Männer zusammen die junge Frau aus der Badewanne heben. Dr. Billing untersuchte sie, konnte aber nur noch den Tod feststellen. Ihr Körper wies keinerlei Anzeichen einer Gewalteinwirkung auf. Gegen 22 Uhr erschien ein Sergeant, um den Tatbestand aufzunehmen. Tags darauf fand der Coroner Inquest statt. Der Sergeant versicherte dem Coroner: »Die Polizei hegt keinen Verdacht, dass etwas nicht mit rechten Dingen zugegangen sei.« Innerhalb einer halben Stunde war das Leichenschauverfahren beendet. Die Geschworenen kamen zu folgendem Urteil: »Die Verstorbene litt an Herzbeschwerden und wurde ertrunken in einem heißen Bade gefunden, wahrscheinlich infolge eines Anfalles oder einer Ohnmacht. Es war ein Unglücksfall.« In Portsmouth verkaufte Mr. Smith den Nachlass seiner Frau. Die Lebensversicherungssumme in Höhe von 506 Pfund Sterling wurde ihm am 10. Januar 1914 ausgezahlt. Doch die Hinterlassenschaft von Alice reichte nicht lange.

Im Herbst 1914 machte die ledige, achtunddreißig Jahre alte Margaret Elizabeth Lofty während eines Gottesdienstes in Bristol die Bekanntschaft eines gewissen John Lloyd. Nun wiederholten sich zum dritten Mal die bereits bekannten Ereignisse. Nachdem am 27. November für Miss Lofty eine Lebensversicherung auf 700 Pfund Sterling abgeschlossen worden war, fand drei Wochen später in Bath bei Bristol die Trauung statt. Unmittelbar nach der Eheschließung reiste das junge Paar nach Highgate, einem Stadtteil von London. Bei einer Mrs. Blatch in der Bismarck Road Nr. 14 mieteten sie ein Zimmer – selbstverständlich mit Bad! Dr. Bates hieß diesmal der Arzt, der die Kopfschmerzen von Mrs. Lloyd behandeln sollte. Auf seine Frage, ob sie noch andere Beschwerden habe, antwortete sie mit einem klaren Nein. Dr. Bates stellte eine erhöhte Körpertemperatur und einen beschleunigten Puls fest. Seine Diagnose lautete Influenza. Alles das geschah noch am Hochzeitstag, dem 17. Dezember. Am darauf folgenden Tag um 16 Uhr erschien Mrs. Lloyd allein bei einem Rechtsanwalt und setzte ein Testament zugunsten ihres Ehemanns auf. Anschließend kündigte sie schriftlich ihr Sparguthaben. Nach einem gemeinsamen Spaziergang kehrten die Lloyds gegen Abend in die Bismarck Road zurück. Um 19.30 Uhr bereitete Mrs. Blatch das für Mrs. Lloyd bestellte Bad. Während die Zimmerwirtin anschließend in der Küche ihre Wäsche bügelte, hörte sie Schritte im Treppenflur. Wenige Minuten danach vernahm sie aus dem Badezimmer ein Geräusch, das sie später mit folgenden Worten beschrieb: »Der Laut war ähnlich, wie er entsteht, wenn ein Kind gebadet wird oder wenn eine Frau sich das Gesicht wäscht.« Wiederum einige Minuten darauf erklang aus dem Wohnzimmer Harmoniumspiel, das etwa eine Viertelstunde andauerte. Da sich um diese Zeit kein anderer Gast im Haus aufhielt, konnte nur Mr. Lloyd musiziert haben. Das Nächste, was Mrs. Blatch hörte, war das Zuschlagen der Haustür. Kurze Zeit später kehrte Mr. Lloyd mit einer Tüte Tomaten augenscheinlich von einem Einkauf zurück. Laut den Namen seiner Frau rufend, ging er gleich die Treppe hinauf. Inzwischen vor dem Badezimmer im ersten Stockwerk angekommen, hörte Mrs. Blatch ihn nun von oben rufen: »Sie ist im Bad. Kommen Sie und helfen Sie mir!« Dann fügte er hinzu: »Holen Sie Dr. Bates, sie war gestern Abend bei ihm.« Auf dem Weg zum Arzt begegnete Mrs. Blatch einem Konstabler und informierte ihn über den Vorfall. Sofort lief der Polizist zu ihrem Haus und suchte Mr. Lloyd im Badezimmer auf. Während beide mit Wiederbelebungsversuchen beschäftigt waren, traf Dr. Bates ein. Er stellte den Tod der Frau fest. Der Coroner Inquest wurde am 1. Januar 1915 durchgeführt. Diesmal lautete das Urteil der Geschworenen: »Erstickungstod durch Ertrinken im Bad infolge Unglücksfalls«. Drei Tage nach dem Leichenschauverfahren erschien Mr. Lloyd bei einem Londoner Rechtsanwalt und beauftragte ihn, die Erbschaftsangelegenheiten zu erledigen.

An diesem 4. Januar 1915 stand Williams-Smith-Lloyd bereits unter unauffälliger polizeilicher Überwachung. Was war dem raffinierten Heiratsschwindler, Mörder und Versicherungsbetrüger zum Verhängnis geworden? Bei seinem letzten Verbrechen hatte er eines nicht einkalkuliert: die Londoner Boulevardpresse.

Ende Dezember 1914 entdeckte Charles Burnham, der Bruder der in Blackpool verstorbenen Alice Burnham alias Mrs. Smith, in der weit verbreiteten Londoner Zeitung News of the World eine Meldung mit der fett gedruckten Überschrift »Tot im Bad gefunden«. In dem Artikel wurde über das am 22. Dezember

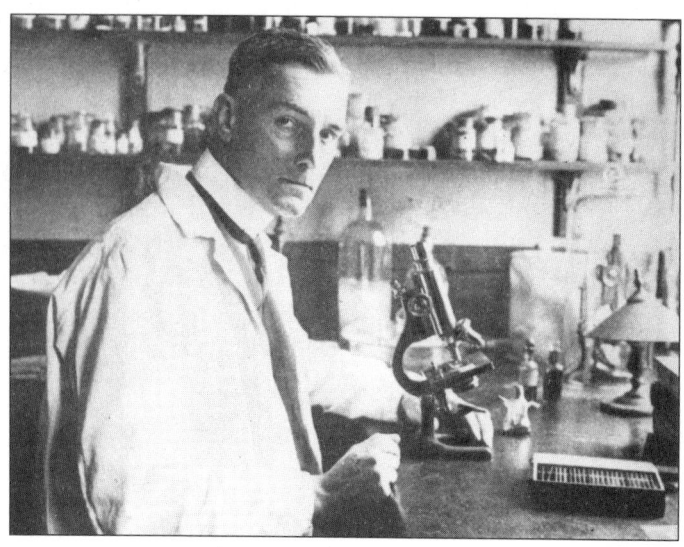

Sir Bernard Henry Spilsbury (1877–1947), einer der erfahrensten englischen Gerichtsmediziner, konnte durch Experimente mit den Badewannen den Mörder überführen.

in London-Highgate eingeleitete Ermittlungsverfahren zur Aufklärung des plötzlichen Todes der Margaret Lloyd berichtet. Mr. Burnham schien die Übereinstimmung zwischen den geschilderten Ereignissen und dem mysteriösen Tod seiner Schwester so frappant, dass er seinen Rechtsanwalt beauftragte, den Zeitungsausschnitt zusammen mit einem Begleitschreiben an die zuständige Polizeidienststelle in Aylesbury zu schicken. Denselben Pressebericht las fast gleichzeitig Joseph Crossley in Blackpool. Er sandte den Zeitungsausschnitt direkt an Scotland Yard und verwies in seinem Brief auf die Analogie beider Fälle. Aufgrund der Mitteilung Mr. Burnhams erhielt Scotland Yard auch von der Polizei in Aylesbury eine Meldung.

Unverzüglich begannen die Ermittlungen, deren Leitung Detective Inspector Arthur Fowler Neil übertragen wurde. Schon nach vier Wochen hatten die Untersuchungen ein so umfangreiches Belastungsmaterial erbracht, dass gegen Williams-Smith-Lloyd ein Haftbefehl erlassen werden konnte. Als er die Lebensversicherungssumme von Margaret Lofty alias Mrs. Lloyd am 1. Februar 1915 im Büro des Londoner Rechtsanwalts abholen wollte, wurde er festgenommen. Nach einigem Zögern gab er zu, nicht John Lloyd, sondern in Wirklichkeit George Joseph Smith zu heißen, dem zuvor in Blackpool die Ehefrau verstorben war.

»Aber was ist dabei«, fügte Smith hinzu, »der Eintrag im Register war falsch, das ist das Einzige, das mir zur Last gelegt werden kann«. Inspektor Neil entgegnete: »Die Untersuchung wird sich mit anderen gegen Sie erhobenen Anschuldigungen zu befassen haben.« Darauf erwiderte Smith: »Allerdings, ich muss zugeben, dass die zwei (!) Todesfälle ein phänomenales Zusammentreffen darstellen; das ist eben mein Verhängnis.«

Den Auftrag, die medizinische Seite der rätselhaften Todesfälle in der Badewanne zu untersuchen, erhielt der versierte Londoner Gerichtsarzt Bernard Spilsbury. Am 4. Februar 1915 nahm er auf Ein Auftrag für den Obduzenten dem Friedhof von Islington an der Exhumierung des Leichnams der Margaret Lloyd geborene Lofty teil. Die Frau war im Dezember 1914 auf Anordnung des Coroners von Dr. Bates seziert worden.

Im Protokoll der Leichenöffnung hatte der Obduzent lediglich eine winzige Unterblutung oberhalb des linken Ellenbogens vermerkt. Spilsbury konnte darüber hinaus keine Verletzungen finden, die als Anhaltspunkte für eine äußere Gewalteinwirkung anzusehen gewesen wären. Die Zeichen des Ertrinkens ließen sich noch einigermaßen erkennen. Herz und Blutgefäße wiesen keine krankhaften Veränderungen auf.

Am 10. Februar 1915 fuhren Spilsbury und Inspektor Neil nach Blackpool. Aber die Obduktion des exhumierten Leichnams von Alice Smith geborene Burnham brachte kein verwertbares Ergebnis. Reichlich ein Jahr nach ihrem Tod war es für Spilsbury

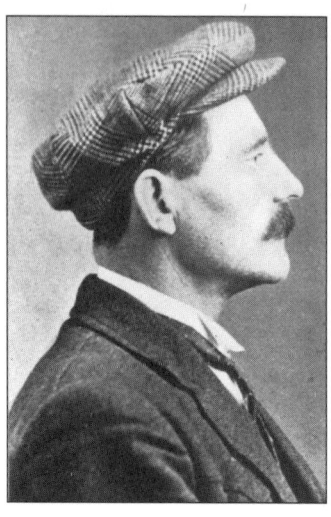

Der Mörder George Joseph Smith wurde am 13. August 1915 in London gehängt.

aufgrund der fortgeschrittenen Leichenzersetzung unmöglich, aussagekräftige Befunde zu erheben.

Nachdem die Zeitungen über Smiths Verhaftung berichtet hatten, erhielt Scotland Yard von der Polizei in Herne Bay einen Bericht über den Todesfall Bessie Williams geborene Mundy. Wiederum war die Übereinstimmung so augenfällig, dass die Ereignisse vom Juli 1912 ebenfalls in die Ermittlungen gegen Smith einbezogen wurden. Aus diesem Grund erfolgte am 18. Februar auch die Exhumierung der Leiche von Bessie Williams. Doch die Obduktion brachte Spilsbury nicht weiter, denn die Leichenveränderungen waren schon zu weit fortgeschritten. So blieb der plötzliche Tod der drei jungen Frauen nach wie vor rätselhaft.

Auf Veranlassung von Spilsbury wurden alle drei Badewannen in die Londoner Polizeistation Kentishtown überführt. Am 23. Februar traf als letzte die Wanne aus Herne Bay ein. Nun begann Spilsbury mit den beabsichtigten Experimenten, die ihn bis in den März hinein Tag für Tag in Anspruch nahmen. Am

Ende der ersten Märzwoche hatte er schließlich die entscheidende Idee. Spilsbury beschäftigte sich zum wiederholten Mal mit dem Tod von Bessie Williams. Sie war 1,70 Meter groß, während die Badewanne, in der sie tot aufgefunden wurde, nur eine Gesamtlänge von 1,50 Meter hatte. Die Länge des Wannenbodens betrug sogar nur wenig mehr als einen Meter. Laut Urteil der Geschworenen des Coroner Inquests vom 15. Juli 1912 war Bessie Williams während eines epileptischen Anfalls ertrunken. In welche Lage hätte ihr Körper, so fragte sich Spilsbury, unter den gegebenen Umständen geraten können? In keiner der Anfallsphasen schien ihm die seinerzeit von Dr. French beschriebene Lage der Toten in der Badewanne vorstellbar. Der Arzt hatte die Frau in Rückenlage mit dem Kopf unter Wasser gefunden, wobei die Beine gestreckt waren und die Füße aus dem Wasser herausragten. Es blieb nur eine Erklärung: Smith musste unverhofft die Beine der Frau ergriffen und blitzschnell an sich gezogen haben, sodass ihr Gesicht augenblicklich unter Wasser gelangte. Die Überraschung des Opfers ließ keine Abwehr zu und machte das Fehlen von Spuren einer Gewaltanwendung verständlich. Das plötzlich durch Nase und Mund eindringende Wasser konnte dann entweder einen Reflextod verursacht oder eine Bewusstseinstrübung mit nachfolgendem Ertrinken herbeigeführt haben.

Die achttägige Schwurgerichtsverhandlung gegen Smith vor dem Central Criminal Court in London begann am 22. Juni 1915. Die Anklage lautete auf Mord, begangen an Bessie Mundy 1912 in Herne Bay. Darüber hinaus legte der Staatsanwalt in seiner Anklagerede die offenkundige Übereinstimmung dar, die mit dem Tod von Alice Burnham und Margaret Lofty bestand.

Die ausführlichen Gutachten der ärztlichen Sachverständigen wurden durch ein gewagtes Experiment im Gerichtssaal veranschaulicht, das nach einem Prozessbericht wie folgt verlief: »Inspektor Neil hatte eine Dame seines Bekanntenkreises, eine

Sportschwimmerin, bewogen, sich für ein Experiment vor Gericht zur Verfügung zu stellen. Eine Badewanne wurde aufgestellt und mit Wasser gefüllt, die Dame trat im Schwimmdress ein und setzte sich in das Bad. Der Inspektor zog vom Fußende der Wanne aus ihre Füße in die Höhe, sodass ihr Kopf unter Wasser kam. Die trainierte Schwimmerin, die auf den Angriff vorbereitet war, verlor augenblicklich das Bewusstsein und kam gar nicht dazu, sich zu wehren oder auch nur mit den Händen an den Rändern der Wanne festzuhalten. Das Experiment wurde sofort abgebrochen, die Ärzte bemühten sich um die mutige Sportlerin, die rasch wieder zu sich kam.« Nur dreißig Minuten berieten die Geschworenen, dann verkündete ihr Obmann den Schuldspruch. George Joseph Smith wurde zum Tod durch den Strang verurteilt und am 13. August 1915 hingerichtet.

Schon 1889 hatten sich die Gerichtsmediziner Paul Brouardel und Paul Loye in Paris experimentell mit Reflexwirkungen als Ursache plötzlicher Todesfälle im Wasser beschäftigt. Über ähnliche Tierversuche berichtete im Jahr 1932 der Schweizer Édouard Frommel. Bei Kaninchen konnte er durch Anfeuchten der Nasenschleimhaut mit Wasser schwere Kreislaufstörungen auslösen.

Die nachfolgenden Experimente in einem Schwimmbecken zeigten die praktische Bedeutung dieser Erscheinung. Geriet ein Tier im Moment des Auftretens der Kreislaufstörungen mit den Nasenlöchern unter Wasser, dann ließ es den Kopf sinken, atmete im Wasser weiter und ertrank.

Grundlegende Arbeiten über die von der Gesichtshaut ausgehenden Reflexmechanismen veröffentlichte 1943/44 der Bonner Physiologe Ulrich Ebbecke. Bei Reihenuntersuchungen einer größeren Anzahl von Versuchspersonen beobachtete er einen so genannten Schluckreflex. Durch Eintauchen des Gesichts in kaltes oder sehr warmes Wasser kam eine unwillkürliche Schluckbewegung, ein echtes Leer- und Trockenschlucken, als Gesichtshautreflex zustande, der sich in gleicher Weise auch bei Kaninchen hervorrufen ließ. Bei einzelnen Menschen genügte es, nur die Nase oder die Nasen-Mund-Region in das Wasser zu tauchen, um den Reflex auszulösen. Während der Eintauchprobe verlangsamte sich bei manchen Versuchspersonen der Herzschlag so stark, dass Minutenfrequenzen unter vierzig vorkamen und in einigen Fällen sogar ein mehrere Sekunden andauernder Herzstillstand auftrat. Auch deutliche Blutdruckschwankungen konnten registriert werden. Im Elektrokardiogramm, bekannt unter der gebräuchlichen Abkürzung EKG, zeigten sich bemerkenswerte Abweichungen wie unregelmäßige zusätzliche Herzschläge.

Sowohl der Schluck- als auch der Herzreflex gehen vom dreigeteilten Nerven, dem Nervus trigeminus, aus. Die Kreislaufwirksamkeit entsteht durch Überspringen der Erregung auf die zum Herzen führenden Äste eines als Nervus vagus bezeichneten Hirnnerven, der die reflektorische Herzhemmung bewirkt. Daraus resultiert die Bedeutung dieses Reflexmechanismus im Zusammenhang mit plötzlichen Todesfällen im Wasser und mit dem Ertrinken.

Im Stadtkrankenhaus von Fürth verstarb am 9. Juni 1956 um 23.50 Uhr die einundfünfzig Jahre alte Pauline A. Sie war erst wenige Minuten zuvor mit Verbrühungen eingeliefert worden. Nach Angaben ihres Ehemanns hatte sie sich die Verletzungen durch einen Unfall beim Baden in der Badewanne zugezogen. Am nächsten Morgen informierte der Dienst habende Arzt routinemäßig die Kriminalpolizei über den nichtnatürlichen Todesfall. Zugleich teilte er mit, dass die Todesursache nicht klar wäre, denn die Verbrühungen allein könnten seiner Meinung nach nicht todesursächlich sein. Um Einzelheiten über den Unfallhergang in Erfahrung zu bringen, wurde der drei-

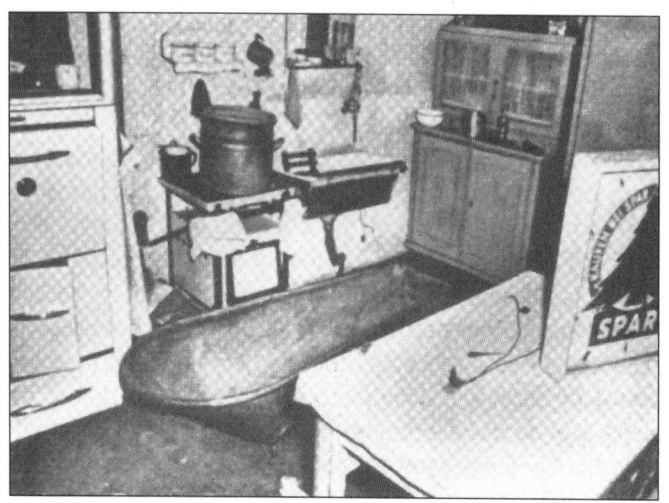

*In dieser Wohnküche ermordete 1956 Georg A. aus Fürth seine
Frau durch Stromstöße in der Badewanne.*

undfünfzigjährige Ehemann der Verstorbenen, Georg A.,
befragt. Seiner Darstellung zufolge habe Frau A. am Tag
zuvor gegen 22 Uhr ihr übliches Samstagabendbad vorbereitet.

Dazu sei das Wasser im Einwecktopf auf einem zweiflammi-
gen Gasherd erhitzt worden. Wie immer sollte das Bad in einer
zwischen Gasherd und Küchentisch aufgestellten Zinkbadewan-
ne genommen werden. Bevor sich seine Frau zwischen 22.15
Uhr und 22.30 Uhr in die Badewanne gesetzt habe, sei erneut
ein voller Einwecktopf auf den Gasherd gestellt worden, um das
Badewasser für ihn zu bereiten. Gewohnheitsgemäß sei seine
Frau erst einige Zeit in der Badewanne sitzen geblieben, bevor
sie mit dem Waschen begann. An jenem Abend habe er selbst
währenddessen am Küchentisch gesessen und eine elektrische
Uhr repariert. Als das Wasser auf dem Gasherd bereits gekocht
habe, sei er von seiner Frau gebeten worden, ihr Apfelsaft zu ho-

len. Ihrem Wunsch folgend, habe er die Küche verlassen und sei nach etwa sieben bis acht Minuten mit einer Flasche Apfelsaft zurückgekommen. Die Situation, die sich ihm nun darbot, schilderte Georg A. wie folgt: »Bei meiner Rückkehr sah ich meine Frau mit dem Gesicht und dem Körper halb im Wasser liegen; die Beine ragten hinten über die Wanne halb heraus. Zwischen dem leblosen Körper und der Wanne lag der Einwecktopf.« Als Erklärung gab er zwei Möglichkeiten an: Entweder habe seine Frau heißes Wasser aus dem Topf in die Wanne nachschütten wollen und sei dabei ausgeglitten, oder sie habe bei dem Versuch, nach der Seife hinter dem Gasherd zu greifen, den nicht ganz fest auf den beiden Brennstellen stehenden Topf heruntergerissen. Während seiner Schilderung des vermutlichen Unfallhergangs, die mit der Wohnsituation durchaus in Übereinstimmung zu bringen war, wirkte Georg A. ausgesprochen bedrückt und schmerzerfüllt.

Erhebliche Zweifel an der Erklärung des Ehemanns kamen bei der Besichtigung des Leichnams von Frau A. am Vormittag des 11. Juni auf. Deshalb wurde am folgenden Tag eine gerichtliche Leichenöffnung vorgenommen. Außer flächenhaften Verbrühungen des Oberkörpers und der Beine ließen sich auf dem Rücken der Frau rundliche, scheibenförmige Spuren mit einem Durchmesser von acht bis neun Millimetern feststellen, von denen jeweils drei dicht beieinander lagen. Eine solche Gruppierung konnte insgesamt sechsmal nachgewiesen werden. Da in der Mitte schlitzförmige Erhebungen erkennbar waren, wirkten diese Hautveränderungen wie Abdrücke von Schraubenköpfen.

Für einen Tod aus natürlicher Ursache ergab die Obduktion keinen Anhalt. Dagegen erregte das Spurenbild auf dem Rücken der Leiche den Verdacht auf die Einwirkung elektrischen Stroms.

Auf Anraten der Obduzenten erfolgte nach der Leichenöffnung erneut eine Besichtigung der Wohnung der Familie A. Ohne danach gefragt worden zu sein, erklärte der anwesende

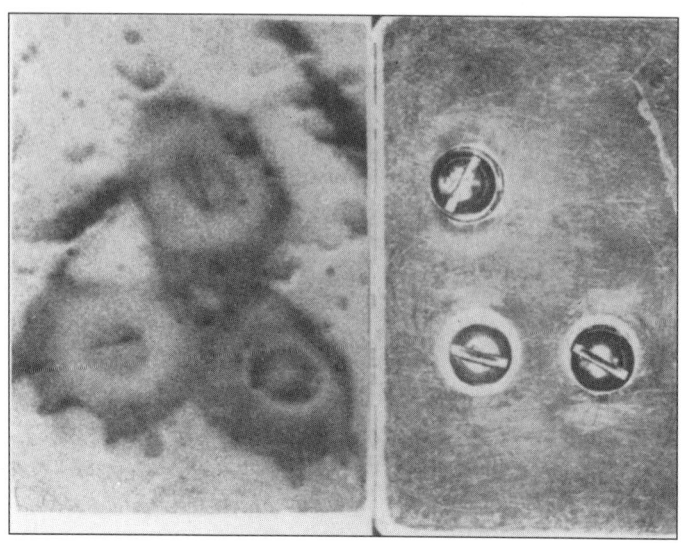

Links: Strommarken auf dem Rücken des Opfers. Zum Vergleich rechts: die vom Täter nachgebildete Anschlussplatte.

Georg A., dass er bei der Uhrenreparatur ein Bauteil verwendet habe, das von ihm als Anschlussplatte bezeichnet wurde. Beim Aufräumen der Küche nach dem Unfall habe er diese Platte aus Versehen zertreten, inzwischen aber eine neue angefertigt. Es handelte sich bei dem vorgewiesenen Werkstück um den Plexiglasdeckel einer Käseschachtel mit nur einer statt drei Schrauben. Eine plausible Erklärung für den Verwendungszweck konnte A. nicht geben.

Aufgrund des vorläufigen Gutachtens der Gerichtsmediziner und der bis dahin vorliegenden Ermittlungsergebnisse wurde A. noch am Abend des 12. Juni unter Mordverdacht festgenommen. Zu Anfang blieb er bei seiner ursprünglichen Schilderung. Als am 15. Juni eine Vernehmung in Anwesenheit eines der Obduzenten erfolgte, präsentierte A. eine neue Variante. Er gestand die Schuld am Tod seiner Frau ein, gab jedoch eine Darstellung des Vorfalls, die immer noch nicht der Wahrheit entsprach: Um seiner Frau den Rücken zu waschen, habe er sich, nach der Seife greifend, über die Badewanne gebeugt und dabei den Einweck-topf vom Gasherd gestoßen. Die Unglaubhaftigkeit dieser Ge-schichte war ganz offenkundig, denn durch ein bloßes Anstoßen konnte der schwere, mit Wasser gefüllte Topf niemals vom Herd fallen. Insbesondere ließen sich so erst recht nicht die Hautver-änderungen auf dem Rücken der Frau erklären. Bei der mehr-stündigen Vernehmung wurde A. immer unsicherer und verwi-ckelte sich zunehmend häufiger in Widersprüche.

Schon am folgenden Tag gestand er, seine Frau mit der An-schlussplatte getötet zu haben. Es sei aber nicht beabsichtigt gewesen, sie zu töten. Vielmehr habe er ihr nur Schmerzen zu-fügen wollen. Auf diese Weise gedachte A. einen zum wieder-holten Mal aufgekommenen Streit wegen eines außerehelichen Kindes von ihm zu beenden. Er habe sich nicht vorstellen kön-nen, dass die unter Strom stehende Anschlussplatte den Tod seiner Frau verursachen würde. Als er die Abdrücke der Platte auf dem Rücken entdeckte, sei ihm die Idee gekommen, einen Unfall vorzutäuschen.

Auch mit dieser Darstellung war der Tod von Frau A. noch nicht restlos aufgeklärt.

Angesichts der Tatsache, dass A. mehrere Jahre in einem Elek-troinstallationsbetrieb gearbeitet hatte, konnte seine Behauptung, die tödliche Wirkung des Stroms nicht erwartet zu haben, keines-falls akzeptiert werden. Wiederum ging von den Gerichtsmedi-zinern die entscheidende Anregung aus. Bei einer der nächsten Vernehmungen wurde A. nach Haustieren und deren Verbleib befragt. Seine ersten Äußerungen über den Tod zweier Hunde waren widersprüchlich. Wenige Tage später gab er dann zu, die Tiere schon vor Monaten mit elektrischem Strom getötet und die Kadaver im Garten vergraben zu haben. A. korrigierte sei-ne früheren Aussagen auch dahingehend, dass er bereits Ende

1955 den Entschluss gefasst habe, seine Frau zu töten. Die Tierversuche dienten ausschließlich diesem Vorhaben.

An den Hunden wollte er die Stromwirkung studieren. Im Ergebnis der Experimente nahm er an, dass die Anschlussplatte keinerlei Spuren auf der Haut seiner Frau hinterlassen würde. Allerdings hatte A. die unter dem Fell der Hunde verborgenen strombedingten Hautveränderungen, die so genannten Strommarken, übersehen.

Die für den Elektrotod typische Strommarke entsteht durch die Wärmewirkung des elektrischen Stroms, stellt also eine lokale Verbrennung der Haut an der Kontaktstelle mit dem spannungsführenden Teil dar. Zur Unterscheidung von primär thermisch oder mechanisch bedingten Hautveränderungen sind subtile mikroskopische Untersuchungen erforderlich, die durch den chemischen oder physikalischen Nachweis eingelagerter Leitermetallspuren ergänzt werden können.

Wie die Gerichtsmediziner bei Tierversuchen zeigen konnten, waren unter den gegebenen Bedingungen auch nach Einwirkung von 220 Volt Strommarken feststellbar. Deren Form entsprach weitgehend der Gestalt der verwendeten Kontakte.

Vom Schwurgericht in Nürnberg wurde Georg A. am 11. Juli 1957 wegen Mordes an seiner Ehefrau zu lebenslangem Zuchthaus unter Aberkennung der bürgerlichen Ehrenrechte auf Lebenszeit verurteilt.

Die Kriminaluntersuchungsabteilung der Polizei von Bradford, einer Stadt in der mittelenglischen Grafschaft Yorkshire, erhielt kurz vor Mitternacht des 3. Mai 1957 von einem praktischen Arzt telefonisch die Mitteilung, dass die dreißigjährige Elizabeth Barlow tot in der Badewanne ihrer Wohnung aufgefunden worden war. Einige merkwürdige Umstände gaben Veranlassung, die Kriminalpolizei zu benachrichtigen. Augenscheinlich hatte Mrs. Barlow während des Badens erbrochen,

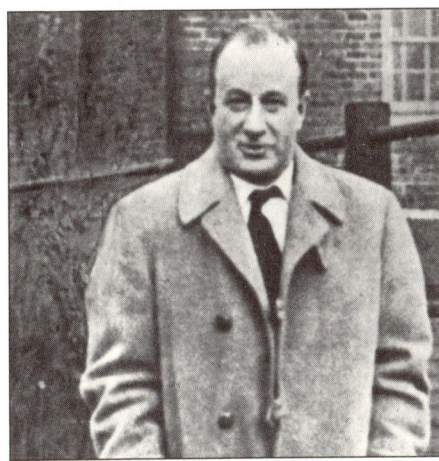

*Der englische Ge-
richtsmediziner Da-
vid E. Price fand bei
der Leichenuntersu-
chung mehrere In-
jektionsstellen am
Gesäß einer Toten.
Damit schuf er die
Voraussetzung für
die Lösung des Mord-
falles Barlow.*

war infolge eines Schwächeanfalls mit dem Gesicht unter Wasser geraten und ertrunken.

Der Arzt konnte an ihrem Körper zwar keine Spuren einer
Gewaltanwendung feststellen, ihm fielen aber die ungewöhnlich stark erweiterten Pupillen der Toten auf.

Der achtunddreißigjährige Ehemann der Verstorbenen, Kenneth Barlow, berichtete, dass seine Frau wegen eines Unwohl-
seins frühzeitig zu Bett gegangen sei. Sie habe mehrfach erbrochen, danach über Hitzegefühl und Schweißausbrüche geklagt
und sich deshalb entschlossen, ein Bad zu nehmen. Während
sie noch gebadet habe, sei er eingeschlafen. Als er gegen 23.20
Uhr aufgewacht sei, habe er im Badezimmer Licht gesehen und
sei sofort hinübergegangen.

Seine Frau habe leblos in der Badewanne gelegen. Weil er sie
nicht herausheben konnte, habe er das Wasser abgelassen und
mit Wiederbelebungsversuchen begonnen. Schließlich musste
er aber feststellen, dass seine Frau bereits tot war.

Als sich später Sergeant Naylor in der Wohnung etwas umsah,
schien ihm ein Umstand höchst sonderbar. Mr. Barlows Schlaf-

anzug, den er während des Bergungsversuchs getragen haben wollte, war vollkommen trocken. Außerdem fiel Chefkonstabler H. S. Price, den Naylor hinzugerufen hatte, auf, dass sich weder an den Wänden noch auf dem Fußboden des Badezimmers Wasserspritzer finden ließen. Der Chefkonstabler wandte sich mit der Bitte um Unterstützung an das Polizeilaboratorium in Harrogate.

Von dort kamen Chefinspektor Coffey und der Gerichtsmediziner David E. Price.

Bei einer gründlichen Besichtigung der Wohnung entdeckte Coffey in der Küche zwei Injektionsspritzen, von denen die eine nass war. Nicht für seine Frau, sondern für sich benötige er die Spritzen, erklärte Barlow. Wegen eines Karbunkels müsse er sich Penicillin injizieren. Immerhin sei er Krankenpfleger und arbeite im St. Luke's Hospital von Huddersfield.

Noch in der Nacht wurde die Tote nach Harrogate überführt.

Gegen 5.45 Uhr begann Price mit der Obduktion. Er stellte lediglich eine normale Frühschwangerschaft etwa in der achten Woche fest. Eine Erklärung für den vermuteten plötzlichen Schwächeanfall während des Badens konnte Price jedoch nicht geben.

Am Vormittag des 4. Mai übernahm der Toxikologe Alan S. Curry den Fall zur weiteren Untersuchung. Aber auch sämtliche toxikologisch-chemischen Analysen zum Nachweis gebräuchlicher Arzneimittel und Gifte verliefen negativ. Hingegen bestätigte die Feststellung von Spuren eines Depotpenicillins an den Injektionsspritzen und Kanülen die Aussage Barlows, er habe sich selbst Penicillin gespritzt.

Unterdessen hatte Price am 8. Mai einen äußerst wichtigen Befund erhoben. Als er mit einer Lupe noch einmal die Haut der Toten gründlich absuchte, entdeckte er an beiden Gesäßhälften zwei dicht nebeneinanderliegende, punktförmige Wunden. Von den Hautstellen fertigte Price Gewebsschnitte für eine mikros-

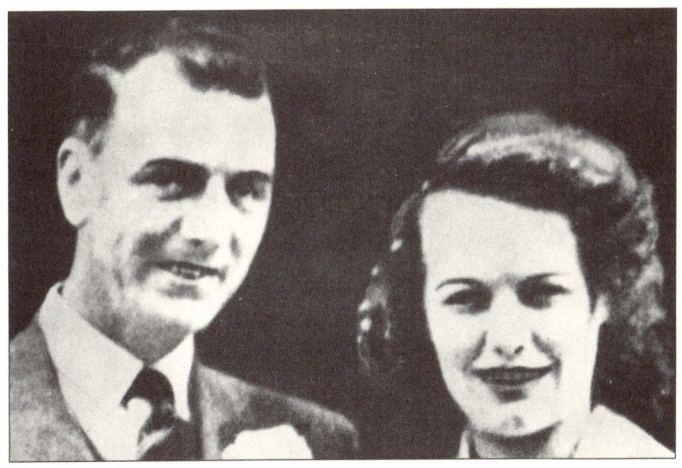

Der Krankenpfleger Kenneth Barlow tötete 1957 seine Frau Eliza-beth durch Injektion einer Überdosis Insulin.

kopische Untersuchung. Die Verletzungen erwiesen sich als feine Stichkanäle. Es handelte sich dabei um Injektionsstellen, von denen eine im Unterhautfettgewebe eine geringe entzündliche Reaktion erkennen ließ und demnach erst einige Stunden vor dem Tod entstanden sein musste. Umgehend teilte Price seine Resultate dem Toxikologen mit. In Anbetracht der ergebnislos gebliebenen Analysen stand dieser vor einem Rätsel. Price blieb zunächst nichts weiter übrig, als die Gesäßpartien mit den Einstichstellen herauszupräparieren und die Asservate bis auf Weiteres aufzubewahren. Einen Giftnachweis gerade an diesen Gewebsanteilen zu versuchen war besonders aussichtsreich, denn an den Injektionsstellen konnten Reste der injizierten Substanz zurückgeblieben sein, die nicht in das Blut übergegangen waren.

Einen Anhaltspunkt, worum es sich handeln könnte, bildeten die Symptome, die anscheinend bei Mrs. Barlow kurz vor ihrem Tod aufgetreten waren: Schweißausbrüche, Erbrechen, plötzliche Schwäche, Bewusstlosigkeit, starke Erweiterung der Pupillen.

In dieser Kombination ließen die Krankheitszeichen bei der gesunden jungen Frau speziell an eine Erscheinung denken: die Hypoglykämie. Mit diesem Begriff wird ein Zustand bezeichnet, bei dem der lebensnotwendige Blutzuckerspiegel unter den Normalwert absinkt. Eine Hypoglykämie tritt unter anderem dann auf, wenn einem Menschen zuviel Insulin injiziert wurde. Das Hormon Insulin garantiert im Organismus hauptsächlich den normalen Blutzuckergehalt und wird in den so genannten Langerhansschen Inseln der Bauchspeicheldrüse gebildet. Eine Unterfunktion der Inselzellen führt zum Diabetes mellitus, der bekannten Zuckerkrankheit. Der krankhaft erhöhte Blutzuckerspiegel beim Diabetiker kann durch Insulininjektionen normalisiert werden. Erhält indes ein Gesunder eine größere Menge Insulin, so tritt eine lebensbedrohliche Hypoglykämie auf, weil die Inselzellen normalerweise ausreichend Hormon produzieren. Was nun Mrs. Barlow anbetraf, stand fest, dass sie nicht zuckerkrank war.

Im St. Luke's Hospital hatte Chefkonstabler Price in Erfahrung gebracht, dass zu Barlows Aufgaben als Krankenpfleger auch Insulininjektionen gehörten. Überdies erfuhr Price noch eine bemerkenswerte Tatsache: Bei der Toten handelte es sich um Barlows zweite Frau, seine erste war nur etwa ein Jahr zuvor plötzlich im Alter von dreiunddreißig Jahren verstorben. Die Todesursache konnte damals nicht aufgeklärt werden! Außerdem kamen Chefkonstabler Price zwei Äußerungen Barlows zu Ohren, die seine Aufmerksamkeit erregen mussten. Angeblich hatte Barlow zu einem Patienten über das Insulin gesagt: »Wenn jemand eine richtige Ladung davon bekommt, ist das der sicherste Weg ins Jenseits.« Einem Kollegen gegenüber hatte er sinngemäß geäußert, dass sich mit Insulin ein perfekter Mord begehen ließe, weil dessen Nachweis unmöglich sei.

In der Tat gab es zu dieser Zeit noch keine chemische oder physiko-chemische Methode zur Feststellung von Insulin im

Körpergewebe. Den Toxikologen um Alan S. Curry blieb nur das Tierexperiment. Sie mussten versuchen, die biologische Aktivität von Extrakten aus dem Leichengewebe zu bestimmen. Dazu verwendeten sie den so genannten Mäusekrampftest. Zunächst erhielt eine Versuchsgruppe Injektionen von Originalinsulin in verschiedener Dosierung. Je nach der verabreichten Menge traten Schwäche, Unruhe, Zittern, Krämpfe und Bewusstseinsstörungen bis zur Bewusstlosigkeit auf. Hohe Dosen führten zum Tod der Tiere. Die aus dem asservierten Leichengewebe hergestellten Extrakte wurden einer zweiten Versuchsgruppe injiziert. Diese Tiere zeigten die gleichen Erscheinungen wie die Mäuse, die das Originalinsulin erhalten hatten. Eine besonders starke Wirkung riefen die Extrakte aus dem Gewebe der linken Gesäßseite hervor. In diesem Bereich musste Mrs. Barlow die letzte Injektion einige Stunden vor ihrem Tod erhalten haben, denn das nicht resorbierte Substanzdepot war hier am größten. Zum Beweis dafür, dass die beobachteten Krämpfe tatsächlich auf eine Hypoglykämie zurückzuführen waren, erhielten einige erkrankte Mäuse Glukoseinjektionen. Die so behandelten Tiere erholten sich und überlebten. Bei den unter Krämpfen verstorbenen Mäusen dagegen ließ sich unmittelbar nach ihrem Tod ein verminderter Blutzuckerspiegel feststellen. Als Kontrollen verwendeten die Toxikologen Extrakte aus dem Gesäßgewebe einer anderen Leiche und aus dem Gewebe von Mrs. Barlows Körper, in das zuvor eine definierte Insulinmenge injiziert worden war. Während der erste Kontrollextrakt im Tierexperiment inaktiv blieb, zeigte der andere eine der Insulindosis entsprechende Wirkung.

Auf diese Weise bestimmten die Toxikologen die Mrs. Barlow vor dem Tod injizierte Insulinmenge. Als Maßstab diente eine Wirkungsskala, die mit Hilfe einer Anzahl definierter Insulingaben in Tierversuchen mit Mäusen aufgestellt worden war. Danach entsprach die Wirkung des Gesamtextrakts aus allen Injektionsstellen einer Menge von 84 Einheiten Insulin. Da sicherlich der weitaus größere Teil bereits in das Blut übergegangen war, musste die Mrs. Barlow injizierte Insulinmenge um ein Vielfaches größer gewesen sein.

Bei einem weiteren Test wurde der besonders wirksame Gewebsextrakt von der linken Gesäßhälfte der Toten einer Gruppe von Meerschweinchen injiziert. Dieselben Tiere erhielten später Injektionen entsprechender Mengen Insulin. Die jeweils in zweistündlichem Abstand registrierten Veränderungen des Blutzuckerspiegels stimmten überein.

Als Drittes untersuchten die Toxikologen den Einfluss der Gewebsextrakte auf die Glukoseverwertung am isolierten Rattenzwerchfell. Ebenso wie Insulin bewirkten die Extrakte aus dem Leichengewebe beider Gesäßhälften eine deutliche Erhöhung der Glukoseaufnahme.

Nun galt es, die Identität der biologisch aktiven Substanz mit dem Insulin zu beweisen. Von der Aminosäure Cystein war bekannt, dass sie eine Inaktivierung des Insulins bewirkt. Deshalb wurden Proben der Gewebsextrakte mit Cystein zusammengebracht.

Durch diese Vorbehandlung verringerte sich die Blutzucker senkende Wirkung bei Mäusen um 85 Prozent.

Auch der stimulierende Effekt auf die Glukoseaufnahme am isolierten Rattenzwerchfell war reduziert.

Eine weitere Möglichkeit bestand darin, die Eiweiß spaltende Wirkung des im Magen produzierten Enzyms Pepsin und des in Extrakten aus Rattenlebern enthaltenen Enzyms Insulinase nachzuweisen. Sowohl das Pepsin als auch die Insulinase zerstören den Eiweißkörper Insulin und bewirken dadurch eine Inaktivierung des Hormons. Dementsprechend fehlte bei den mit Insulinase vorbehandelten Gewebsextrakten die Blutzucker senkende Wirkung, und die mit Pepsin zusammengebrachten Extrakte verloren ihre Fähigkeit, die Glukoseaufnahme am isolierten Rattenzwerchfell zu erhöhen.

Eine Inaktivierung von Insulin lässt sich auch mit dem Blutserum von Meerschweinchen hervorrufen, die über einen längeren Zeitraum Insulininjektionen erhalten, denn die Tiere bilden spezifische Antikörper gegen das Hormon. Auf diese Weise vorbehandelte Gewebsextrakte waren im Tierversuch ebenfalls wirkungslos.

Dagegen führte das Serum von Meerschweinchen, die keine Insulininjektionen erhalten hatten, nicht zur Aufhebung des stimulierenden Effekts der Gewebsextrakte auf die Glukoseverwertung am isolierten Rattenzwerchfell.

Durch die folgenden Untersuchungen sollte geklärt werden, ob Blutzucker senkende Medikamente, wie das Tolbutamid, den Tod von Mrs. Barlow verursacht haben konnten. Experimente mit diesen Substanzen ergaben, dass es zwar zu einer gewissen Senkung des Blutzuckerspiegels bei den Versuchstieren kam, die Symptomatik insgesamt aber nicht mit der Insulinwirkung vergleichbar war.

Schließlich konnte theoretisch ein Insulin produzierendes Gewächs der Bauchspeicheldrüse, ein so genanntes Insulom, die tödliche Hypoglykämie herbeigeführt haben. Diese Möglichkeit schied bei Mrs. Barlow jedoch aus. Zum einen hatte die mikroskopische Untersuchung der gesamten Bauchspeicheldrüse keinen Anhalt für irgendeine krankhafte Veränderung ergeben, und zum anderen war Insulin nur in den Extrakten aus dem Gewebe von den Injektionsstellen nachgewiesen worden.

Als sämtliche Untersuchungsergebnisse vorlagen, wurde Barlow am 26. Juli 1957 unter dem Verdacht des Mordes an seiner Ehefrau festgenommen. Er versuchte sich durch allerlei Behauptungen zu entlasten. So sprach er von einem Abtreibungsversuch mit Ergometrin, den er bei seiner Frau vorgenommen haben wollte. Durch weitere umfängliche Experimente konnten die Toxikologen diese Aussage widerlegen.

Vor dem Schwurgericht in Leeds wurde Barlow im Dezember 1957 angeklagt, seine Frau »durch Injektion von Insulin« getötet zu haben. Während der fünftägigen Verhandlung trat auch ein von der Verteidigung bestellter Gegensachverständiger auf. Er behauptete, dass der Tod von Mrs. Barlow die Folge einer Art Stressreaktion gewesen sei, die zur Ausschüttung einer großen Menge Insulin aus der Bauchspeicheldrüse geführt habe. Mit wenigen Sätzen entkräftete Price die vorgetragene Theorie.

Am 13. Dezember 1957 sprach die Jury den Angeklagten nach einer anderthalbstündigen Beratung schuldig. Durch ihren Schuldspruch erkannten die Geschworenen die überzeugenden Ergebnisse der Tierexperimente in vollem Umfang an. Kenneth Barlow erhielt eine lebenslängliche Zuchthausstrafe.

Wesentlichen Anteil an der Aufklärung des Verbrechens hatten die Toxikologen durch ihre sorgfältig ausgeführten, umfangreichen Versuchsreihen. Besonders bemerkenswert ist, dass zu jener Zeit keinerlei einschlägige Erfahrungen vorlagen, denn im Fall Barlow gelang es erstmalig, Insulin im Körpergewebe eines Menschen nachzuweisen.

Tod oder tot in den Flammen?

Tod in den Flammen – wer denkt dabei nicht sofort an die Inquisition, an den Tod ungezählter Hexen und Ketzer? Berühmte Gelehrte, wie Jan Hus oder Giordano Bruno, mussten ebenso wie viele Unbekannte den qualvollen Tod auf dem Scheiterhaufen erleiden.

Doch nicht um den Mord durch Verbrennen soll es hier gehen, sondern um die Frage, ob jemand lebend oder tot in die Flammen geraten ist.

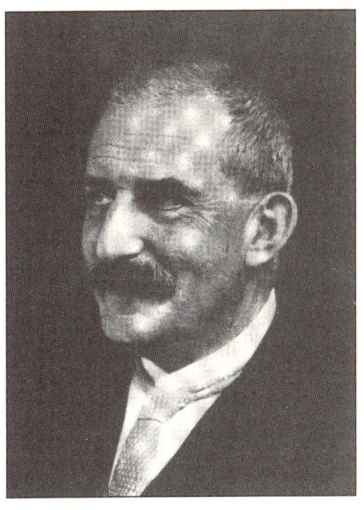

*Der Leipziger Gerichtsmedi-
ziner Richard Kockel (1865–
1934) deckte 1929 durch
die Sektion eines verkohlten
Leichnams einen raffinierten
Versicherungsbetrug auf.*

Eigentlich stand das Ermittlungsergebnis in der Leichensache
Erich Tetzner fest. Niemand bezweifelte, dass ein Verkehrsunfall vorlag. Auf der Landstraße zwischen Etterzhausen und Regensburg war Tetzner mit seinem Pkw gegen einen Kilometer-
stein gefahren und das Fahrzeug infolgedessen ausgebrannt. Als
das Wrack am Morgen des 27. November 1929 gefunden wurde, konnte nur noch ein stark verkohlter menschlicher Körper
geborgen werden. Wegen der hochgradigen Verbrennung verzichtete die Staatsanwaltschaft Regensburg auf eine Obduktion
und gab den Leichnam zur Bestattung frei. Emma Tetzner ließ
die sterblichen Überreste nach Leipzig überführen.

Am 30. November gegen Mittag meldete sich bei Richard
Kockel, dem Direktor des Instituts für Gerichtliche Medizin
der Universität Leipzig, ein Angestellter der Versicherungsge-
sellschaft Nordstern. Er berichtete, dass Tetzner sich erst kürzlich bei dem von ihm vertretenen Unternehmen, aber auch bei
drei weiteren Gesellschaften mit der Summe von insgesamt 45
000 Reichsmark für den Fall seines Unfalltodes versichert hat-

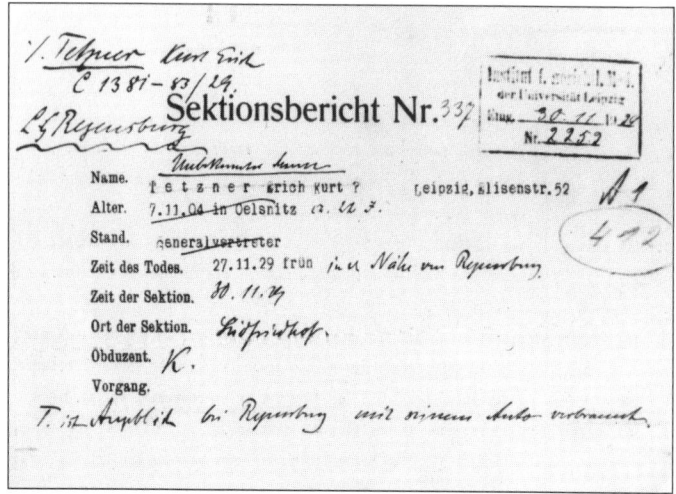

Auszug aus dem Sektionsbericht mit handschriftlichen Eintragungen Kockels.

te. Zugleich bat er Kockel, die Leiche Tetzners zu obduzieren, um einen plötzlichen Herztod als Ursache für den Verkehrsunfall auszuschließen. Nur mit großer Mühe sei es gelungen, fügte der Versicherungsangestellte hinzu, von der Witwe die Einwilligung zur Leichenöffnung zu erhalten. Jetzt wäre die Sache äußerst dringlich, denn die Beerdigung solle bereits in einer Stunde stattfinden.

Kockel sagte zu und fuhr sofort zum Südfriedhof. Auf dem Sektionstisch im Keller der Friedhofskapelle lag, wie Kockel später schrieb, »ein sehr stark verkohlter Rumpf, dem noch anhafteten: die Halswirbelsäule nebst dem Schädelgrund, die oberen Hälften beider Oberschenkel, das untere Gelenkende des rechten Oberschenkels und Teile der Arme«. Die Feststellung des Geschlechts bereitete keine Mühe. Trotz der Verkohlung waren die männlichen Geschlechtsorgane in ihrer Form noch gut erhalten. An dem nur wenig durch Hitze veränderten linken Oberarmknochenkopf entdeckte Kockel den Rest einer Knorpelleiste, die normalerweise zwischen dem 18. und 22. Lebensjahr verknöchert. Außerdem schien ihm der gesamte Knochenbau für einen Mann ungewöhnlich zart. Auch das stand im Widerspruch zur Personenbeschreibung Tetzners, die der Versicherungsangestellte mitgebracht hatte. Danach war Tetzner fünfundzwanzig Jahre alt, 1,70 Meter groß und ausgesprochen kräftig gebaut.

»Während der Sektion kamen mir Bedenken«, schrieb Kockel in seinem Bericht, »ob die Leiche überhaupt die Tetzners wäre«.

Gerät ein Mensch lebend, das heißt noch atmend in die Flammen, so nimmt er mit seinen Atemzügen auch Rußteilchen auf.

Dementsprechend lässt sich durch den mikroskopischen Befund an den Lungen nachweisen, ob jemand zu Lebzeiten oder nach dem Tod verbrannt ist. Auf dieses wichtige Zeichen hatte erstmalig 1905 Otto Coester, ein Kreisarzt in Schlesien, hingewiesen.

Kockel fand jedoch bei der Leichenöffnung Rußablagerungen weder in der Mundhöhle und im Kehlkopf noch in dem erhalten gebliebenen Teil der Luftröhre und ihren Aufzweigungen. Von den Lungen eignete sich für eine mikroskopische Untersuchung nur der basale Anteil des rechten Lungenunterlappens. Auch im Lungengewebe konnte Kockel keinen Ruß finden.

Wohl bei jedem Brand entsteht Kohlenmonoxid. Wird das Gas eingeatmet, tritt es durch die Wände der Lungenbläschen in das Blut über. Da die Affinität des Kohlenmonoxids zum roten Blutfarbstoff gegenüber dem Sauerstoff etwa dreihundertmal stärker ist, verdrängt es den lebensnotwendigen Sauerstoff und wird als so genanntes Kohlenmonoxidhämoglobin mit dem Blutstrom zu den Organen des Körpers transportiert. Durch die Blockierung des Hämoglobins mit Kohlenmonoxid tritt der Tod infolge innerer Erstickung ein. Bereits 1876 hatte der Gerichtsmediziner Eduard Hofmann in Wien die Ansicht vertreten, dass bei Bränden umgekommene Personen häufig durch die Einatmung des kohlenmonoxidhaltigen Rauchgases sterben. Gemeinsam mit seinem Assistenten Eduard Zillner konnte er an den Opfern des Wiener Ringtheaterbrandes vom 8. Dezember 1881 diese Annahme bestätigen. Demnach gehört auch die Feststellung von Kohlenmonoxid im Herzblut der Leiche eines Verbrannten zu den Anzeichen dafür, dass der Betreffende lebend in die Flammen geraten ist. Kockel asservierte bei der Leichenöffnung eine ausreichende Menge des dickflüssigen Herzblutes für entsprechende Untersuchungen. Bei den Analysen konnte kein Kohlenmonoxidhämoglobin nachgewiesen werden.

Aus dem Fehlen von Rußablagerungen in den Atemwegen und von Kohlenmonoxid im Blut schlussfolgerte Kockel, »dass die Verbrennung nicht bei Lebzeiten erfolgt war, sondern erst nach dem Tode«. Wenn also nicht der Fahrzeugbrand den Tod verursacht hatte, stellte sich zwangsläufig die Frage, woran der auf dem Südfriedhof obduzierte Mann verstorben war. Mikroskopisch hatte Kockel an den Lungenschnitten »eine zwar nicht starke, aber völlig einwandfreie Fettembolie« festgestellt. Wie seit 1862 bekannt, kommt es bei ausgedehnten Weichteilquetschungen oder Knochenbrüchen zur Einschwemmung von Fett aus dem körpereigenen Fettgewebe in die Blutgefäße. Die feinen Fetttröpfchen werden mit dem Blutstrom zunächst in die rechte Herzhälfte verschleppt und gelangen von dort in die Lungen. An speziell gefärbten Gewebsschnitten kann die Fettembolie mikroskopisch diagnostiziert werden. Die Fetttröpfchen liegen im Lumen der kleinsten Blutgefäße, die zwischen den Lungenbläschen verlaufen. Einen solchen Befund erhob Kockel an den Präparaten des rechten unteren Lungenlappens.

Überdies schien es ihm ausgeschlossen, dass die fehlenden Körperteile restlos verbrannt sein sollten. Vielmehr musste daran gedacht werden, dass das Schädeldach und Teile der Gliedmaßen beseitigt worden waren, um die Ermittlung der Körpergröße oder die Feststellung der Todesursache unmöglich zu machen. Zusammenfassend schrieb Kockel: »Der von mir Sezierte war gewaltsam getötet, verstümmelt und dann verbrannt worden.« Unmittelbar nach der Obduktion teilte Kockel der Leipziger Kriminalpolizei seine Bedenken hinsichtlich der Identität des von ihm untersuchten Leichnams mit. Noch am selben Tag wurde begonnen, Frau Tetzner zu beobachten. Als sich herausstellte, dass sie auffallend häufig bei einer Nachbarsfamilie das Telefon benutzte, erfolgte zusätzlich die Überwachung dieses Telefonanschlusses.

Schon am 4. Dezember früh um 8 Uhr gelang es dem damit beauftragten Kriminalbeamten, sich in ein Ferngespräch aus Straßburg einzuschalten, in dem ein gewisser Sranelli Frau Tetzner sprechen wollte. Der Anrufer erhielt die Auskunft, Frau Tetzner sei unterwegs, werde aber am Abend gegen 18 Uhr auf jeden Fall zurück sein.

In der Zwischenzeit flog der stellvertretende Leiter der Leipziger Kriminalpolizei mit einer Sondermaschine nach Frankreich. Auf seine Veranlassung wurde im Straßburger Hauptpostamt kurz vor 18 Uhr ein Mann festgenommen, als er ein Telefongespräch nach Leipzig anmeldete. Vollkommen überrascht gestand er, der Leipziger Kaufmann Erich Tetzner zu sein.

Nach seiner Festnahme gab Tetzner zu Protokoll, dass er schon seit September 1929 geplant hatte, sich durch Vortäuschung des eigenen Unfalltodes in den Besitz der Versicherungssumme zu bringen. Der erste Versuch war allerdings gescheitert. Tetzner wollte sein Vorhaben bereits am 22. November verwirklichen.

Dazu nahm er in der Nähe von Ingolstadt den dreiundzwanzigjährigen Schlosser Alois Ortner in seinem Pkw mit. Unter dem Vorwand, einen Getriebeschaden bemerkt zu haben, ließ Tetzner den Schlosser unter das Auto kriechen. Als Ortner wieder hervorkam, versetzte er ihm mit einem Werkzeug mehrere Hiebe auf den Kopf. Es gelang dem kräftig gebauten jungen Mann jedoch, sich aufzurichten und zu flüchten. Zum Zeit-

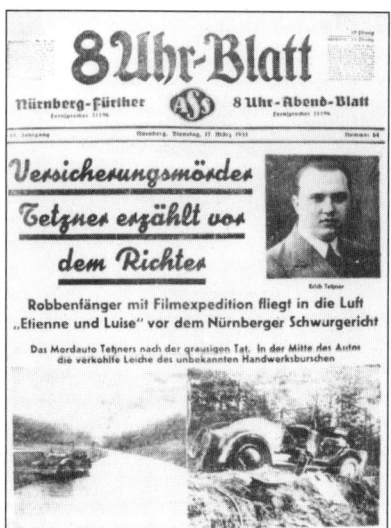

Zeitungsmeldung über die Hauptverhandlung gegen Erich Tetzner im März 1931.

punkt der Vernehmung Tetzners lag Ortner im Krankenhaus von Ingolstadt.

Die Tat vom 27. November schilderte Tetzner am Tag der Festnahme wie folgt: Auf der Straße nach Regensburg sei ein Handwerksbursche in seinem Auto mitgefahren. Unter Vortäuschung einer Panne habe er angehalten, das Fahrzeug mit Benzin aus einem Kanister übergossen und es nach Öffnen des Tanks in Brand gesetzt. Daraufhin habe er die Flucht ergriffen, während der Mitfahrer im Pkw lebend verbrannt sei.

Diese Schilderung stand in erheblichem Widerspruch zum Obduktionsergebnis.

Obwohl Tetzner vorgehalten wurde, dass das Opfer nicht zu Lebzeiten verbrannt war, blieb er zunächst bei seiner Darstellung. Erst im Mai 1930, nachdem ihm der Untersuchungsrichter Kockels schriftliches Gutachten zur Kenntnis gegeben hatte, widerrief Tetzner die ursprüngliche Aussage. Die neue Geschichte war zweifellos gut durchdacht. Er habe vor Bayreuth in der

Dunkelheit einen Mann überfahren und den Schwerverletzten im Auto mitgenommen. Kurz darauf sei der ihm Unbekannte verstorben. Erst jetzt sei er auf die Idee gekommen, die Leiche für einen Versicherungsbetrug zu verwenden.

Nachdem er das Fahrzeug aufgetankt habe, sei er mit der Leiche zu einem geeignet erscheinenden Ort gefahren, um einen Unfall vorzutäuschen. Er habe den Unbekannten hinter das Lenkrad gesetzt und schließlich das Fahrzeug angezündet.

In Tetzners angepasster Geschichte waren alle von Kockel getroffenen Feststellungen berücksichtigt. Als Erklärung für die Verletzungen und die dadurch bedingte Fettembolie gab es nun den Verkehrsunfall, der zugleich den Tod des Opfers und demzufolge das Fehlen einer Rußeinatmung und von Kohlenmonoxid im Blut erklärte. Nicht zuletzt war ein Verkehrsunfall ein weniger schweres Delikt als ein Mord durch Verbrennen.

In Anbetracht der veränderten Sachlage sah sich der Untersuchungsrichter veranlasst, ein weiteres Gutachten einzuholen.

Den Auftrag erhielt Hans Molitoris, Direktor des Instituts für Gerichtliche Medizin der Universität Erlangen. Während der Hauptverhandlung im März 1931 vertrat der zugezogene Sachverständige in mehrfacher Hinsicht einen anderen Standpunkt als Kockel. Bezüglich der verschiedenen Tatversionen erklärte Molitoris, »dass das von Tetzner zu Anfang abgelegte Geständnis, er habe einen Lebenden verbrannt, ganz wohl mit den Erfahrungen der Wissenschaft in Einklang gebracht werden könne«.

Dagegen trat Kockel energisch auf. Selbstverständlich, so räumte er ein, erfordere die Beurteilung eines derartig komplizierten Falles wie der Tetzners eine gründliche Kenntnis der im Schrifttum niedergelegten Erfahrungen. Theoretische Erörterungen allein seien aber nicht ausreichend. Kockel verwies darauf, dass der Begutachtung gleichermaßen alle Feststellungen des konkreten Falles zu Grunde liegen müssten und beides nicht losgelöst voneinander betrachtet werden dürfte. Insbeson-

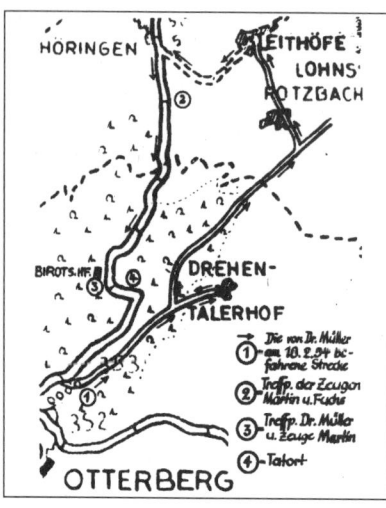

Auf der Landstraße zwischen Höringen und Otterberg in der Pfalz brannte am Abend des 18. Februar 1954 der Pkw des Zahnarztes Dr. Richard Müller aus. Dabei kam seine Frau Gertrud ums Leben.

dere setzte sich Kockel mit dem Hinweis von Molitoris auf die Beobachtungen nach dem Wiener Ringtheaterbrand auseinander. Keineswegs bezweifelte Kockel, dass nicht bei allen Opfern Ruß in den Atemwegen und Kohlenmonoxid im Blut nachgewiesen werden konnte. Zum einen waren seinerzeit die Blutuntersuchungen nur mit dem Spektroskop vorgenommen worden, während Kockel zusätzlich empfindlichere Methoden angewandt hatte. Andererseits ließ sich kaum ausschließen, dass infolge der Panik, die bei einer solchen Katastrophe herrscht, nicht dieser oder jener erdrückt, totgetreten oder durch andersartige äußere Gewalteinwirkung ums Leben kam.

Auf Kockels Drängen hatte die Polizei Ende November 1929 nachträglich noch einmal gründlich die Umgebung des vermeintlichen Unfallorts auf der Landstraße nach Regensburg abgesucht. Wenn auch das Schädeldach und die ebenfalls fehlenden Gliedmaßenteile nicht gefunden werden konnten, führte die Suche dennoch zu einer bedeutsamen Entdeckung. Etwa 1,5 Meter vom Auffindungsort des ausgebrannten Fahrzeugs entfernt lag, und zwar an der Beifahrerseite, ein faustgroßes Stück nicht durch Hitze verändertes Gehirn an der Straßenböschung.

Bei kritischer Würdigung aller Befunde an der Leiche und vom Tatort sowie der einschlägigen wissenschaftlichen Erfahrungen wiederholte Richard Kockel vor Gericht seine bereits schriftlich formulierte Auffassung: Tetzner hatte den Unbekannten gewaltsam getötet, verstümmelt und dann verbrannt. Das Gericht folgte den Darlegungen Kockels und verurteilte Erich Tetzner wegen Raubmordes zum Tode. Seine Frau erhielt eine Zuchthausstrafe von vier Jahren.

Einige Tage später legte Tetzner ein letztes Geständnis ab. Schon aus Reichenbach habe er den Handwerksburschen im Auto mitgenommen. Aber erst in der Gegend von Regensburg sei Gelegenheit gewesen, ihn zu ermorden. Als sein Fahrgast über die Kälte im Auto klagte, habe er ihm eine Decke um den Körper gewickelt, den Wehrlosen erdrosselt und die Leiche schließlich verbrannt. Auch diese Schilderung des Tathergangs ließ manche Frage unbeantwortet. Tetzner bekräftigte indes seine Aussage mit den Worten: »Der Herr Professor Kockel hat ganz recht; das habe ich mir während der ganzen Verhandlung gedacht.« Nach Ablehnung eines Gnadengesuchs wurde das Todesurteil am 2. Mai 1931 um 7 Uhr im Hof des Gerichtsgefängnisses Regensburg mit dem Fallbeil vollstreckt.

Ungewiss blieb die Identität des Opfers. Einer Notiz in der Nummer 85 der Leipziger Neuesten Nachrichten aus dem Jahr 1931 zufolge soll es sich bei dem Toten um den seit November 1929 vermissten Handwerker Michael Ascherl gehandelt haben.

Rund fünfundzwanzig Jahre später stand die Frage, inwieweit die Fettembolie bei Verbrannten als Zeichen einer Gewalteinwirkung vor dem Tod zu gelten habe, im Mittelpunkt der Auseinandersetzung zwischen den Gutachtern. Die dreiundvierzigjährige Gertrud Müller war ums Leben gekommen, als am

18. Februar 1954 kurz nach 22 Uhr auf der Straße zwischen den Ortschaften Höringen und Otterberg in der Pfalz der abgestellte Pkw ihres Mannes in Brand geriet. Das außergewöhnlich starke Interesse der Öffentlichkeit an diesem Fall resultierte einerseits aus den Begleitumständen der Gerichtsverhandlungen und zum anderen daraus, dass der Schuldbeweis nur durch eine umfangreiche Indizienreihe geführt werden konnte.

Der mit dem Fahrrad aus Richtung Höringen kommende Musiklehrer Georg Martin vernahm auf der Landstraße gegen 22.10 Uhr die Hilferufe eines ihm zunächst unbekannten Mannes: »Hilfe, helfen Sie mir, meine Frau verbrennt im Auto.« Der Unbekannte hatte ein rußbeflecktes Gesicht und schwarz verschmutzte Hände. Martin ging mit ihm und stellte fest, dass der Pkw lichterloh brannte und eine Rettung nicht mehr möglich war. Um die Polizei, aber auch die Feuerwehr und einen Arzt zu verständigen, fuhr Martin zur nahe gelegenen Waldgaststätte Birotshof. Nach Erledigung der Telefonate kehrte er an den Brandort zurück. Als das Feuer etwas nachgelassen hatte, forderte der Unbekannte Martin auf, sich am Löschen zu beteiligen. Unterdessen traf die Feuerwehr ein. Nach seinem Namen befragt, gab der Mann an, der Zahnarzt Dr. Richard Müller aus Otterberg zu sein. Jetzt erkannte ihn auch Martin, denn der Zahnarzt war schon seit 1932 in dieser Gegend ansässig.

Erstmalig wurde Dr. Müller am 19. Februar gegen 0.15 Uhr von der Kriminalpolizei vernommen. Wie schon zuvor mehreren Zeugen gegenüber, gab er eine gleichlautende Darstellung des Geschehensablaufs zu Protokoll. Zusammenfassend hieß es darin: »Er fuhr am 18.2. mit seiner Frau in seinem Borgward-Wagen in die Umgebung, um ein Dienstmädchen zu suchen. Wo er eingekehrt war, gab er exakt an. Auf der Rückfahrt, in der Nähe des Birotshofes, bemerkte er, dass sich die Radkappe am Fahrzeug gelöst hatte. Er hielt an, stieg aus und suchte sie, er fand sie auch. Er verrichtete noch an dieser Stelle seine Notdurft.

Plötzlich – so berichtete Dr. M. – hörte er einen Schrei. Er sah zurück und bemerkte am Wagen eine Stichflamme. Er sprang zum Fahrzeug. Seine Frau stand schon in hellen Flammen. Sie saß auf der rechten Seite. Er hat sie nach Öffnen der linken Tür nur noch bis zum Steuerrad herüberziehen können. Eine Flasche mit Katalytbenzin stand auf dem Rücksitz. Diese Flasche konnte er noch herausholen, dann war er nach seiner Darstellung kurze Zeit ohnmächtig. Als er zu sich kam, lag er neben dem Fahrzeug. Eine Rettung seiner Frau war nicht möglich.«

Über die Ursache des Feuers hatte Dr. Müller noch am Brandort zu Martin gesagt: »Ich kombiniere mir die Sache so: Meine Frau hat ihren Ring vermisst. Ich nehme an, dass sie den Ring im Fahrzeug suchen wollte und dabei ein Streichholz anzündete. Ich habe im Fahrzeug zur Erwärmung der Sitze Katalyt, das sehr feuergefährlich ist. Durch das Anzünden des Streichholzes muss dieses Heizmittel während meiner Abwesenheit Feuer gefangen haben.«

Am 19. Februar um 8.30 Uhr begann im Beisein des Gerichtsarztes Franz Petersohn aus Kaiserslautern die Tatbestandsaufnahme. In dem gänzlich zerstörten Pkw lag auf der Fahrerseite des Vordersitzes, mehr zur Wagenmitte, aufrecht der verkohlte Torso einer menschlichen Leiche. Arme und Beine waren nahezu vollständig verkohlt und teilweise abgefallen, ebenso die Reste des ausgeglühten Schädels. Ob innere Organe den Brand überstanden hatten, ließ sich nicht erkennen.

Bei der richterlichen Vernehmung am 20. Februar wurden zwischen den Aussagen Dr. Müllers und den bisherigen Ergebnissen der polizeilichen Ermittlungen einige Widersprüche offenkundig, die zum Erlass eines Haftbefehls führten. So bestritt Dr. Müller das inzwischen bekannt gewordene Verhältnis mit seiner früheren, erheblich jüngeren Sprechstundenhilfe Tilly Höbel. Hinreichend verdächtig erschien auch sein Verhalten in der Zeit vor dem 18. Februar, in der Brandnacht selbst und an den beiden Tagen danach. Beispielsweise hatte Dr. Müller den Zeugen Martin aufgefordert, den noch brennenden Pkw ein Stück vorzuschieben. Wie die Spuren bei der Tatbestandsaufnahme am Morgen nach dem Brand zeigten, war es beiden nur gelungen, das Fahrzeug fünfundvierzig Zentimeter in Fahrtrichtung zu bewegen. Daraus ließ sich eine bemerkenswerte Schlussfolgerung ableiten: Der Pkw muss ursprünglich so vor einem bis in drei Meter Höhe angekohlten Baum gestanden haben, dass die Klinke der rechten Wagentür sich in einem Abstand von nur fünfzehn Zentimetern vor dem Baumstamm befand. Ein Aussteigen durch die Tür auf der Beifahrerseite wäre demnach unmöglich gewesen. Dr. Müller erklärte dazu, er habe das Fahrzeug lediglich deshalb vorschieben wollen, um es nach links umzukippen und dadurch von rechts an seine Frau heranzukommen.

Aus den weiteren polizeilichen Ermittlungen nach der Inhaftierung und den eingehenden Gutachten der kraftfahrzeugtechnischen, naturwissenschaftlichen und medizinischen Sachverständigen er gab sich reichlich belastendes Material. Auch Dr. Müllers Abweichen von seiner bisherigen Schilderung des Geschehens un mittelbar vor dem Brand in einem Schreiben vom 28. Mai 1954 an den zuständigen Staatsanwalt rief zumindest Verwunderung hervor. Er erklärte nunmehr, er habe nicht wegen einer abgesprungenen Radkappe angehalten, sondern weil ein Igel vor seinem Fahrzeug über die Straße gelaufen sei, den er für seine Kinder habe fangen wollen. Es verging nun noch fast ein Jahr, bis am 20. Mai 1955 Anklage gegen Dr. Müller wegen Mordes an seiner Ehefrau erhoben wurde. Wie stark ihn die Ermittlungsergebnisse belasteten, geht unter anderem aus der Tatsache hervor, dass der Haftbefehl seinerzeit wegen des Verdachts auf Totschlag erlassen worden war.

Der erste Prozess vor dem Schwurgericht in Kaiserslautern begann am 28. November 1955. Als zweiter gerichtsmedizinischer Sachverständiger trat nach Franz Petersohn der Direktor des Instituts für Gerichtliche Medizin der Universität Mainz, Kurt Wagner, auf. Zunächst erklärte Wagner, dass die inneren Organe trotz weitgehender Vernichtung der Leiche in einem solchen Zustand erhalten geblieben sind, der sichere Feststellungen erlaubt. Seinen Untersuchungen zufolge waren ein plötzlicher natürlicher Tod (Herztod) und eine Vergiftung auszuschließen. Weiterhin konnte Wagner weder Rußteilchen in den Lungen finden noch Kohlenmonoxid im Blut nachweisen. Frau Müller muss also schon tot gewesen sein, als der Brand im Fahrzeug ausbrach. In den Blutgefäßen der Leichenorgane, vor allem in den Lungen und in den Nieren, stellte Wagner bei der mikroskopischen Untersuchung eine Fettembolie fest. Daraus schlussfolgerte er, dass Frau Müller noch zu Lebzeiten einer »Erschütterung« ausgesetzt war. Als Ursache käme eine »erhebliche Misshandlung« in Betracht. Wagner nahm bei seinen Darlegungen auch auf die Erfahrung aus dem bereits geschilderten Fall Tetzner Bezug. Der Staatsanwalt fasste zusammen: »vor Brandausbruch eingetretener Tod durch Fettembolie infolge gewaltsamer Einwirkung«.

Mit der gutachtlichen Feststellung eines Fettembolietodes von Frau Müller war eine neue Situation in der Beweisaufnahme entstanden. Nach diesem für Dr. Müller ungünstigen Gutachten ereignete sich ein Zwischenfall, durch den der Prozess vorläufig unterbrochen wurde. Der Angeklagte unternahm am 1. Februar 1956 einen Selbsttötungsversuch (und im Juli noch einen zweiten), indem er sich mit einer Rasierklinge zwei Schnitte oberhalb des linken Handgelenks beibrachte. Auf Gerichtsbeschluss vom 4. Februar wurde Dr. Müller in die Psychiatrische Universitätsklinik Heidelberg eingewiesen. Zugleich erging die Anordnung, über die Problematik der Fettembolie noch weitere Gutachten einzuholen. Als neue Sachverständige benannte das Gericht den Direktor des Pathologischen Instituts der Universität Heidelberg, Edmund Randerath, und den Direktor des dortigen Instituts für Gerichtliche Medizin, Berthold Mueller. Nach dem Ende des ersten Prozesses am 18. Februar 1956 kam es in der Öffentlichkeit zu einer lebhaften Diskussion über die Bedeutung des Fettnachweises in den Organen verbrannter Leichen als Zeichen einer Fettembolie. Viele Briefe von Ärzten und Protokolle des todes Laien, die meinten, sich zu dieser Frage äußern zu müssen, erreichten das Gericht.

Mit derartigen Begleiterscheinungen begann am 18. Juni 1956 die zweite Schwurgerichtsverhandlung. Die gerichtsmedizinischen Sachverständigen stimmten darin überein, dass Frau Müller weder an einem plötzlichen Herztod noch an einer Vergiftung gestorben war. Während Wagner anfänglich wieder zu seinen früheren Feststellungen aus dem ersten Prozess kam, musste nach den Gutachten von Randerath und Mueller angenommen werden, dass Frau Müller »zur Zeit des Beginns des Brandes noch für kurze Zeit mit hoher Wahrscheinlichkeit gelebt habe«. Beide Gutachter hatten im Gegensatz zu Wagner ziemlich ausgedehnte Einlagerungen von Rußteilchen bis in die Lungenbläschen hinein gefunden. Daraufhin räumte Wagner ein, er könne nun nicht mehr mit Bestimmtheit sagen, dass Frau Müller bei Brandausbruch schon tot gewesen wäre. Aufgrund eigener Nachuntersuchungen bestätigte Wagner schließlich den von Randerath und Mueller erhobenen mikroskopischen Befund.

Hinsichtlich der Analyse des Blutes auf seinen Gehalt an Kohlenmonoxid ergänzte Mueller: Das negative Ergebnis widerspricht nicht der zweifelsfrei festgestellten Rußeinatmung als Zeichen des Verbrennens zu Lebzeiten, weil nach Tierexperimenten mit Einatmung heißer Luft bei einem schnellen Tod in den Flammen, wie im vorliegenden Fall anzunehmen, kein Kohlenmonoxid im Blut nachgewiesen werden kann.

Übereinstimmung bestand zwischen den Sachverständigen darin, dass sich in den untersuchten Leichenorganen reichlich Fett befand. Nach Ansicht von Randerath und Mueller ließ das

Ausmaß der Fettembolie aber nicht unbedingt auf eine voran-gegangene Gewalteinwirkung schließen. In dieser Frage beharr-te Wagner auf seinem Standpunkt. Nach seiner Ansicht musste vor dem Tod auf den Körper von Frau Müller eine Gewalt ein-gewirkt haben. Die drei Gutachter einigten sich jedoch schließ-lich dahingehend, »dass die erhobenen Befunde nicht geeignet sind zu beweisen, dass auf Frau Müller kurz vor dem Tode eine schwere stumpfe Gewalt eingewirkt hat«. Diesen Ausführungen schloss sich das Gericht später an.

Während die Vertreter der Staatsanwaltschaft für den Ange-klagten eine lebenslange Zuchthausstrafe wegen Mordes an sei-ner Ehefrau beantragten, plädierte die Verteidigung für Frei-spruch mangels Beweises. Das Schwurgericht verurteilte Dr. Richard Müller am 13. Juli 1956 zu sechs Jahren Gefängnis we-gen gefährlicher Körperverletzung und fahrlässiger Tötung. In der Urteilsbegründung hieß es, dass der Angeklagte nach Über-zeugung des Gerichts seine bewusstlose Frau in der Annahme, sie sei tot, lebend verbrannt hat, ohne sich von ihrem Tod über-zeugt zu haben. Der Bundesgerichtshof verwarf am 9. Febru-ar 1957 die Revisionsanträge von Staatsanwaltschaft und Ver-teidigung. Damit wurde das Schwurgerichtsurteil rechtskräftig.

In den Jahren nach dem Prozess gegen Dr. Richard Müller beschäftigten sich vielerorts Gerichtsmediziner wissenschaft-lich mit der Aussagekraft der Befunde an Brandleichen. Durch diese Arbeiten konnte die Sicherheit bei der Begutachtung Ver-brannter wesentlich erhöht werden.

Der Fall Anna Voigt

Ein Delikt besonderer Art stellt die Kindestötung dar. Noch bis in die Neuzeit hinein war die Tötung des Neugeborenen durch die Mutter mit grausamen Strafen bedroht. Im Artikel 131 der

Constitutio Criminalis Carolina von 1532 hieß es: »Item welches weib jr kind, das leben und glidmaß empfangen hat, heymlicher boßhafftiger williger weiß ertödtet, die werden gewohnlich lebendig begraben und gepfehlt.« Unter dem Einfluss des Humanismus begann sich in den deutschsprachigen Ländern die Rechtsauffassung allmählich zu wandeln. Das Strafgesetzbuch von Österreich aus dem Jahr 1803 war das Erste, nach dem die Kindestötung nicht mehr mit dem Tod bestraft wurde. Während des 19. Jahrhunderts setzte sich auch in Deutschland eine mildere Bestrafung durch. Den Ausschlag dafür gab die Einsicht, dass es besondere Umstände sein müssen, die eine Mutter veranlassen können, ihr neugeborenes Kind zu töten. Vielfach waren es unverheiratete junge Frauen, die aus Furcht vor der bevorstehenden Schande oder aufgrund einer sozialen Notlage keinen anderen Ausweg sahen, als so zu handeln.

Im Zusammenhang mit einer fraglichen Kindestötung muss der Gerichtsarzt unter anderem feststellen, ob das Neugeborene lebend zur Welt gekommen ist. Seit dem 17. Jahrhundert wird bei der Leichenöffnung zum Nachweis vorangegangenen Lebens die Lungenschwimmprobe durchgeführt.

Bereits der griechisch-römische Arzt Galen hatte beobachtet, dass sich die Lungen ungeborener Tiere von denen geborener in ihrer Beschaffenheit unterscheiden. Aber erst die im 17. Jahrhundert verstärkt einsetzende physiologische Forschung, insbesondere die Studien über die Beziehungen zwischen Lungen, Luft und Atmung sowie über den Blutkreislauf, gab neue Impulse zur Beschäftigung mit dieser Beobachtung. Der Entdecker des Blutkreislaufs, der Londoner Arzt William Harvey, selbst war es, der 1651 darauf hinwies, dass die Veränderungen der Lungen mit dem Einsetzen der Atmung zur Beurteilung herangezogen werden können, »ob ein neugebornes Kind lebendig oder todt geboren sey«. Der Däne Thomas Bartholin beschrieb 1663 das Untersinken unbeatmeter und die Schwimmfähigkeit beatmeter Lungen in Wasser. Unabhängig von ihm beobachtete 1677 der niederländische Arzt und Zoologe Jan Swammerdam diese Erscheinung und erkannte darüber hinaus als Ursache für das Schwimmen die Verminderung des spezifischen Gewichts durch das Eindringen der Luft in die kindlichen Lungen. Ebenfalls 1677 empfahl der Stadtphysikus von Preßburg, Karl Rayger, aufgrund eigener Erfahrungen, die Lungenschwimmprobe vor Gericht zu verwenden.

Die Einführung der empfohlenen Methode in die forensischmedizinische Praxis ist mit dem Fall Anna Voigt verbunden. Das Neugeborene, für dessen Mutter man die fünfzehnjährige Anna hielt, wurde am 8. Oktober 1681 tot aufgefunden und am 11. Oktober gerichtsärztlich untersucht. Die Obduktion der Kindesleiche hat der Stadtarzt von Zeitz, Johann Schreyer, vorgenommen. Er unterließ es jedoch, das Ergebnis der Lungenschwimmprobe im Obduktionsprotokoll zu vermerken. Im Zusammenhang mit dem späteren Gerichtsverfahren holte er das Versäumte nach. Deshalb datiert dieses medizinhistorisch bedeutsame Schriftstück über die Anwendung der neuen Probe erst vom 4. Februar 1683. Unter dem Titel »Erörterung und Erläuterung der Frage: Ob es ein gewiss Zeichen, wenn eines todten Kindes Lunge im Wasser untersincket, dass solches im Mutter-Leibe gestorben sey?« erschien seine Abhandlung 1690 im Druck.

Über den Prozessverlauf geben Schreyers Berichte wie auch die Schriften des Verteidigers, des bedeutenden Rechtswissenschaftlers Christian Thomasius, Auskunft. Schreyer hatte bei der Obduktion festgestellt, dass »die aus dem Leibe des Kindes genommene und auf das Wasser geworffene Lunge untertauchete«. Seine Schlussfolgerung, dieses Kind sei tot geboren worden, musste er für das Gericht ausführlich begründen. Überdies forderte Thomasius von den Medizinischen Fakultäten der Universitäten Leipzig, Wittenberg und Frankfurt/Oder weitere Gutachten an, die Schreyers Aussagen im Wesentlichen bestätigten. Anna Voigt wurde daraufhin 1687 nicht wegen Kindestötung verurteilt, sondern wegen Verheimlichung einer Schwangerschaft für zwei Jahre des Landes verwiesen.

Zu den schon frühzeitig vorgebrachten Einwänden gegen die Lungenschwimmprobe gehört der Hinweis auf eine mögliche Fäulnisgasbildung, durch die ein falsches Ergebnis zustande kommen kann. Von dem berühmten Chirurgen Lorenz Heister in Helmstedt wird berichtet, dass er die Schwimmprobe vor einer Ärztegesellschaft demonstrieren wollte. Er hatte zu diesem Zweck eine unbeatmete Lunge aufbewahrt, die in der Zwischenzeit gefault war und infolgedessen bei der Vorführung nicht untersank.

Um Fehlurteilen zu begegnen, wurden einige Veränderungen der Lungenschwimmprobe und zusätzliche Untersuchungen vorgeschlagen. Nur wenige haben sich bewährt. Dazu zählt die Empfehlung des Italieners Giuseppe Faraone aus dem Jahr 1953, statt Leitungswasser eine Kochsalzlösung zu verwenden, deren Dichte dem niedrigsten spezifischen Gewicht der nicht beatmeten Lungen eines Ungeborenen entspricht.

Eine wichtige Ergänzung stellt die Magen-Darm-Schwimmprobe dar, auf die 1865/66 der Züricher Geburtshelfer Bernhard Breslau hingewiesen hat. Schon mit den ersten Atemzügen des Kindes gelangt Luft auch in den Magen und danach in den Darm. Folglich schwimmt der isolierte Magen-Darm-Kanal Lebendgeborener. Bei eingetretener Fäulnis ist das Ergebnis jedoch nicht verwertbar.

Seit der erstmaligen Anwendung der Lungenschwimmprobe in einem Fall fraglicher Kindestötung sind mehr als dreihundert Jahre vergangen. Während dieser Zeit haben Generationen von Gerichtsärzten einen reichhaltigen Erfahrungsschatz zusammengetragen.

So ist die Lungenschwimmprobe bis heute eine unverzichtbare Methode bei der Obduktion Neugeborener geblieben.

Auf die Dosis kommt es an

Vergiftungen und toxikologisch-chemische Analytik

Was ist Gift?

Diese scheinbar einfache Frage soll am Anfang des Rückblicks auf einige wichtige Etappen der Forensischen Toxikologie stehen. Denn bei näherer Betrachtung zeigt sich, dass die Beantwortung schwieriger als vermutet ist.

Die Versuche, den Giftbegriff zu definieren, reichen bis ins Altertum zurück. Erstmalig wurde im 3. Jahrhundert v. u. Z. in dem aus der Schule des griechischen Philosophen Aristoteles hervorgegangenen Werk »Problemata physica« grundsätzlich zwischen einem Heilmittel und einem Gift unterschieden. Der Autor verstand unter Giften solche Stoffe, »die im Gegensatz zu den therapeutisch anwendbaren Mitteln schon in geringer Menge töten«. Die Aristotelische Vorstellung hat später der griechisch-römische Arzt Galen aufgegriffen und deutlicher zum Ausdruck gebracht. Nach Galenischem Verständnis waren alle die Substanzen Gifte, »die der Physis des menschlichen Körpers in einem solchen Maße entgegengesetzt sind, dass sie sie mit Notwendigkeit verderben«.

Als die größte Autorität der arabischen Alchimie gilt der legendäre Ğābir ibn Hayyān an, dem auch ein »Buch der Gifte« zugeschrieben wird. Den hohen Stand der Toxikologie bei den alten Arabern zeigt die darin enthaltene Erklärung, nach der »Gifte ihre Wirkung durch ihre Quantität, nicht ausschließlich durch ihre Natur entfalten«.

Die bekannteste Giftdefinition gab der berühmte Arzt und Naturforscher Paracelsus zu Beginn der Neuzeit. In einer Verteidigungsschrift wider seine wissenschaftlichen Gegner findet sich die Formulierung: »Wenn ir iedes gift wolt recht auslegen, was ist das nit gift ist? alle ding sind gift und nichts on gift; alein die dosis macht das ein ding kein gift ist.« Paracelsus' Lehrmeinung kann allerdings noch nicht als typisch für das 16. Jahrhundert gelten. Vielmehr wurde zu dieser Zeit der Giftbegriff auch im gerichtsmedizinischen Schrifttum nur unscharf oder gar nicht vom Begriff der Zauberei getrennt. Erst im späten 17. Jahrhundert fand die Paracelsische Giftauffassung Eingang in die Gerichtsmedizin. Zugleich begann auf der Grundlage einer chemisch-naturwissenschaftlichen Denkweise die konsequente Entzauberung des Giftbegriffs. Einen entscheidenden Beitrag dazu leistete der Schaffhauser Stadtarzt Johann Jacob Wepfer. In einer Schrift von 1679 sprach er dem Gift alles Rätselhafte ab und rief die Chemiker auf, die Eigenschaften und Wirkungen der giftigen Substanzen aufzuklären. Von nun an wurde allmählich die Chemie zum bestimmenden Element der Toxikologie.

Bahnbrechend wirkte dabei das fundamentale dreibändige Werk des Tübinger Gelehrten Johann Friedrich Gmelin, dessen erster Teil »Allgemeine Geschichte der Gifte« im Jahr 1776 erschien. »Die Gifte sind Körper, sie sind natürliche Körper, oder doch aus diesen durch chemische Kunstgriffe hervorgebracht« lautete eine wichtige Feststellung Gmelins, mit der er die materielle Beschaffenheit der Gifte herausstellte. Von der Verschiedenheit der chemischen Natur kam er zur Spezifität der Giftwirkung im Organismus. »Ich gestehe«, schrieb Gmelin, »dass es ausser der letztern Wirkung, dem Tode, wenige Wirkungen giebt, worinnen alle Gifte insgesamt mit einander übereinkommen«. Mit der Neufassung des Giftbegriffs auf chemisch-naturwissenschaftlicher Grundlage war die Zauberei restlos aus der Toxikologie beseitigt. Dazu vermerkte Gmelin: »Die Gif-

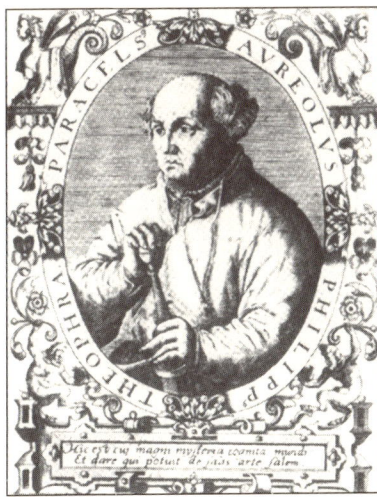

Theophrastus Bombastus von Hohenheim (1493/94– 1541), genannt Paracelsus, formulierte die bekannteste Giftdefinition: »... alein die dosis macht das ein ding kein gift ist«.

te äussern aber diese Wirkung blos aus körperlichen Kräften; wir haben also nicht nöthig, um die Wirkungen der Gifte zu erklären, unsere Zuflucht zu übernatürlichen Kräften, zu Zaubereyen und Hexereyen zu nehmen.« Erst aus einem solchen Giftverständnis konnte die Einsicht resultieren, dass Gifte mit chemisch-analytischen Methoden nachweisbar sind. Darin besteht eine wesentliche Bedeutung der Lehre Gmelins für die Forensische Toxikologie.

Schon Paracelsus hatte erkannt, dass nahezu jeder Stoff, in entsprechender Menge aufgenommen, ein Gift sein kann. Außer von der Dosis hängt die Giftwirkung noch von weiteren Einflussfaktoren ab. Unter anderem zählen dazu der Weg, auf dem eine Substanz in den Körper gelangt, die unterschiedliche Empfindlichkeit der Organismen, Einwirkungs- und Verweilzeiten sowie physikalische oder chemische Eigenschaften und biologische Besonderheiten. Der Begriff Gift bezeichnet demnach etwas außerordentlich Komplexes, das sich nicht allumfassend durch eine knappe Definition ausdrücken lässt. Abschließend sei zu diesem Problem der Berliner Toxikologe Louis Lewin zitiert: »… unter bestimmten Beschaffenheitszuständen eines Stoffes und des von ihm betroffenen Menschen kann ein Gift zu einem Nichtgift und ein der landläufigen Auffassung nach als Nichtgift geltender Stoff zu einem Gift werden«.

Von alters her sind die Vergiftungsdelikte mit schwerer Strafe bedroht. Über die Hinrichtung von Giftmördern im alten Persien hat der griechische Schriftsteller Plutarch berichtet: »Man legte ihren Kopf auf einen breiten Stein und schlug oder drückte mit einem anderen so lange darauf, bis völlige Zermalmung eingetreten war.« Diese grausame Bestrafung bringt zum Ausdruck, dass der Giftmord als geheimnisvoll und besonders verwerflich galt. Im antiken Griechenland wurde sowohl die Giftbeibringung als auch die indirekte Beteiligung an der Vergiftung eines anderen, beispielsweise die Giftzubereitung, mit dem Tod bestraft. Eine ähnliche Bestimmung findet sich in dem ältesten überlieferten Gesetzestext des Römischen Reiches. Nach der siebenten Tafel der Zwölftafelgesetze galt derjenige, der »ein böses Gift gemacht oder gegeben hat«, als Mörder. Die vom römischen Diktator Lucius Cornelius Sulla erlassenen leges Corneliae behandelten im fünften Kapitel die Vergiftungen. Je nach Standeszugehörigkeit wurde der Verurteilte durch das Schwert getötet, wilden Tieren zum Fraß vorgeworfen, gekreuzigt oder deportiert. Die Bestrafung nach dem Codex Iustianus folgte dem bezeichnenden Grundsatz: »Es ist schlimmer, einen Menschen durch Gift zu vernichten, als durch das Schwert.« Als Strafe drohte dem Giftmörder ebenfalls der Tod.

In den Stammesrechten der Germanen war das Verbrechen der Vergiftung in unterschiedlicher Weise berücksichtigt. Zum Beispiel musste nach den salischen, ripuarischen und bayrischen Gesetzen der Verurteilte nur eine seinem Stand angemessene Geldbuße zahlen, während nach Westgotenrecht ein Giftmör-

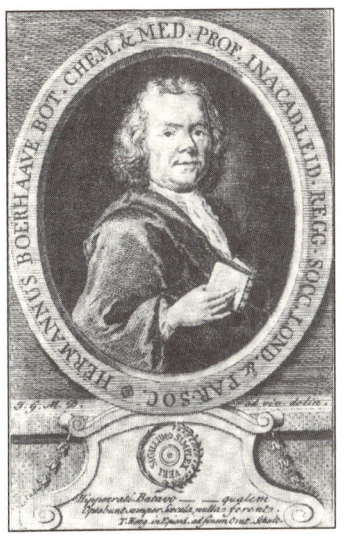

Hermann Boerhaave (1668–1738), Gelehrter an der Universität Leiden, hat die Entwicklung der klinischen Medizin und der Chemie nachhaltig beeinflusst. Ihm wird das erste toxikologisch-chemische Nachweisverfahren zugeschrieben.

der den Tod zu erwarten hatte. Auch die spätmittelalterlichen Gesetzeswerke wie der Sachsenspiegel bestimmten die Todesstrafe: »Welch Christen-Mann oder Weib ungläubig ist oder mit Zaubereien umgeht oder mit Giftmischerei und des überwiesen wird, den soll man auf einem Scheiterhaufen verbrennen.« Beachtenswert ist die Gleichstellung der Vergiftungsdelikte mit den schwersten Verbrechen des Mittelalters, der Ketzerei und der Zauberei. Genauso verfügte der später entstandene Schwabenspiegel. Obwohl in der Bambergischen Halsgerichtsordnung von 1507 hinsichtlich der Urteilsvollstreckung zwischen Mann und Frau unterschieden wurde, drohte doch beiden für das Verbrechen der Vergiftung der Tod: »Item wer yemant durch gifft an leyb oder leben beschedigt, ist es ein manßbilde, der sol einem furgesetzten mörder gleych mit dem rade zum tode gestrafft werden. Tet aber sölliche mißthat ein weibßbilde, die sol man ertrencken.« Diese Strafandrohung wiederholte sich in der Constitutio Criminalis Carolina von 1532. Daneben wurde im

16. Jahrhundert die qual volle Tötung von Giftmördern in siedendem Wasser praktiziert.

Die Todesstrafe war auch im Preußischen Allgemeinen Landrecht von 1794 vorgesehen, das bis 1900 seine Gültigkeit behielt.

Noch einmal wollen wir bis ins Altertum zurückblicken. Zu früheren Zeiten drohten den Giftmördern besonders schwere Strafen. Aber worauf gründete sich das vielfach ausgesprochene Todesurteil, dessen Vollstreckung zudem oft auf grausame Weise erfolgte? Mit andern Worten: Wie wurde versucht, eine Vergiftung festzustellen, lange bevor es eine Forensische Toxikologie im heutigen Sinne gab?

Anfänglich bildeten unzureichende Beobachtungen und Aberglaube die Grundlagen für das vermeintliche Erkennen des Todes durch Gift. Schon in früher römischer Zeit suchten Ärzte nach spezifischen Zeichen einer Vergiftung an der Leiche. Wie aus einer Rede des römischen Politikers und Schriftstellers Marcus Tullius Cicero hervorgeht, war nicht nur unter Medizinern die Überzeugung verbreitet, dass diese Methode zu einem sicheren Ergebnis führt. Am Leichnam einer vergifteten Frau, so betonte Cicero, sei »alles das, was Zeichen und Wirkung von Gift zu sein pflegt«, festgestellt worden. Damit waren aber nicht etwa Obduktionsbefunde gemeint, sondern die Vergiftungszeichen betrafen das Äußere der Leiche. Was man sich darunter vorzustellen hat, wurde durch die Galenischen Schriften überliefert. Seiner Ansicht nach müsse der Körper eines durch Gift Gestorbenen entweder blauschwarz oder schwarz oder gefleckt aussehen und auseinanderfließen oder übel riechen. Ohne Zweifel haben die frühen Ärzte natürliche Leichenerscheinungen als Zeichen für eine Vergiftung angesehen.

Über den Tod des römischen Feldherrn Germanicus im Jahr 19 berichtete der römische Schriftsteller Sueton, dass »außer den am ganzen Leibe befindlichen blauen Flecken und dem aus dem

Munde des Leichnams fließenden Schaum, man auch unter seiner Asche das Herz unversehrt gefunden habe, das bei einem Vergifteten ... nie vom Feuer angegriffen wird«. Der Aberglaube vom unverbrennbaren Herzen Vergifteter geht auf den römischen Staatsbeamten, Historiker und Schriftsteller Plinius den Älteren zurück. Desgleichen die Auffassung, die Leichen durch Gift Gestor bener würden von Tieren unberührt bleiben. Weiterhin galten über Jahrhunderte irrtümlich als Vergiftungszeichen Schwellungen und Luftansammlungen in der Haut, das Nichtbefallenwerden von Würmern sowie die rasche Zersetzung des Leichnams, aber genauso das Gegenteil, nämlich die gute Erhaltung oder die Mumifikation.

Das war im Wesentlichen der toxikologische Wissensstand an jenem denkwürdigen 15. Februar des Jahres 1302, als in Bologna die erste gerichtliche Leichenöffnung vorgenommen wurde, von der wir Kenntnis haben. Azzolino, ein angesehener Bologneser Bürger, war unerwartet verstorben. Die Umstände seines Todes erregten den Verdacht auf eine Vergiftung. Der Richter beauftragte ein aus zwei Ärzten und drei Chirurgen bestehendes Gremium unter Leitung des Magisters Bartolommeo da Varignana damit, die wahre Todesursache des Verstorbenen »auf jede nur mögliche Art festzustellen« und über alles einen geheimen Bericht zu verfassen. Bevor die Mediziner ans Werk gehen durften, mussten sie schwören, alle Feststellungen »nach ihrer besten Kenntnis und Wissenschaft zu berichten«. Nachdem jeder den Leichnam untersucht hatte, sagten sie unter Erneuerung ihres Eides übereinstimmend aus, dass »der genannte Azzolino nicht an einem Gift gestorben sei, sondern eher und sicherer an einer übermäßigen Ansammlung von Blut im Gebiet des großen Gefäßes, welches man Hohlvene nennt, und der in ihrer Nähe gelegenen Lebervenen. Als Folge entstand nach dem Tode eine schnelle Schwarzfärbung am ganzen Körper.« Der ausdrückliche Hinweis der Obduzenten, die schwarze Verfärbung des Leichnams sei auf krankhafte Veränderungen zurückzuführen, war unumgänglich, denn nach geltender Galenischer Lehrmeinung gehörte eine Blauschwarz- oder Schwarzfärbung des Körpers zu den Zeichen einer Vergiftung. Woran Azzolino tatsächlich starb, bleibt allerdings unklar.

Bereits die gerichtsmedizinischen Schriften der frühen Neuzeit enthielten Überlegungen darüber, dass bei der Diagnostik einer Vergiftung auch die vor dem Tod aufgetretenen Krankheitserscheinungen berücksichtigt werden müssten. Außerdem empfahl der Italiener Paolo Zacchia, so wie vor ihm schon sein Landsmann Girolamo Cardano, den Tierversuch. Erbrochenes des fraglich Vergifteten sollte an Hühner oder Hunde verfüttert werden, um festzustellen, ob die Tiere überleben. Als das sicherste Merkmal einer Vergiftung bezeichnete der Leipziger Mediziner Gottfried Welsch 1662 die im Magen-Darm-Kanal aufgefundenen Giftreste.

Zu Sektionsbefund, Krankheitsbild und Tierexperiment kam im ersten Drittel des 18. Jahrhunderts der Versuch einer chemischen Giftanalyse hinzu. Als Schöpfer des allerersten Verfahrens gilt der bedeutende niederländische Gelehrte Hermann Boerhaave. Das verdächtige Material wurde auf glühende Kohlen gelegt, und die Bestimmung, um welches Gift es sich handeln könnte, basierte vor allem auf dem sich ausbreitenden Geruch. Der Hallenser Arzt Friedrich Hoffmann schrieb 1716: »Am überzeugendsten ist es, wenn man das Gift im Magen findet und es durch die chemischen Untersuchungen jenes außer Zweifel setzt.« Wiederum war Johann Friedrich Gmelin derjenige, der dieser Forderung Geltung verschaffte. In seinem bereits erwähnten Werk »Allgemeine Geschichte der Gifte« stellte er eine Rangfolge für das Vorgehen zum Nachweis einer Vergiftung auf: chemische Analyse – Tierexperiment – Krankheitserscheinungen – Sektionsbefunde. Damit gab er unter den entscheidenden der insgesamt achtzehn aufgeführten Kriterien dem

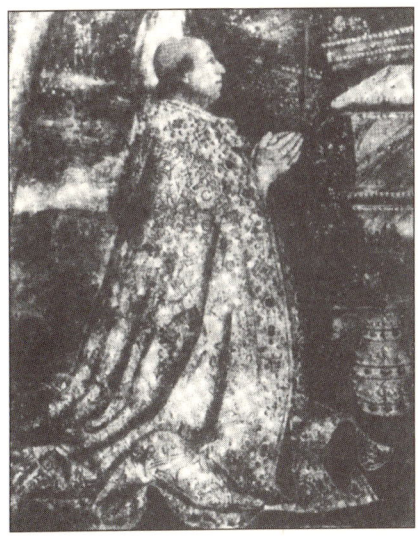

Papst Alexander VI. (1431–1503) aus dem Hause Borgia ließ Machtrivalen durch Gift beseitigen. Im August 1503 ereilte ihn selbst dieses Schicksal.

chemisch-analytischen Giftnachweis klar die Priorität. Noch im 18. Jahrhundert wurden die ersten spezifischen Analysemethoden für einzelne Substanzen entwickelt. Ihre Ausarbeitung war an ein Gift geknüpft, dem in den Anfangsjahren der Forensischen Toxikologie gewissermaßen eine Schrittmacherfunktion zukam: das Arsenik.

Das klassische Mordgift Arsen

Zunächst muss die Überschrift richtiggestellt werden, denn elementares Arsen ist nicht giftig. Jedoch oxidiert es leicht zu Arsentrioxid, dem Arsenik, und kommt demzufolge häufig mit dieser hochgiftigen Substanz verunreinigt vor. Gediegenes Arsen findet sich in der Natur nur selten. Das Mineral heißt Scherbenkobalt.

Schon im 8. Jahrhundert soll es dem legendären Alchimisten Ğābir ibn Hayyān an gelungen sein, durch Erhitzen von Auripigment (Arsentrisulfid) das weiße Arsenik herzustellen. Arabische Ärzte vervollkommneten bis zum ausgehenden Mittelalter das toxikologische Wissen über das weit verbreitete Gift. Seine Verwendung zu Mordzwecken nahm spätestens seit dem 14. Jahrhundert beträchtlich zu. Das geruch- und geschmacklose Arsenikpulver konnte dem Opfer unschwer mit Speisen oder Getränken verabreicht werden und garantierte bereits in geringer Menge einen sicheren Erfolg. Zudem waren die Vergiftungserscheinungen vielgestaltig und verschiedenen Krankheiten zum Verwechseln ähnlich. Noch ein weiterer Vorteil ließ die Giftmörder bevorzugt zum Arsenik greifen. Aufgrund seines Gebrauchs als Arzneimittel hielten es die Apotheken vorrätig. Darüber hinaus kam es gegen Mäuse und Ratten zum Einsatz, sodass die Beschaffung kaum Schwierigkeiten bereitete. Um den unkontrollierten Giftverkauf einzuschränken, beschlossen die Räte mehrerer europäischer Städte erstmalig im 15. Jahrhundert entsprechende Handelsvorschriften. Trotzdem verhalf das Arsenik weiterhin so manchem, für den ohne die lange Liste seiner Opfer kein Platz in der Geschichte gewesen wäre, zu zweifelhaftem Ruhm. Aber auch an Königs- und Fürstenhöfen, vom mittelalterlichen Byzanz bis Italien während der Renaissance, setzte das Gift dem Leben unbequemer Zeitgenossen ein Ende. Nicht ohne Grund gehörte damals das Vorkosten der Speisen an der Tafel zu den Tischsitten.

Mit Alexander VI. aus dem Geschlecht der Borgia bestieg 1492 der berüchtigtste der Renaissancepäpste den Heiligen Stuhl in Rom. Tatkräftig unterstützt von seinem Sohn Cesare, versuchte er, die Macht und den Reichtum der Familie zu mehren. Ob Intrige, Korruption oder Mord, sie schreckten vor nichts zurück.

Die Borgia, ein aus Spanien stammendes Adelsgeschlecht, gelangten durch ihre Gewissenlosigkeit im 15./16. Jahrhundert zu großer Macht. Unter dem Namen Calixtus III. ging 1455 Alfonso Borgia im Alter von siebenundsiebzig Jahren aus dem Kon-

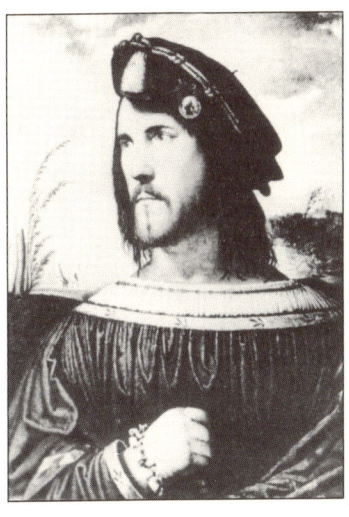

*Cesare Borgia (1475–1507),
ein Sohn Alexanders VI., war
in seiner Skrupellosigkeit dem
Papst ebenbürtig.*

klave hervor. Durch Bestechung verhalf er seinem Neffen, dem jungen Rodrigo Borgia, zum Kardinalshut. Kaum saß der neu ernannte Kardinal im Heiligen Kollegium, als er den schwächlichen und kranken Onkel wie auch die übrigen Mitglieder zu beherrschen begann. Im Jahr 1458 starb Calixtus III. Aber Kardinal Rodrigo musste sich gedulden. Erst 1492 gelang es ihm, zum Papst gewählt zu werden. Als Alexander VI. ernannte er bereits 1493 seinen noch jugendlichen Sohn Cesare zum Kardinal. Um der Älteste zu werden, ließ dieser 1497 seinen Bruder, den Kardinal Juan Borgia, vergiften und eignete sich dessen Besitz an.

Weitaus häufiger als Angehörige des eigenen Geschlechts starben die Mitglieder verhasster Familien.

Als am Morgen des 3. Januar 1503 der betagte Kardinal Giovanni Battista Orsini in den Vatikan kam, gab der Papst den Befehl, dessen Palast zu plündern. Die Beute teilten sich Vater und Sohn. Der Kardinal wurde eingekerkert und trotz eines angebotenen Lösegeldes nicht frei gelassen. Er starb am 22. Februar in der Haft durch Gift, das ihm Alexander VI. geben ließ.

Den Tod durch die Cantarella, das Gift der Borgia, fand wenige Monate später auch der Schatzmeister des Papstes, der sich selbst seit Längerem gehörig bereichert hatte. Sein Grabstein erhielt die bezeichnende Inschrift: »Hier ruht Giovanni Battista Ferrara. Die Erde hat seinen Leib, Borgia sein Geld und der Styx seine Seele.«

Mehr als elf Jahre währte die verbrecherische Herrschaft der Borgia im Vatikan. Im August 1503 erkrankten Alexander Vl. und sein Sohn Cesare während eines Festessens beim Kardinal von Corneto. Mehrere Tage später starb der Papst. Er fiel seiner eigenen Arsenitlösung zum Opfer, weil ein Diener die Weinkaraffen vertauscht hatte. Allerdings geschah die Verwechslung nicht zufällig. Einem venezianischen Bericht zufolge soll es dem Kardinal gelungen sein, den Mundschenk des Papstes mit 10 000 Dukaten zu bestechen. Nach dem verdienten Ende Alexanders VI. stürzte das Imperium der Borgia in sich zusammen. Cesare ging nach Spanien, wo er im Dienst des Königs von Navarra 1507 fiel. Es hat nie jemand ermitteln können, wie viele Bischöfe, Kardinäle und andere vermögende Würdenträger dem Machthunger und der Geldgier der Borgia zum Opfer gefallen sind.

Auch im 17. Jahrhundert – von Sachkennern Jahrhundert der Gifte und Vergiftungen genannt – dominierte das Arsenik. Der Ehe überdrüssige Frauen griffen ebenso danach wie ungeduldige Erben. Kein Wunder also, dass das Geschäft der Teofania di Adamo in Palermo blühte. Sie verkaufte ihr quasi patentiertes Aqua Tofana, eine nach der Giftmischerin benannte, etwa dreiprozentige Arseniklösung. Am 12. Juli 1633 setzte der Henker dem Leben der Teofania ein Ende. Über die Urteilsvollstreckung schrieb der Notar Baldassare Zamparrone in sein Tagebuch: »Auf einer Karre kam sie aus der Kapelle des Gefängnisses, halbnackt und mit glühenden Zangen gefoltert. Auf dem Dache des Gebäudes wurde sie dann erdrosselt, vom Dach herabgestürzt, darauf gehängt und geviertelt.« Ihre Tochter und

Gehilfin konnte sich durch Flucht der Bestrafung entziehen. In Rom betrieb sie dasselbe Gewerbe wie die Mutter und starb dort 1650, offenbar eines natürlichen Todes.

Die Französin Marie-Marguerite Marquise de Brinvillier verwendete ebenfalls eine Arseniklösung, die als Eau admirable bekannt wurde. Erlernt hatte sie die Giftmischerei von ihrem Liebhaber.

Erste praktische Erfahrungen sammelte die Marquise bei Experimenten an Tieren. Sie fürchtete jedoch, dass der menschliche Körper anders reagieren könnte. Deshalb teilte sie vergifteten Zwieback an die Armen in Pariser Hospitälern und in der Stadt aus, um dann die Wirkungen genau zu beobachten. Zum selben Zweck setzte die Marquise Angestellten und Gästen des Hauses vergiftete Speisen vor. Schließlich glaubte sie, erfahren genug zu sein. Als Erster starb 1666 nach achtmonatigem Krankenlager ihr Vater. Der Anteil, den die Giftmörderin vom elterlichen Vermögen erhielt, reichte nur wenige Jahre. So beschloss die Marquise, ihre beiden Brüder ebenfalls zu beseitigen. Auch dies gelang. Im Juni 1670 erlöste der Tod den älteren Bruder von seinem qualvollen Leiden, drei Monate später den jüngeren. Lediglich ein Zufall brachte die Morde zu Tage. Nach dem mysteriösen Ende des Liebhabers der Marquise fand man in seiner Hinterlassenschaft neben einem Vorrat verschiedener Gifte mehrere Briefe und von der Mörderin ausgestellte Schuldscheine für die geleistete Hilfe. Die Marquise de Brinvillier wurde im Juli 1676 auf der Place de Grève in Paris öffentlich enthauptet, ihr Leichnam verbrannt und die Asche verstreut.

Spezielle toxikologische Analysemethoden gab es zu Zeiten der Teofania und der Brinvillier noch nicht. Wohl kannten die Chemiker im 17. Jahrhundert Nachweisreaktionen für einige Metallgifte, doch bestand ein Unterschied, ob sie das Arsen in Mineralien oder in Leichenteilen feststellen mussten. Noch um 1770 nutzten sie für forensische Zwecke eine Erscheinung, die schon den Alchimisten des Mittelalters vertraut war. Im 7. Jahrhundert hatte der griechische Gelehrte Stephanos von Alexandria beobachtet, dass sich Kupfer beim Erhitzen mit Arsenverbindungen weiß färbt. Zum Giftnachweis legten die Chemiker die aus dem Magen ausgelesenen verdächtigen Partikel zwischen zwei blanke Kupferplatten, die dann im Feuer geglüht wurden. Ansonsten diente noch immer der Kohlentest von Hermann Boerhaave als universelle Nachweismethode. Bei Verdacht auf eine Arsenikvergiftung brachte man getrockneten Mageninhalt auf glühende Kohlen und achtete auf den charakteristischen Knoblauchgeruch.

Insbesondere die Juristen kritisierten fortwährend die Unzuverlässigkeit dieser Probe. Im Jahr 1775 begann der überaus erfolgreiche deutsche Apotheker Carl Wilhelm Scheele, den forensischen Arsennachweis auf eine solide wissenschaftliche Grundlage zu stellen. Er fand heraus, dass weißes Arsenik mit Chlor oder Königswasser zu Arsensäure reagiert, die bei Zugabe von Zink ein nach Knoblauch riechendes Gas entwickelt. Auf diese Weise hatte Scheele den Arsenwasserstoff dargestellt, der bald eine große Bedeutung in der toxikologischen Chemie erlangen sollte.

Von Samuel Hahnemann, hauptsächlich bekannt als Schöpfer der Homöopathie, erschien 1786 die Monografie »Über die Arsenikvergiftung, ihre Hülfe und gerichtliche Ausmittelung«. Darin beschrieb er gleich mehrere Fällungsreaktionen, die sich auch zum Giftnachweis im Mageninhalt eigneten. Durch Zugabe von etwas Salzsäure und Schwefelwasserstoffwasser entstand bei Vorhandensein von Arsen ein gelblicher Niederschlag. Als weitere Reagenzien empfahl Hahnemann Kupferkalk und Kalkwasser.

Wie dringend notwendig beweiskräftige Analysemethoden waren, zeigt ein Fall, der sich in Berlin um die Wende vom 18. zum 19. Jahrhundert ereignete. Hier lebte, allgemein geachtet,

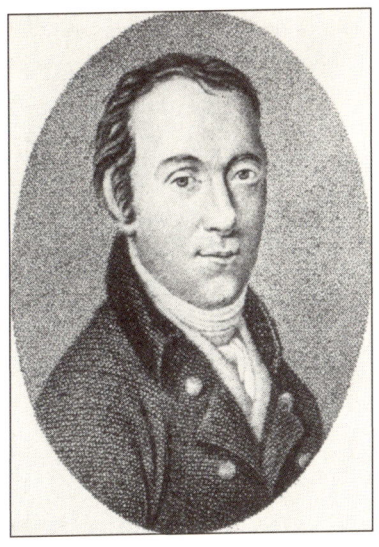

Der Berliner Apotheker Valentin Rose der Jüngere (1762–1807) entwickelte 1806 ein Verfahren zum Arsennachweis, das als Vorläufer für die klassischen Methoden anzusehen ist.

die Witwe des Geheimen Justizrates und Regierungsdirektors Theodor Ursinus. Als sich Ende Februar 1803 ihr Hausangestellter Benjamin Klein nicht wohl fühlte, ließ die Geheimrätin den General-Chirurgen Laube rufen. Er untersuchte den Kranken und verordnete ein Abführmittel. Am Tag darauf klagte der Diener, dass die Arznei nicht geholfen habe. Aus diesem Grund bat er die Geheimrätin um ein Brechmittel. Sie verabreichte es ihm mit einer Fleischbrühe. Doch statt besser fühlte er sich nach dem Erbrechen noch schlechter. Den Diener quälten Halsschmerzen, Leibschneiden und starkes Hitzegefühl. Am 28. Februar nahm er einige Rosinen zu sich, nach deren Verzehr er wiederum heftig erbrach. Als ihm die Geheimrätin am folgenden Tag Milchreis anbot, lehnte er ab. Durch Zufall beobachtete Klein, dass sie das Essen in den Abort warf. Dies erweckte seinen Argwohn, und er beschloss, heimlich die Wohnung zu durchsuchen. In einem Schrank entdeckte er ein in Papier verpacktes Pulver mit der Aufschrift »Arsenik«.

Die Geheimrätin brachte ihm am 3. März gebackene Pflaumen, die er zwar nahm, aber von denen er keine einzige aß. Klein erzählte einer Zofe von seinem Verdacht und bat sie, die Früchte in einer Apotheke untersuchen zu lassen. Es stellte sich heraus, dass die Pflaumen das Gift enthielten. Der Apotheker erstattete Anzeige, und am 5. März nahmen Polizisten die Geheimrätin auf einer Abendgesellschaft fest.

Schon wenig später wurde in der Stadt davon gesprochen, die Ursinus habe auch eine alte Tante, ihren Ehemann und einen früheren Geliebten vergiftet. Diese Gerüchte veranlassten die Untersuchungskommission, sich eingehend mit dem Leben der Witwe zu beschäftigen.

Sophie Charlotte Elisabeth, am 5. Mai 1760 als Tochter des Legationssekretärs Weingarten geboren, hatte neunzehnjährig den damaligen Obergerichtsrat Ursinus geheiratet. Aber weder sein stattliches Vermögen noch das erworbene Ansehen trösteten sie über die Entbehrungen hinweg, die ihr das Zusammenleben mit dem wesentlich älteren Mann aufzwang. Nach einigen Ehejahren entbrannte die junge Frau in Liebe für den holländischen Hauptmann Ragay. Um die Mitte des Jahres 1796 ging die Beziehung auseinander. Die Ursinus bemühte sich vergeblich, den Geliebten zurückzugewinnen. Im Juli 1797 starb Ragay nach mehrmonatigem Krankenlager. Zwei der angesehensten Berliner Mediziner, Ernst Ludwig Heim und Johann Gottlieb Zencker, hatten den Offizier vor seinem Tod behandelt. Beide erklärten übereinstimmend, dass Ragay an einer Lungenschwindsucht gestorben sei. Anzeichen für eine Vergiftung wären nicht feststellbar gewesen. Aufgrund dessen verzichtete die Kommission auf eine Exhumierung der Leiche. Anders verhielt es sich mit dem plötzlichen Tod von Geheimrat Ursinus am 11. September 1800. Noch am Tag zuvor hatte er vergnügt seinen Geburtstag gefeiert. Für alles, was in der darauf folgenden Nacht geschah, gab es keine Zeugen. Den Aussagen der Ursinus zufolge klagte ihr Mann kurz nach dem Zubettgehen über Übelkeit. Sie verabreichte ihm zunächst ein stärkendes Elixier.

Doch es half nichts. Einige Zeit später gab ihm seine Frau deshalb ein Brechmittel, das bald wirkte. Am Morgen fühlte sich der Geheimrat schwach und im Laufe des Tages verschlechterte sich sein Zustand rasch. Nachmittags verstarb Ursinus in Gegenwart mehrerer Ärzte.

Die Aussagen der für seinen Tod verantwortlich gemachten Ehefrau boten einige Verdachtsmomente. Insbesondere kam es dem Untersuchungsrichter merkwürdig vor, dass die Ursinus in der Nacht keinen Arzt holen ließ. Außerdem hatte sie bei einem Apotheker kurz vorher Arsenik gekauft, um damit, wie sie behauptete, Ratten zu bekämpfen.

Die Kommission ordnete eine Exhumierung des Leichnams von Geheimrat Ursinus an. Der berühmte Berliner Chemiker Martin Heinrich Klaproth und sein Schüler Valentin Rose der Jüngere erhielten den Auftrag, die inneren Organe zu untersuchen. Sie konnten zwar kein Gift im Körper nachweisen, erklärten aber trotzdem, dass eine Vergiftung nicht mit Gewissheit auszuschließen sei. Diesem Gutachten standen die Berichte der behandelnden Ärzte des Verstorbenen entgegen. Sowohl Johann Ludwig Formey, ehemaliger Leibarzt des Preußenkönigs Friedrich Wilhelm II., als auch die nicht minder bekannten Johannes Nepomuk Bremer und General-Chirurg Laube gaben einen »Nervenschlag« als Todesursache an. Sie versicherten einhellig, nicht den geringsten Hinweis auf eine Vergiftung festgestellt zu haben.

Zu einem ähnlichen Resultat führten die Ermittlungen im Fall der Christiane Sophie Regine Witte. Die Tante der Ursinus starb nach kurzem Krankenlager am 24. Januar 1801 und hinterließ ein beträchtliches Vermögen. Ihre Nichte hatte nur wenige Tage früher eine größere Menge Arsenik erworben. Folglich lag ein hinreichender Grund vor, den Leichnam der Frau

Witte ebenfalls zu exhumieren. In einem Bericht wurden die Untersuchungsergebnisse Klaproths und Roses wie folgt zusammengefasst: »Zwar habe in den Eingeweiden kein Gift mehr gestanden, es hatten sich aber nach deren Reinigung im Magen unverkennbare Kennzeichen einer Entzündung mit Brandflecken gefunden; die dünnen Gedärme wären größtenteils entzündet gewesen und in Brand übergegangen, sodass sie mit der größten Wahrscheinlichkeit annehmen könnten, dass die Witte durch Arsenik getötet worden sei.« Wiederum behaupteten die behandelnden Ärzte, die Verstorbene wäre keinesfalls durch Gift ums Leben gekommen.

Im Unterschied zu den beiden anderen Fällen genossen sie jedoch nicht die wissenschaftliche Autorität wie ihre Kollegen, eine Tatsache, die das Gericht sehr wohl zur Kenntnis nahm.

Gleich bei der ersten Vernehmung noch in der Nacht nach der Inhaftierung gestand die Ursinus, die Speisen für den Diener Klein mit Arsenik vergiftet zu haben. Indes blieb das Motiv im Dunkeln. Die Giftmischerin erklärte entschuldigend: »In einem Augenblick, wo ich keiner Besinnung fähig war, habe ich die Tat begangen, deren Strafbarkeit ich fühle und deren Folgen zu meiner einzigen Beruhigung von der waltenden Allmacht nicht so gefährlich geworden sind, als es anfänglich schien.« Dagegen leugnete sie beharrlich die ihr zur Last gelegten Giftmorde. Die Ursinus schrieb später dazu: »Vergeblich sind die Gräber meiner Lieben geöffnet, die Reste der Toten zerstört und Auftritte veranlasst worden, die in der ersten Residenzstadt Europas im Jahrhunderte der Bildung und Humanität unter den Augen des liebreichsten, menschen-freundlichsten Monarchen beispiellos blieben und bei der nächsten Nachwelt keinen Glauben mehr finden werden.«

Der Aufsehen erregende Prozess gegen Sophie Charlotte Elisabeth Ursinus endete am 12. September 1803. Der Kriminalsenat des Berliner Kammergerichts sprach sie von der Ankla-

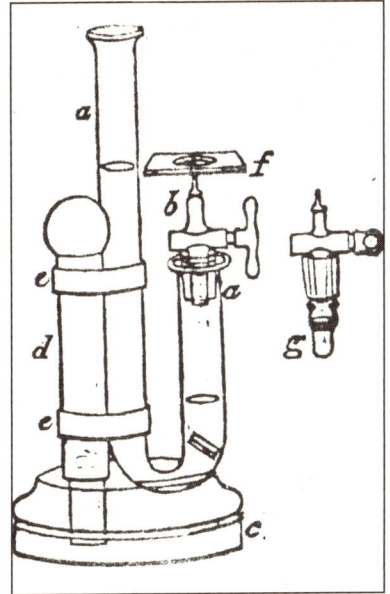

*Apparatur zum Arsen-
nachweis von James Marsh
(1794–1846) in einer zeitgenössischen Darstellung.*

ge des Giftmordes an Hauptmann Ragay und ihrem Ehemann
frei, verurteilte sie aber wegen Vergiftung ihrer Tante und wiederholten Vergiftungsversuchs, begangen an dem Diener Benjamin Klein, zu lebenslanger Festungshaft. Von der Strafe verbüßte die Ursinus dreißig Jahre auf der Festung Glatz. Nach der
Begnadigung 1833 musste sie in der Stadt bleiben und starb dort
am 4. April 1836.

Noch mit über siebzig hatte die Ursinus des Öfteren Gesellschaften gegeben, die sich eines regen Besuchs erfreuten. Es lag
wohl ein besonderer Reiz darin, von der Giftmischerin geladen zu werden.

Als bei einer dieser Festlichkeiten eine Dame auf dem Salat
einige Zuckerkörner flimmern sah und unwillkürlich zusam-
menzuckte, soll die Ursinus sie spöttisch lächelnd beruhigt haben: »Seien Sie unbesorgt, es ist kein Arsenik.«

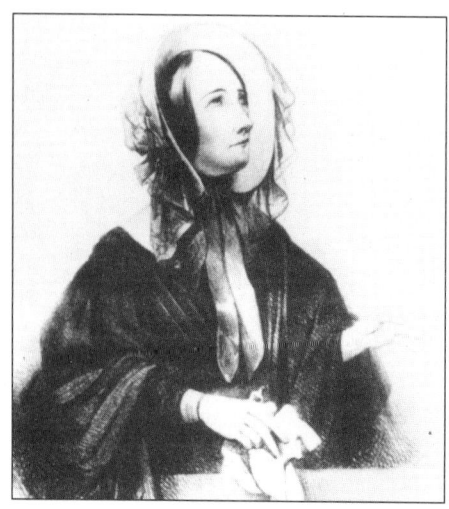

Die Französin Marie Lafarge stand 1840 im Mittelpunkt eines Aufsehen erregenden Prozesses. Sie war angeklagt, ihren Mann mit Arsenik vergiftet zu haben.

Das Urteil im Gerichtsverfahren gegen die Geheimrätin Ursinus – unter diesem Namen ging sie in die Kriminalgeschichte ein – offenbarte die Misere, in der sich die Forensische Toxikologie zu Beginn des 19. Jahrhunderts noch immer befand. Trotz der Bemühungen um eine objektive Beweisführung entschied letztlich nicht ein naturwissenschaftlich begründetes Gutachten, sondern stattdessen die Autorität der am Prozess beteiligten Sachverständigen über das Schicksal der Angeklagten. Vielleicht war es dieser Eindruck, der Valentin Rose dazu anregte, sich wissenschaftlich mit dem Nachweis von Arsenik in menschlichen Organen zu beschäftigen.

Wie dem auch sei, jedenfalls unternahm er in den folgenden Jahren entsprechende Versuche. Wenn sich im Mageninhalt das Gift nicht finden ließ, zerschnitt Rose die Magenwand und kochte die kleinen Stücke in destilliertem Wasser mit Ätzkali. Als Nächstes gab er zu dem wiederholt aufgekochten Brei reichlich Salpetersäure, um die organische Substanz, also die Bestandteile der Magenwand, zu zerstören. Nach einer langwierigen Reinigungsprozedur versetzte er das erhaltene Filtrat mit Kalkwasser. Den entstandenen Niederschlag brachte er getrocknet und mit Kohlepulver vermengt in eine Retorte. Beim allmählichen Erhitzen bis zum Glühen schlugen sich die Dämpfe in schwarzen bis schwarzbraunen Flecken als elementares Arsen an der Gefäßwand nieder. Rose gab das neue Verfahren im Jahr 1806 bekannt. Doch die Methoden von Scheele und Hahnemann bedeuteten ebenso wie die von Rose nur Teillösungen. Den Schlussstein in das so mühsam zusammengefügte Mosaikbild des forensischen Arsennachweises setzte der Engländer James Marsh, Chemiker am Königlichen Arsenal im Londoner Stadtteil Woolwich. Über ihn wissen wir, dass tatsächlich ein Giftmordfall 1832 seine bahnbrechenden toxikologischen Studien veranlasste.

Unter äußerst verdächtigen Umständen verstarb in Plumstead, nicht weit von London entfernt, der begüterte Farmer George Bodle. Eines Morgens war der Achtzigjährige, kurz nachdem er den Frühstückskaffee getrunken hatte, plötzlich schwer erkrankt.

Bodle musste heftig erbrechen, litt unter krampfartigen Bauchschmerzen und Durchfall. Bald darauf trat der Tod ein. Die Ermittlungen ergaben, dass John Bodle, ein Enkelsohn des Verstorbenen, in der vorangegangenen Woche bei einem Apotheker zweimal Arsenik gekauft hatte – und zwar als Rattengift. Marsh erhielt den Auftrag, das Arsenik im Mageninhalt und im Rest des Kaffees nachzuweisen. Dazu verwendete er die Methode von Samuel Hahnemann. Ohne Mühe gelang es Marsh, den charakteristischen gelblichen Niederschlag zu erzeugen. In Madistone begann am 12. Dezember 1832 der Prozess gegen John Bodle wegen Mordes an seinem Großvater. Marsh erläuterte dem Gericht die Analyseergebnisse. Doch für das Verständnis der Geschworenen konnte ein gelber Niederschlag niemals der Beweis für eine Vergiftung mit dem weißen Arsenik sein. Sie verlangten, das Arsenik selbst zu sehen.

Mit dieser Aufgabe war Marsh verständlicherweise überfordert. Konsequent reagierte das Gericht: Freispruch für den Angeklagten! Zehn Jahre später, inzwischen wegen Erpressung zur Deportation in die Kolonien verurteilt, gestand Bodle junior den Giftmord ein.

Der Ausgang des Prozesses enttäuschte Marsh zutiefst, wirkte aber als Stimulus für die Suche nach einer besseren Methode.

Das Ergebnis übertraf alle Erwartungen. Marsh kam auf den genialen Gedanken, das Arsen in Form des brennbaren Arsenwasserstoffgases abzutrennen. Dazu versetzte er eine gifthaltige Probe mit etwas Zink und verdünnter Schwefelsäure, sodass sich durch den frei werdenden Wasserstoff der flüchtige Arsenwasserstoff bildete. Für die Reaktion entwickelte Marsh eine spezielle Apparatur. Ein U-förmiges, siphonartiges Glasrohr, auf der einen Seite mit einem Absperrhahn verschlossen, nahm das Untersuchungsmaterial und die Reagenzien auf. Das entstehende Gasgemisch sammelte sich in dem Raum oberhalb der Flüssigkeit und konnte nach Öffnen des Hahns gezündet werden. Auf einer über die Flamme gehaltenen kalten Porzellanschale schlug sich das elementare Arsen als schwarzer Fleck, auch Arsenspiegel genannt, nieder. Im Oktober 1836 veröffentlichte Marsh im Edinburgh New Philosophical Journal seinen »Bericht über eine Methode, um kleine Quantitäten Arsenik von Substanzen abzutrennen, mit denen es gemischt sein kann«. Die ganze Tragweite dieser Entdeckung wird durch die Tatsache verdeutlicht, dass in Europa um 1840 »auf 100 Vergiftungsfälle wenigstens 90 bis 95 Arsenikvergiftungen« kamen. Sofort nach dem Bekanntwerden beschäftigten sich Fachleute vieler Länder mit der Marshschen Methode. Justus von Liebig, einer der bedeutendsten deutschen Chemiker, gab bereits 1837 eine wesentliche Modifikation an. Er schlug vor, das Wasserstoff-Arsenwasserstoff-Gemisch durch ein erhitztes Glasrohr zu leiten, um so das in der

Probe enthaltene Arsen quantitativ bestimmen zu können. Das gelang ganz einfach durch Ausmessen des sich bildenden Arsenspiegels. Bis das neue Verfahren in dieser Form zum festen Bestandteil des toxikologischen Grundwissens wurde, verging noch eine Reihe von Jahren.

Im August 1839 lernten sich in Paris Marie Capelle und Charles Lafarge kennen. Beide hegten den Wunsch, möglichst bald eine Ehe einzugehen. Charles besaß eine kleine Eisengießerei, die seit Anfang 1839 stillstand. Durch die Heirat hoffte er, zu dem dringend benötigten Geld zu kommen. Die vierundzwanzigjährige Waise Marie, aufgewachsen bei wohlhabenden Pflegeeltern, musste erleben, wie sich ihre Freundinnen nach und nach mit Adligen vermählten. Zwar besaß Charles kein Adelsprädikat, dafür aber außer der Eisengießerei angeblich ein Schloss, Glandier bei Uzerche im Limousin. Ohne Zögern entschieden sie sich, den Bund fürs Leben zu schließen. Alles schien in bester Ordnung.

Doch das Glück währte nur so lange, bis das junge Paar in Glandier eintraf. Mitten in einer tristen Landschaft erblickte Marie statt des erwarteten Schlosses ein halb verfallenes Klostergebäude.

Zudem begegnete die Verwandtschaft der Fremden aus Paris mit äußerstem Misstrauen. Aufs Tiefste enttäuscht, bat Marie ihren Mann, sie wieder frei zu geben. Anderenfalls werde sie sich mit dem Arsenik vergiften, das sie bei sich habe. Eine Trennung von Marie kam für Charles nicht in Frage. Er brauchte dringend das Geld seiner Frau, um wenigstens einen Teil der Schulden abzuzahlen. Zum Trost versprach er ihr eine Renovierung der alten Gemäuer.

Allem Anschein nach überwand Marie in den folgenden Wochen den anfänglichen Missmut. Eines Tages vermachte sie Charles völlig unerwartet ihr gesamtes Vermögen. Obendrein verfasste sie einige Empfehlungsschreiben, mit deren Hilfe er weiteres Geld beschaffen wollte. Zu diesem Zweck reiste Lafarge im Dezember 1839 nach Paris.

Als die Weihnachtszeit heranrückte, schickte Marie ihrem Mann ein Paket mit Kuchen. Es erreichte ihn am 18. Dezember. Kurze Zeit nachdem er das erste Stück gegessen hatte, bekam er starke Bauchschmerzen und musste mehrmals erbrechen. Der scheinbar verdorbene Kuchen wurde vernichtet. Lafarge erholte sich rasch und es gelang ihm schließlich doch, seine Mission in der Hauptstadt erfolgreich zu beenden. Mit 28 000 Francs kehrte er am 3. Januar 1840 nach Glandier zurück.

Marie bereitete ihrem Mann einen herzlichen Empfang. Zur Feier des Tages gab es einen Wildbraten mit Trüffeln. Allerdings bekam Charles das Festmahl gar nicht. Gleich nach dem Essen erbrach er, litt wiederum unter heftigen Bauchschmerzen und Durchfall. Noch in der Nacht musste der Hausarzt gerufen werden, der eine Cholera diagnostizierte. Marie nutzte die Gelegenheit und bat den Arzt um ein Rezept für Arsenik. Während der Nacht, so erklärte sie, störten Ratten die Ruhe des Kranken. Aufopferungsvoll pflegte Marie ihren schwer leidenden Mann. Sie reichte ihm die verordneten Medikamente und zur Stärkung selbst zubereitete Getränke. Innerhalb weniger Tage verschlechterte sich Charles' Zustand drastisch. Der Kranke erbrach alles, was er zu sich nahm. Ständig quälte ihn ein entsetzlicher Durst. Hinzu traten Schluckbeschwerden, Wadenkrämpfe und Lähmungserscheinungen. Auch ein zweiter Arzt, der Charles am 10. Januar untersuchte, glaubte an eine Cholera. Nicht ohne Misstrauen verfolgte die Verwandtschaft das Geschehen. In einem Glas mit Zuckerwasser entdeckte eine Schwester Lafarges am 13. Januar einen weißen Bodensatz. Weil ihr schon an den Tagen zuvor einiges höchst seltsam vorgekommen war, ließ sie noch am Abend des 13. Januar einen dritten Arzt nach Glandier holen. Bereits nach der Schilderung der Symptome erklärte er, dass Lafarge vergiftet worden sei, aber jetzt für den Sterbenden jede Hilfe zu spät käme. In der Tat starb Charles Lafarge am Morgen des 14. Januar 1840.

Am Tag darauf erschien der Untersuchungsrichter aus Brive-la-Gaillarde in Glandier. Nach einer kurzen Vernehmung der Witwe und weiterer Angehöriger des Verstorbenen stellte er die Reste von verschiedenen Speisen und von Erbrochenem sicher. Die behandelnden Ärzte erhielten den Auftrag, den Verstorbenen zu obduzieren. Bei der Leichenöffnung entnahmen sie den ganzen Magen samt Inhalt für die vorgesehene toxikologisch-chemische Analyse.

Obwohl das Verfahren von James Marsh inzwischen seit vier Jahren bekannt war, untersuchten die Ärzte in Brive-la-Gaillarde die Speisereste und alles Übrige mit der alten Methode von Samuel Hahnemann. Sie versetzten Eiermilch, Brotsuppe und Zuckerwasser mit Schwefelwasserstoffwasser. Sogleich entstand ein starker gelber Niederschlag. Demnach musste, schlussfolgerten sie, Arsen in erheblicher Menge enthalten sein. Weniger eindrucksvoll fiel das Ergebnis beim Erbrochenen aus. Es zeigte sich nur eine leichte gelbliche Färbung. Dagegen trat bei der Reaktion mit einem Teil des Mageninhalts und einem Stück der zerkleinerten Magenwand wiederum ein gelber Niederschlag auf. Der Versuch, das Sediment nach der Methode von Valentin Rose durch Erhitzen zu analysieren, endete mit einer Explosion der Apparatur. Als der Untersuchungsrichter den Bericht der Ärzte über die Analysen erhielt, bestärkte ihn das Ergebnis in seinem Verdacht gegen Marie Lafarge. Am 25. Januar ließ er sie festnehmen und in das Gefängnis von Brive-la-Gaillarde überführen.

Aus der Zeitung erfuhren Maries Pflegeeltern von der Affäre in Glandier. Sie beauftragten einen der prominentesten Pariser Advokaten, Maître Paillet, mit der Verteidigung. Bereits nach der ersten Durchsicht der Akten stand seine Strategie fest. Er wollte versuchen, die Zuverlässigkeit des Arsennachweises in Frage zu stellen. Bei diesem Vorhaben half Maître Paillet der Umstand, dass er zugleich der Anwalt des führenden Toxikologen Frankreichs, Mathéo-José-Bonaventure Orfila, war. Sofort erkannte Orfila frappante Unzulänglichkeiten bei der Analysendurchführung und den entscheidenden Mangel: Die Ärzte in Brive-la-Gaillarde hatten die Methode von Marsh überhaupt nicht angewendet.

Von Orfila wohl präpariert, ging Maître Paillet in den Prozess. Die mit Spannung erwartete Gerichtsverhandlung gegen Marie Lafarge begann am 3. September 1840 in Tulle. Am Nachmittag des Eröffnungstages trugen die Mediziner ihren Untersuchungsbericht vor. Im Anschluss daran ergriff Maître Paillet das Wort. Es bereitete ihm keine Mühe, die Sachverständigen in Verlegenheit zu bringen. Zum Schluss verlas er die Stellungnahme Orfilas. Das Gericht ordnete eine Wiederholung der Analysen mit der Methode von Marsh an. Zwei Apotheker und ein Chemiker aus Limoges nahmen die Untersuchung vor. Als die drei am 5. September ihre Ergebnisse vortrugen, triumphierte Maître Paillet. Denn sie erklärten, das übergebene Material enthalte kein Arsen. Der Ankläger gab sich jedoch noch nicht geschlagen. In der Zwischenzeit hatte er selbst Arbeiten von Orfila und dem Gerichtsmediziner Marie-Guillaume-Alphonse Devergie gelesen und wusste so, dass es bei Vergiftungen durch Arsenik keineswegs immer gelang, das Gift im Magen nachzuweisen, eventuell aber in anderen Körperorganen. Damit begründete er seinen Antrag auf Exhumierung des Leichnams von Charles Lafarge. Das Gericht stimmte zu.

Diesmal gingen die Experten aus Limoges gemeinsam mit den Ärzten aus Brive-la-Gaillarde an die Arbeit. Sie untersuchten unter anderem Leber, Milz und Darm des Toten und fanden keine Spur von Arsen. Wenig später präsentierten sie dennoch eine Überraschung. Allein die Eiermilch enthielt so viel Arsen, dass man »wenigstens zehn Personen damit vergiften könnte«.

Jetzt forderte zum ersten Mal auch der Ankläger, Orfila einzubeziehen und ihn mit einem abschließenden Gutachten zu beauftragen. Orfila traf am 13. September 1840 in Tulle ein. Seinem Wunsch entsprechend, nahmen alle Sachverständigen an den Experimenten als Zeugen teil. Schon am späten Nachmittag des 14. September erschien er wieder vor Gericht. Orfilas Aussage war eine Sensation: Arsen im Magen und im Mageninhalt, aber auch in den übrigen inneren Organen! Zu den früheren Untersuchungen durch seine Kollegen bemerkte er, dass veraltete und unzulängliche Methoden angewandt worden seien, während andererseits mangelnde Erfahrung mit dem Marshschen Apparat zu dem negativen Ergebnis geführt hätte.

Der Prozess gegen Marie Lafarge endete am 19. September 1840. Das Gericht verurteilte die Angeklagte zu Zwangsarbeit auf Lebenszeit. König Ludwig Philipp milderte das Urteil zu lebenslanger Gefängnishaft ab. Nach zwölf Jahren wurde sie schwer lungenkrank entlassen und starb drei Monate später.

Mit der Probe von James Marsh verfügten die Toxikologen über eine Methode von bis dahin unerreichter Sicherheit und Empfindlichkeit. Anfänglich ließ sich damit ein halbes Milligramm, nach einigen Veränderungen noch ein zehntel Mikrogramm Arsen nachweisen. Bei der Neutronenaktivierungsanalyse, einem der modernen Nachweisverfahren für verschiedene metallische Gifte, genügen einige Haare zur Untersuchung. Die hohe Empfindlichkeit dieser Methode gestattet es, den Arsengehalt in millimeterlangen Haarbruchstücken zu messen. Bereits im 19. Jahrhundert hatte das Arsenik trotz einiger spektakulärer Mordfälle mehr und mehr an Bedeutung verloren. Heute gehören kriminelle Arsenikvergiftungen zu den ausgesprochenen Seltenheiten.

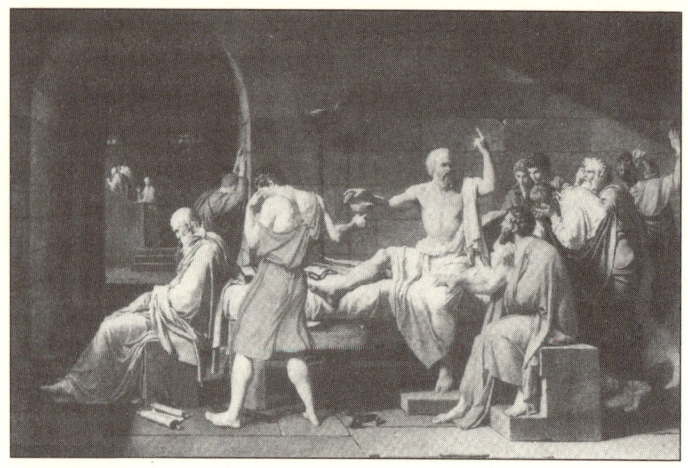

Die Selbsthinrichtung des Philosophen Sokrates (469-399 v. u. Z.).
Der Athener Gerichtshof hatte ihn verurteilt, den Schierlingsbecher
zu trinken.

Die altbewährten Pflanzengifte

Um zu zeigen, dass sich die Gifte pflanzlicher Herkunft schon zu
einem frühen Zeitpunkt der Menschheitsgeschichte tatsächlich
bewährt haben, dürfte der Hinweis auf den Tod des griechischen
Philosophen Sokrates im Jahr 399 v. u. Z. genügen. Die Anklage gegen ihn hatte gelautet: »Sokrates frevelt und treibt Torheit,
indem er unterirdische und himmlische Dinge untersucht und
Unrecht zu Recht macht und dies auch andere lehrt.« Bald nach
seiner Verurteilung zum Tode war ihm Gift gereicht worden, und
er soll den Becher ausgetrunken haben, »ohne im Mindesten zu
zittern oder Farbe oder Gesichtszüge zu ändern«. Sokrates wusste sehr wohl, welches Schicksal ihn erwartete, denn er hatte sich
zuvor von dem Giftmischer über die Wirkungen informieren
lassen. Der Trank war eine Zubereitung des Gefleckten Schierlings, dessen Hauptgiftstoff das Coniin ist. Seine Wirkungen rei-

chen von Erregung und Depression über Bewegungsstörungen
bis zum Tod durch Lähmung des Atemzentrums im verlänger-
ten Mark. Worum es sich bei dem tödlichen Gift des Gefleckten Schierlings handelt, fand allerdings erst 1827 der deutsche
Apotheker Philipp Lorenz Geiger heraus. Die Entdeckung des
Coniins gelang ihm zu einer Zeit, als in rascher Folge die Wirk-
stoffe aus vielen Pflanzen isoliert werden konnten. Diese nach
ihrem alkaliähnlichen Reaktionsverhalten als Pflanzenalkaloi-
de bezeichneten Verbindungen erwiesen sich als hochwirksam,
sei es als Arzneimittel oder als starkes Gift. Beispielsweise übertraf das Morphin als schmerzlinderndes Mittel entsprechende
Opiumzubereitungen bei Weitem, doch bereits einhundert bis
vierhundert Milligramm können einen gesunden, nicht an Morphin gewöhnten Erwachsenen töten.

Am 10. November 1823 begann vor dem Assisenhof in Paris
der Prozess gegen Dr. med. Edme Samuel Castaing. Der siebenundzwanzigjährige Arzt stand unter der Anklage, seinen
Freunden Hyppolite und Auguste Ballet »durch Substanzen,
die den Tod bewirken können, nach dem Leben getrachtet zu
haben«. Hyppolite Ballet war am 5. Oktober 1822 in Paris verstorben. Der Tod des jungen Mannes kam nicht überraschend,
denn er litt schon einige Zeit an einer Lungenkrankheit. Ein
wesentlicher Umstand blieb jedoch zunächst unbeachtet. Noch
im Oktober konnte Castaing alle seine Schulden bezahlen, an
seine Mutter 30 000 Francs verleihen und obendrein noch für
70 000 Francs Wertpapiere erwerben.

Kaum acht Monate später erkrankte Auguste Ballet während
eines gemeinsam mit Castaing unternommenen Ausflugs in den
Pariser Vorort Saint-Cloud. Die Krankheit begann ganz plötzlich am Abend des 30. Mai 1823, nachdem er ein Glas Glüh-
wein getrunken hatte. Am nächsten Morgen verschlechterte
sich sein Zustand rapide nach dem Genuss einer Tasse frischer

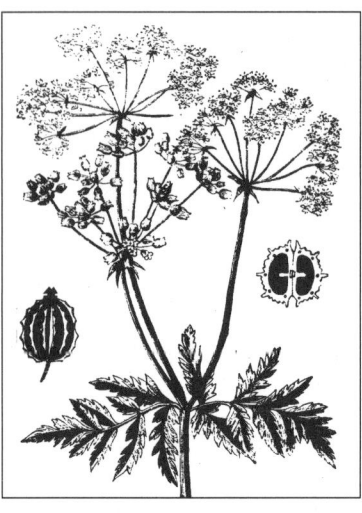

*Der Gefleckte Schierling
(Conium maculatum)
enthält das giftige
Alkaloid Coniin.*

Milch. Zu den Symptomen, die ein Arzt aus Saint-Cloud bei dem Schwerkranken beobachten konnte, gehörten Wärmegefühl, Schläfrigkeit, schwacher, aussetzender Puls und auffällig stark verengte Pupillen, später unregelmäßige Atmung und Bewusstlosigkeit. Einen Tag danach, am 1. Juni 1823, starb Auguste Ballet gegen 13 Uhr.

Gleich am folgenden Morgen nahmen drei Ärzte in Saint-Cloud die Leichenöffnung vor. In ihrem Obduktionsbericht bezeichneten sie eine Hirnentzündung als Todesursache. Bei der toxikologisch-chemischen Analyse des Mageninhalts und einiger Getränke, die Auguste Ballet vor seinem Tod zu sich genommen hatte, ließ sich »nicht die kleinste Quantität von Giften« nachweisen.

Als bekannt wurde, dass Castaing am 31. Mai, ebenso wie einige Tage vor Hyppolite Ballets Tod, in einer Pariser Apotheke eine größere Menge essigsaures Morphin gekauft hatte, ordnete der Untersuchungsrichter eine zweite toxikologisch-chemische Analyse an. Den Auftrag erhielt eine Kommission, die aus

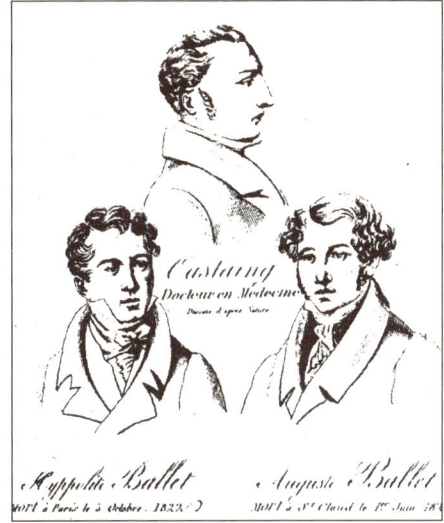

Der Arzt Edme Samuel Castaing stand 1823 in Paris vor Gericht. Er war angeklagt, die Brüder Hyppolite und Auguste Ballet mit Morphin vergiftet zu haben.

sieben der angesehensten Pariser Ärzte und Chemiker bestand. Mit aufwendigen Prozeduren stellten sie Extrakte aus dem Mageninhalt und den Getränken her. Zu Vergleichszwecken lösten sie etwas essigsaures Morphin in Wasser und gaben ein wenig Weingeist dazu.

Als wichtigstes Merkmal für das Vorhandensein von Morphin galt zu jener Zeit sein bitterer Geschmack. Bei der Prüfung stellten die Sachverständigen »einen sehr stark bitteren Geschmack« der Morphinlösung, nicht dagegen der zu untersuchenden Flüssigkeiten fest. Über dieses Ergebnis berichteten sie in einem Gutachten vom 15. Juli 1823.

Wenngleich in keinem der Asservate Gift nachgewiesen werden konnte, wurden die gegen Castaing bestehenden anderweitigen Verdachtsmomente als ausreichend angesehen, um Anklage zu erheben. So begann am 10. November 1823 der Prozess. Zur Verhandlung erschienen außer den Obduzenten und sämtlichen übrigen Gutachtern weitere Autoritäten der Pariser Universität, darunter Mathéo-José-Bonaventure Orfila und René-Théophile-Hyacinthe Laënnec. Der Gerichtspräsident befragte die geladenen Sachverständigen ausführlich über Wirkungen und Nachweismöglichkeiten pflanzlicher Gifte. Für das Gericht offenbarte sich so an mehreren Verhandlungstagen die große Misere der Toxikologie zu dieser Zeit, denn Unsicherheit und Widersprüche in den Aussagen bestimmten den Prozessverlauf. Mit einem leidenschaftlichen Plädoyer wandte sich schließlich am 16. November der Anklagevertreter an die Geschworenen und forderte sie auf, »nicht nach dieser oder jener Art von Beweisen, nach einzelnen Aktenstücken oder Indizien, sondern allein nach ihrer innigsten, durch den Totaleindruck hervorgerufenen Überzeugung zu sprechen«. Am 17. November gegen 19 Uhr zogen sich die Geschworenen zur Beratung zurück. Nach zwei Stunden erschienen sie wieder im Gerichtssaal, und ihr Obmann trat vor. Auf die Frage, die Vergiftung von Hyppolite Ballet betreffend, lautete die Antwort: »Nein, der Angeklagte ist nicht schuldig.« Auf die Frage, die Vergiftung von Auguste Ballet betreffend, lautete die Antwort: »Ja, der Angeklagte ist schuldig mit der Mehrheit von sieben gegen fünf.« Die sich anschließende Beratung des Gerichtshofs dauerte zwanzig Minuten, dann verkündete der Präsident das Todesurteil für den Angeklagten. Wenige Tage später wurde Edme Samuel Castaing hingerichtet.

Die ganze Ratlosigkeit der Toxikologen gegenüber dem Nachweis pflanzlicher Giftstoffe hat im Jahr 1847 der große Orfila zum Ausdruck gebracht. Nach unzähligen Tierversuchen stellte er resigniert fest, dass es unmöglich sei, die Pflanzengifte aus Leichenmaterial zu isolieren und zu identifizieren. Diese Feststellung Orfilas behielt ihre Gültigkeit für etwas mehr als drei Jahre!

Im Brüsseler Gerichtspalast sind die Gipsabgüsse von den Köpfen der letzten vierundzwanzig Verbrecher, die in Belgien mit der Guillotine enthauptet wurden, noch heute zu finden. Zu ihnen gehört auch der Mann, der die Veranlassung gab, dass die schwerwiegende Äußerung von Orfila nach so kurzer Zeit ihre Gültigkeit verlor. Er hieß Graf Hippolyte Visard de Bocarmé. Doch nicht er war die herausragende Gestalt in dem Giftmordfall Goustave Fougnies. Unsterblichen Ruhm erwarb sich anlässlich dieser Affäre der belgische Arzt und Chemiker Jean-Servais Stas. Graf Bocarmé, Herr auf Schloss Bitremont in der Gegend von Mons, heiratete im Jahr 1843 die Apothekertochter Lydie Fougnies. Durch die Eheschließung konnte er seine Vermögensverhältnisse etwas aufbessern. Trotzdem reichte die Barschaft auch zusammen mit dem Geld, das Bocarmés Vater als Tabakhändler und Jäger in den Vereinigten Staaten verdient hatte, bei Weitem nicht aus.

Infolge von Misswirtschaft sah sich Bocarmé schon einige Jahre später einer erdrückenden Schuldenlast gegenüber. Die zum gräflichen Besitz gehörenden Ländereien mussten nach und nach verkauft werden, um sich mit dem Erlös der dringendsten Verpflichtungen zu entledigen. Im Jahr 1849 war diese Geldquelle ebenfalls versiegt. Jetzt blieb als letzte Hoffnung das Vermögen von Goustave Fougnies, dem Bruder der Gräfin. Seit dem Tod des Apothekers verfügte er über den Hauptanteil des väterlichen Erbes.

Von Jugend an kränklich und nach der Amputation eines Unterschenkels nie wieder so richtig genesen, lebte Goustave bei dem Grafenpaar auf Schloss Bitremont. Als im November 1850 das Gerücht zur Gewissheit wurde, dass Goustave sich verheiraten wolle, schien die letzte Hoffnung der Bocarmés dahin. Aber der Graf wusste Rat.

Nicht umsonst hatte Bocarmé große Mengen Tabakblätter aufgekauft und vom Sommer bis in den Herbst hinein mit dem Blattwerk intensiv experimentiert. Dem Gärtner redete er ein, mit der Herstellung von »Eau de Cologne« beschäftigt zu sein Fast Tag und Nacht wurde zwischen dem 28. Oktober und dem

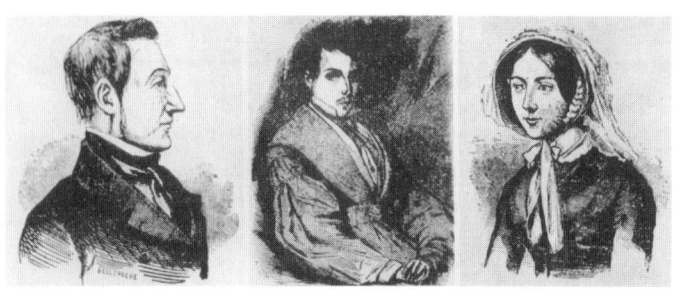

Graf Bocarmé (links) vergiftete 1850 auf Schloss Bitremont bei Mons seinen Schwager Goustave Fougnies (Mitte) mit Nikotin. Bocarmé erhielt die Todesstrafe. Die Gräfin (rechts) wurde freigesprochen.

10. November im Waschhaus des Schlosses gearbeitet. Als genügend »Eau de Cologne« aus der Tabakbrühe extrahiert war, verschwanden sämtliche Apparaturen spurlos aus dem Laboratorium. Die Flasche mit dem wertvollen Inhalt nahm Bocarmé in einem Schrank des Speisesaals unter Verschluss. Im Februar 1850 war der Graf erstmals nach Gent gefahren. Unter dem Namen Berant konsultierte er einen an der dortigen Industrieschule lehrenden Chemieprofessor. Bocarmé alias Berant erklärte ihm, aus Amerika gekommen zu sein, um sich eingehend mit der Wirkung aller Pflanzengifte zu beschäftigen. Weitere Reisen nach Gent und ein reger Briefwechsel folgten. Immer ging es um die Extraktion von Nikotin aus Tabakblättern.

Bereits bei seinem dritten Besuch im Mai wies Bocarmé-Berant eine erste, wenn auch noch unreine Nikotinprobe vor, und im Oktober konnte er dem Professor sogar schon über die Ergebnisse von Tierversuchen berichten. Inzwischen war es ihm gelungen, die Extrakte zu reinigen und damit Katzen und Enten zu vergiften. Die letzten Oktober- und ersten Novembertage hatte der Graf dann genutzt, um zügig und ungestört Nikotin in größerer Menge herzustellen.

Schwager Goustave hielt sich während dieser Zeit bei seiner Verlobten auf. Trotzdem ließ es sich Fougnies nicht nehmen, der Schwester und dem Grafen persönlich die bevorstehende Vermählung mitzuteilen. Er begab sich auf die für ihn beschwerliche Reise und erschien am 20. November 1850 auf Schloss Bitremont.

Entgegen den sonstigen Gepflogenheiten musste an diesem Tag der gräfliche Nachwuchs in der Küche die Mahlzeiten einnehmen, und die Gräfin persönlich servierte die Gerichte.

Gegen Abend drangen plötzlich merkwürdige Geräusche und einige halblaute Worte aus dem Speisesaal. Kurze Zeit danach rief die Gräfin eine Zofe und den Kutscher zu Hilfe. Ihnen wurde in aller Eile mitgeteilt, dass Fougnies der Schlag getroffen habe.

Weder Zofe noch Kutscher konnten sich allerdings erklären, warum aus dem Keller Weinessig geholt und der auf dem Boden liegende Tote entkleidet werden sollte. Die beiden verstanden ebenso wenig, weshalb Bocarmé gläserweise Weinessig in den Mund des Toten goss. Dem Kutscher befahl er, auch die Kleidungsstücke mit Essig zu übergießen. Dann musste er den vollständig entkleideten Leichnam in die Kammer der Zofe tragen und dort auf das Bett legen. Die Reinigungsarbeiten im Speisesaal, insbesondere an der Stelle des Fußbodens, wo Fougnies' Leiche gelegen hatte, wurden erst um die Mittagszeit des 21. November beendet.

Am Abend desselben Tages wandte sich eine Abordnung der Dienerschaft des Grafenpaares ratlos an den Pfarrer der Gemeinde Bury ganz in der Nähe des Schlosses. Sie berichteten ihm über die Ereignisse während der vergangenen Nacht. Bevor der Pfarrer zu einer Entscheidung kam, wie weiter verfahren werden sollte, erschien der Gemeindeschreiber mit einer Nachricht im Pfarrhaus.

Die mysteriösen Umstände des Todes von Fougnies hatten sich wie ein Lauffeuer verbreitet. Am nächsten Tag, so übermittelte der Schreiber dem Pfarrer, werde der Untersuchungsrichter aus Tournai kommen.

In Begleitung dreier Wundärzte und eines Protokollanten begab sich der Richter am späten Nachmittag des 22. November auf Schloss Bitremont. Unter der Remise auf dem Schlosshof untersuchten die Wundärzte den Leichnam. Nach zwei Stunden stand ihr Ergebnis fest. Das Gehirn des Toten ließ keine krankhaften Veränderungen erkennen. Hingegen wiesen Mundhöhle, Zunge, Speiseröhre und Magen starke Verätzungen auf. Der Untersuchungsrichter ordnete deshalb an, alle für eine toxikologischchemische Analyse wichtigen Organe und Organinhalte sicherzustellen. Das Probenmaterial wurde in reinen Alkohol gegeben, die Gefäße ließ er versiegeln.

Die Asservate übernahm wenige Tage später Jean-Servais Stas, ohne dass zu diesem Zeitpunkt der geringste Verdacht auf eine Vergiftung Fougnies' durch ein Pflanzenalkaloid bestanden hätte. Stas erhielt nur den Hinweis, es könne sich um eine Tötung durch Essigsäure handeln. Wie kam er nun darauf, nach Nikotin zu suchen?

Zuallererst filtrierte Stas eine Aufschwemmung des sauren Breies aus Magen-, Darm- und Harnblaseninhalt. Nach der Destillation des Filtrats im Wasserbad konzentrierte er die erhaltene Flüssigkeit durch vielstündiges Eindampfen. Eine Portion von dem Rückstand versetzte Stas mit Ätzkali. Die Lösung bräunte sich und entwickelte einen narkotischen Geruch. Anschließend wiederholte er den Vorgang. Die alkalischen Flüssigkeiten von beiden Versuchen goss er dann in einer kleinen Flasche zusammen.

Danach fügte er reichlich Ether hinzu, schüttelte kräftig und wartete ab, bis sich das Lösungsmittel wieder abgesondert hatte. Die Hälfte des Etherauszugs gab er in eine kleine Glasschale und ließ den Ether verdunsten. Es bildete sich am Schalenrand ein schwacher Ring einer farblosen, öligen Flüssigkeit mit

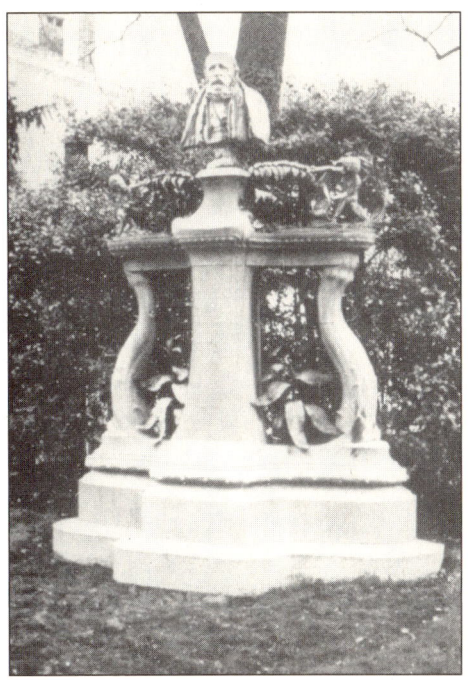

Denkmal für Jean-Servais Stas (1813–1891) in Brüssel. Der belgische Toxikologe beschrieb 1851 einen Trennungsgang zur Extraktion pflanzlicher Gifte aus biologischem Material.

unangenehm stechendem Geruch. Beim zweiten Versuch wurde der Flüssigkeitsrest aus der Retorte zunächst stark alkalisch gemacht, mit der Hälfte seines Volumens Ether gemischt und dann mit der gleichen Menge Wasser versetzt. Als Stas nun abermals Ätzkali hinzufügte, schied sich wiederum eine ölige Flüssigkeit ab, die sich sogleich im aufschwimmenden Ether löste. Um den Ether aus dem Überstand abzutrennen, ließ er die leicht flüchtige Flüssigkeit verdampfen. Von der verbliebenen Substanz kostete Stas ein wenig und empfand den charakteristischen brennend scharfen Nikotingeschmack, der noch lange anhielt. Nun folgte Versuch auf Versuch, bis er nach vielfachen Geruchs- und Geschmacksproben überzeugt war, Nikotin gefunden zu haben.

Doch mit diesem Ergebnis begnügte sich Stas nicht. Er überprüfte auch die bis dahin bekannten Reagenzien zum Nachweis von Nikotin und probierte noch weitere Chemikalien aus, die übereinstimmende Wirkungen zeigten. An den folgenden Tagen untersuchte Stas die Zunge Fougnies' und mehrere innere Organe, in denen er eine so große Menge Nikotin fand, dass die Hälfte ausgereicht hätte, »auch den stärksten Mann zu töten«.

Schließlich nahm er drei Tierexperimente mit Vögeln vor, die alle innerhalb weniger Minuten nach der Verabreichung des von ihm gewonnenen Extrakts unter gleichartigen Vergiftungserscheinungen verendeten. Zum Beweis für seine Versuchsergebnisse übergab Stas dem Gericht ein Fläschchen, das eine strohgelb gefärbte Flüssigkeit enthielt. Es trug die Aufschrift »Nikotin aus den Organen von Goustave Fougnies abgeschieden«.

Es vergingen weitere Wochen angestrengter Arbeit für Stas. Anfang Dezember wurden im Schlossgarten die Überreste der von Bocarmé vergifteten Katzen und Enten ausgegraben. Die Kadaver enthielten ausnahmslos Nikotin. An den Eichendielen aus dem Speisesaal des Schlosses, die der Untersuchungsrichter hatte heraussägen lassen, sowie an den Hosen des Gärtners, der Bocarmé seinerzeit bei der Bereitung des Tabakextrakts behilflich war, konnten ebenfalls Spuren von Nikotin nachgewiesen werden.

Als Letztes begann Stas Ende Februar 1851 noch einmal mit Tierversuchen. Das Nikotin verursachte bei Hunden ähnliche Verätzungen wie am Mund Fougnies'. Wenn Bocarmé angenommen hatte, mit dem Weinessig die äußerlich sichtbaren Spuren des Giftes zu beseitigen, dann erwies sich diese Hoffnung als trügerisch.

Wenige Tage nach Stas' letztem Tierexperiment gelang der Polizei noch eine wesentliche Entdeckung. Unter einer entfernten Deckentäfelung von Schloss Bitremont kamen die am 11. No-

vember des vorangegangenen Jahres spurlos aus dem Waschhaus verschwundenen Apparaturen zum Vorschein.

Die Schwurgerichtsverhandlung gegen Graf und Gräfin Bocarmé begann am 27. Mai 1851 in Mons. Unentwegt beschuldigten sich die beiden Angeklagten gegenseitig. Trotz oder
gerade wegen ihrer aussichtslosen Lage erfanden sie allerlei
Ausflüchte.

Das Ganze gipfelte in der Behauptung von Bocarmé, seine
Frau habe die Flasche mit dem Nikotin nur versehentlich aus
dem Schrank genommen und ihrem Schwager eigentlich Wein
einschenken wollen. Auf solche Weise ließ sich die lückenlose
Beweisführung jedoch nicht durchbrechen. Die Beratung der
Geschworenen dauerte nur eine Stunde. Das Gericht verurteilte den Grafen Hippolyte Visard de Bocarmé wegen Mordes an
seinem Schwager zum Tode, während die Gräfin unerwartet
freigesprochen wurde. Die Urteilsvollstreckung erfolgte am 19.
Juli 1851 auf dem Schafott von Mons.

Jean-Servais Stas war es in dem Giftmordfall Fougnies erstmals
gelungen, ein Pflanzenalkaloid aus Leichenmaterial zu isolieren.

Sein Mehrstufenverfahren gründet sich darauf, dass Pflan-
zenalkaloide saure Salze bilden, die sowohl in Wasser als auch
in Alkohol löslich sind. Insofern bestand eine günstige Voraussetzung, denn er hatte den Magen-Darm-Inhalt und die Körperorgane bereits mit Alkohol versetzt erhalten. Durch die
Zugabe von Alkalien zum Extrakt – Stas verwendete Ätzkali – werden die Pflanzenbasen aus ihren Salzen freigesetzt und
lassen sich danach mit einem organischen Lösungsmittel, beispielsweise Ether, ausschütteln. Noch 1851 erschien seine erste Abhandlung über die neue Extraktionsmethode im Bulletin
de l'Académie Royale de Médecine de Belgique unter dem Titel
»Gerichtlich-medizinische Untersuchungen über das Nicotin,
sowie einige Überlegungen über das allgemeine Verfahren der
Freisetzung organischer Alkalien im Vergiftungsfall«. Was Ma-

théo-José-Bonaventure Orfila nicht für möglich gehalten hatte, war Jean-Servais Stas nur wenige Jahre später gelungen. Bedauerlicherweise kam es 1851 zwischen den beiden Pionieren der Toxikologie zu einem Prioritätsstreit. Schon während des Prozesses hatte Stas sein Verfahren vertraulich an Orfila in Paris mitgeteilt, der es sogleich unter eigenem Namen veröffentlichte. Stas konnte jedoch sein Erstrecht beweisen.

Im Jahr 1856 erschien von dem deutschen Chemiker Friedrich Julius Otto das Buch »Anleitung zur Ausmittelung der Gifte«.

Darin gab er eine wesentliche Verbesserung der Stas-Methode an. Otto ergänzte den Trennungsgang durch einen Untersuchungsschritt zur Extraktion saurer organischer Gifte.

Das Stas-Otto-Verfahren, so heißt es heute, wurde zur Grundlage der toxikologisch-chemischen Analytik. Ursprünglich nur für die Isolierung bestimmter Pflanzengifte entwickelt, erwies es sich als enorm ausbaufähig und blieb aufgrund seiner Universalität unübertroffen. Bis in die Gegenwart hat das Stas-Otto-Verfahren mit der stetigen Erweiterung des Aufgabenbereichs der toxikologischen Chemie Schritt gehalten.

Das Modegift E 605

Hinter dem Kürzel E 605 verbirgt sich eine organische Phosphorverbindung mit der chemischen Bezeichnung 0,0-Diethyl-0(p-nitrophenyl)-thionophosphat. Im Jahr 1944 wurde in den Bayer-Werken Leverkusen eine Substanz synthetisiert, die sich bei den anschließenden Prüfungen als stark wirksam gegen Pflanzenschädlinge erwies. Das Präparat erhielt die Bezeichnung E 605. Kurze Zeit nachdem mit den Großversuchen begonnen worden war, beschlagnahmten Anfang 1945 Angehörige der US-Armee die Vorratsbehälter und brachten das E 605 in die Vereinigten Staaten. Die Wirksamkeit bei der Schädlingsbekämpfung bestätigte sich. Unter dem Namen Parathion gelangte es in den Handel und wurde auf der ganzen Welt massenhaft eingesetzt.

Bis 1954 kamen nur vereinzelt Vergiftungen vor, die nahezu ausschließlich auf Sorglosigkeit im Umgang mit dem E 605 beruhten. Beginnend in den letzten Februartagen des Jahres 1954, erschienen zunehmend häufiger in Tageszeitungen solche Schlagzeilen wie »Das Wormser Gift fordert weiteres Menschenleben« oder »Weitere fünf Selbstmorde durch E 605« oder »Eine vierköpfige Familie vergiftet sich mit E 605«. Wieso gaben einfallsreiche Journalisten dem E 605 den Namen Wormser Gift?

Die fünfundsiebzigjährige Witwe Eva Ruh wohnte zusammen mit zwei Söhnen, Tochter und Enkelin in einem Haus der Altstadt von Worms. Am Nachmittag des 15. Februar 1954 wurde sie Zeugin des Todes ihrer Tochter Anni verwitwete Hamann. Die dreißigjährige Frau nahm kurz nach 15 Uhr einen mit Likör gefüllten Schokoladenpilz aus dem Küchenschrank. Sofort beim Hineinbeißen in die Praline bemerkte sie einen bitteren Geschmack. Die Mutter riet ihr, alles auszuspeien. Dann begann Anni, sich zu frisieren. Plötzlich wurde ihr schwindlig, sie taumelte und rief: »Ei Mutter, wie wird es mir denn, ich werde ja blind. Hilf mir!« Unmittelbar darauf brach Anni zusammen und konnte nur mit Hilfe einer Nachbarin ins Bett getragen werden. Es stellten sich Krämpfe ein, und gegen 15.20 Uhr starb sie.

Einen Anhaltspunkt für die Todesursache ergab die Leichenschau durch den Umstand, dass auch der zum Haushalt gehörende Hund unter krampfartigen Zuckungen verendet war. Wie sich herausstellte, hatte das Tier einen Rest des Schokoladenpilzes vom Fußboden gefressen. Der Leichenschauarzt musste eine Vergiftung annehmen und verständigte die Polizei.

Noch am späten Nachmittag des 15. Februar konnte der Weg, den der Schokoladenpilz bis in den Küchenschrank der Witwe Ruh genommen hatte, rekonstruiert werden. Zwei Tage vor

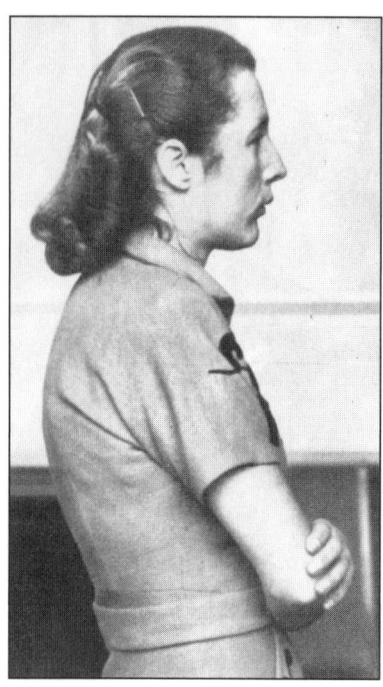

Christa Lehmann beging Anfang der 1950er Jahre in Worms mehrere Morde mit E 605. Nach dem Bekanntwerden ihrer Verbrechen wurde dieses Gift eine Zeit lang bevorzugt zu Selbsttötungen und Giftmorden verwendet.

Anni Hamanns Tod war ihre Freundin Christa Lehmann gegen 21 Uhr zu Besuch gekommen. Sie brachte eine Tüte mit fünf Schokoladenpilzen mit, von denen Christa Lehmann selbst einen aß und die übrigen an die Anwesenden verteilte. Frau Ruh nahm zwar das ihr zugedachte Konfektstück, legte es aber auf den Tisch, um es später zu essen. Keiner von denen, die einen Schokoladenpilz gegessen hatten, klagte anschließend über irgendwelche Beschwerden. Einzig und allein die fünfte, von Frau Ruh zurückgelegte Praline wirkte tödlich. Am Abend des 15. Februar warnte die Polizei von Worms über den Rundfunk vor dem Verzehr bestimmter Schokoladenpilze mit Likörfüllung, die lose für zehn Pfennig in verschiedenen Kaufhäusern angeboten wurden.

Der Auftrag zur Obduktion von Anni Hamanns Leiche erging an das Institut für Gerichtliche Medizin der Universität Mainz. Die Leichenöffnung ergab erwartungsgemäß keinen Hinweis auf eine natürliche Todesursache. Der Obduzent konnte lediglich die unspezifischen Zeichen eines plötzlichen Todes feststellen.

Ein solcher Befund lässt den Gerichtsmediziner immer zuerst an eine Vergiftung denken. So auch in diesem Fall. Der Obduzent entnahm das notwendige Untersuchungsmaterial, das heißt Blut, Organinhalte und Teile innerer Organe.

Erstmalig suchten Kriminalbeamte Christa Lehmann am 16. Februar auf. Sie zögerte keinen Augenblick zuzugeben, die Schokoladenpilze in das Haus der Familie Ruh gebracht zu haben. Am 13. Februar hatte sie im Beisein ihrer Freundin Anni das Konfekt in einem Wormser Kaufhaus erstanden. Christa Lehmann wirkte deprimiert und erzählte, wie sehr sie sich den Kopf darüber zerbreche, warum gerade ihre Freundin an der vergifteten Praline sterben musste.

Aufgrund der Schilderung von Anni Hamanns Mutter war bei den toxikologisch-chemischen Analysen vorrangig nach einem Krampfgift zu suchen. Aber keines der herkömmlichen Nachweisverfahren brachte ein positives Ergebnis. Auch wenn es allen Beteiligten etwas unwahrscheinlich vorkam, entschlossen sich die Toxikologen dennoch, eine Blutprobe der Toten auf das Vorhandensein von E 605 zu untersuchen. Zu einer kleinen Menge vorbehandelten Blutes von Anni Hamann gaben sie einige Tropfen Natronlauge, und sogleich trat eine gelbliche Färbung auf, die sich nach kurzem Kochen zu einer intensiven zitronengelben Farbe verstärkte. Mit wesentlich aufwendigeren Verfahren musste der Mageninhalt untersucht werden. Nach mehreren Analysen stand fest: Anni Hamann starb an einer E 605-Vergiftung.

In der Süßwarenabteilung des benannten Kaufhauses konnten Krimi nalbeamte noch sieben der insgesamt einhundertvierzig angebotenen Schokoladenpilze sicherstellen. Der beschlagnahmte Restbestand ging unverzüglich an das Mainzer Institut zur toxikologisch-chemischen Analyse. In keinem der sieben Konfektstücke ließ sich eine Spur von E 605 nachweisen. Diesen Befund übermittelte der Institutsdirektor Kurt Wagner zusammen mit den Ergebnissen, die bei der Untersuchung des Leichenmaterials erzielt wurden, an die Staatsanwaltschaft.

Inzwischen waren Einzelheiten aus dem Leben der Christa Lehmann bekannt geworden, so auch die plötzlichen Todesfälle zweier Familienmitglieder innerhalb eines reichlichen Jahres. Am 27. September 1952 verstarb ihr Ehemann, der alkoholkranke Fliesenleger Karl Franz Lehmann. Die Alkoholabhängigkeit und ein seit Jahren bestehendes Magenleiden erklärten zwanglos sein rasches Ende. Der Leichenschauarzt gab als Diagnose »Magendurchbruch« an. Ganz plötzlich ereilte auch ihren Schwiegervater Valentin Lehmann der Tod. Er stürzte am 11. Oktober 1953 während einer Fahrt durch die Stadt vom Fahrrad und starb unter den Augen einiger Passanten. Einen Herzinfarkt attestierte der Leichenschauarzt diesmal. Jetzt, nach dem mysteriösen Tod von Anni Hamann, riefen diese Ereignisse bei den Kriminalbeamten einen ganz bestimmten Verdacht hervor.

Christa Lehmann wurde nach der Beerdigung ihrer Freundin am 19. Februar 1954 beim Verlassen des Friedhofs festgenommen. Während der folgenden Vernehmung beteuerte sie unentwegt, kein Gift mit dem Namen E 605 zu kennen. Auch Anni habe sie nicht getötet. Eine Wohnungsdurchsuchung verlief ohne den erhofften Erfolg. Es konnte nichts gefunden werden, was auf den Besitz von E 605 hindeutete. Für die Beweisführung bestand dennoch eine Möglichkeit, und zwar die Exhumierung der Leichen Karl Franz und Valentin Lehmanns.

Noch bevor es dazu kam, legte Christa Lehmann am 22. Februar unerwartet ein erstes Geständnis ab. Sie erklärte, ihre Freundin – allerdings irrtümlich – getötet zu haben. Nach Abschluss der Vernehmung am späten Abend gab Christa Lehmann trotz vorherigen beharrlichen Leugnens wiederum ganz überraschend den Mord an ihrem Schwiegervater zu. Völlig ungerührt gestand sie am nächsten Morgen auch die vorsätzliche Vergiftung ihres Mannes. In einer der folgenden Vernehmungen am 5. März widerrief sie sämtliche Geständnisse. Unter der Last der Indizien brach sie jedoch kurz darauf wieder zusammen und erklärte: Protokolle des todes »Auch den Widerruf meines Geständnisses möchte ich heute nicht mehr aufrechterhalten. Es ist vielmehr so, wie ich es früher angegeben habe, nämlich, dass ich meinen Schwiegervater und meinen Ehemann vergiftet habe, und dass ich auch dem Schokoladenpilz das Gift E 605 beigefüllt und ihn der Frau Ruh geschenkt habe.«

Ihren eigenen Angaben zufolge fasste Christa Lehmann Mitte 1952 den Entschluss, sich des ungeliebten Ehemanns zu entledigen.

In einer Wormser Drogerie kaufte sie eine Packung mit sechs Ampullen E 605. Vor der Tat erprobte sie die Giftwirkung an ihrem Hund. Karl Franz Lehmann erhielt dann das E 605 mit seiner gewohnten Frühstücksmilch, und ihrem Schwiegervater verabreichte sie eine mit Zucker und E 605 versetzte Portion Joghurt.

Die vorgesehene Exhumierung der Leichen ihrer beiden Opfer wurde am 12. März 1954 ausgeführt. Trotz anfänglicher Skepsis verliefen die toxikologisch-chemischen Analysen erfolgreich. Bei Karl Franz Lehmann, dessen Tod etwa achtzehn Monate zurücklag, ließ sich das E 605 in der Magenwand und bei dem erst fünf Monate zuvor verstorbenen Valentin Lehmann im Mageninhalt nachweisen.

Die Eröffnung des Prozesses gegen Christa Lehmann fand am 20. September 1954 statt. Vor dem Mainzer Schwurgericht stand eine Frau, die erstmals in der Kriminalgeschichte Morde mit E 605 begangen hatte. Am ersten Verhandlungstag befragte sie der Vorsitzende über das Motiv ihrer Tat vom 15. Februar.

Darauf antwortete Christa Lehmann, sie habe Frau Ruh vergiften, aber nicht töten wollen. Von ihrer Freundin sei sie zu einem ausschweifenden Lebenswandel verführt worden und habe gehofft, nach der Erkrankung der Mutter würde Anni keine Gelegenheit mehr finden, sie auf Abwege zu bringen. Was Christa Lehmann über ihr Verhältnis zu Anni Hamann erzählte, war weiter nichts als der Versuch, die Wahrheit auf den Kopf zu stellen. Erst am zweiten Tag der Verhandlung erweiterte sie ihr Geständnis. Anni Hamanns Mutter sollte sterben, weil sie es war, die ihre Tochter von der haltlosen Freundin trennen wollte. Am Nachmittag des 22. September 1954 erging das Urteil. Es lautete: »Die Angeklagte ist des Mordes in zwei Fällen und eines versuchten Mordes in Tateinheit mit fahrlässiger Tötung schuldig. Sie wird deshalb in jedem der drei Fälle zu lebenslangem Zuchthaus verurteilt.

Der Angeklagten werden die bürgerlichen Ehrenrechte auf Lebens-zeit aberkannt.« Unbewegt ließ Christa Lehmann die Urteilsverkündung über sich ergehen – alles in allem ein Prozess ohne Sensationen.

Als sensationell angesehen wurden zu dieser Zeit vielmehr die Ereignisse außerhalb des Schwurgerichtssaals. Das durch Presseberichte allgemein bekannt gewordene E 605 erlebte seine Blütezeit als Mittel zu einer größeren Zahl von Morden und Selbsttötungen.

Ein Phänomen, das erfahrenen Gerichtsmedizinern nicht fremd ist. Selbstverständlich ereilt auch derartige Modeerscheinungen ihr vorbestimmtes Schicksal. Dem kometenhaften Auftauchen von E 605 in den toxikologisch-chemischen Laboratorien folgte schon gegen Ende der fünfziger Jahre ein ebensolches Verschwinden.

Droschkenfahrt zum Leichenschauhaus
Die Identifizierung unbekannter Toter

Identifizieren heißt Wiedererkennen

Im Zentrum von Paris, unweit Notre Dame, wurde 1864 die neue Morgue eröffnet, die dazu diente, der Person nach unbekannte Leichen auszustellen. Für Bürger und Gäste der Stadt bestand während des ganzen Jahres täglich die Möglichkeit zu einem Gang durch die helle, geräumige Schauhalle. Beiderseits des Eingangs angebrachte Marmortafeln sollten die Eintretenden an den Zweck ihres Besuchs erinnern. Die Inschrift lautete: »Polizei-Präfektur. Bekanntmachung. Das Publikum wird aufgefordert, im Büro der Morgue die Namen der etwa von ihm rekognoszierten Leichen anzugeben. Diese Deklaration zieht keinerlei Kosten nach sich.«

Das Wiedererkennen eines Verstorbenen durch Besichtigung des Leichnams ist das älteste Verfahren, um unbekannte Tote zu identifizieren. Die Identität können Verwandte oder andere Personen, die den Verstorbenen gut gekannt haben, aufgrund seiner Bekleidung, mitgeführter Gegenstände oder charakteristischer Körpermerkmale feststellen. Durch das öffentliche Ausstellen gelang es, die Zahl der unbekannt bleibenden Toten erheblich zu vermindern.

Unter ungleich schlechteren Bedingungen als in Paris mussten zu jener Zeit in Berlin die Besichtigungen von unbekannten Leichen durchgeführt werden. Der Berliner Gerichtsarzt Carl Liman hat darüber anschaulich berichtet: »In einem schmutzi-

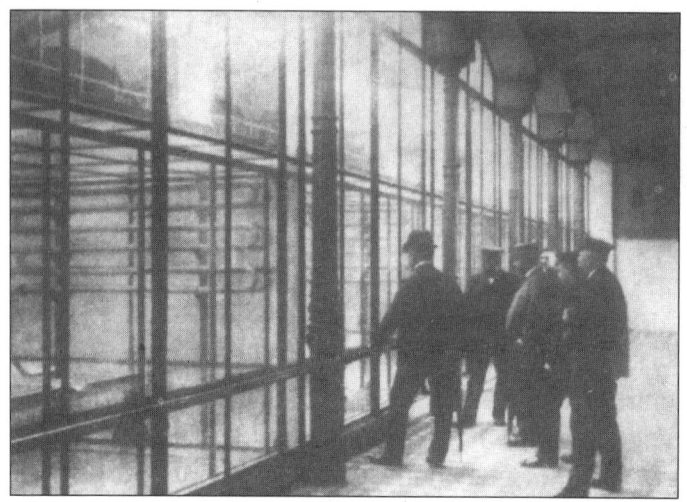

Schauhalle im Mitteltrakt des Berliner Leichenschauhauses um die Jahrhundertwende.

gen, finsteren und nicht ventilirten Keller waren bekannte und unbekannte Leichen gemeinsam ausgestellt, die Kleidungsstücke derselben hingen auf Leinen umher. Wer recognosciren wollte, musste in diesen schmutzigen Keller hinein, sich unter den Leichen das von ihm beanspruchte Object heraussuchen. Wie oft habe ich es erlebt, dass eine Trauerversammlung um den Sarg stand, ein Prediger an dieselbe eine Ansprache hielt unter Ausströmen pestialischen Gestankes aus dem Keller, vor welcher Versammlung Richter und Aerzte, Recognoscenten und Zuhörer vorübergehen mussten, während vielleicht gleichzeitig noch eine Leiche in den Keller eingebracht wurde.« Also Grund genug, auch in Berlin ein dem Zweck entsprechendes Leichenschauhaus zu erbauen.

Nach mehrjährigen Verhandlungen entstand schließlich zwischen 1884 und 1886 auf dem Gelände des ehemaligen Charité-Friedhofs ein Gebäude nach dem Vorbild des Pariser Morgue.

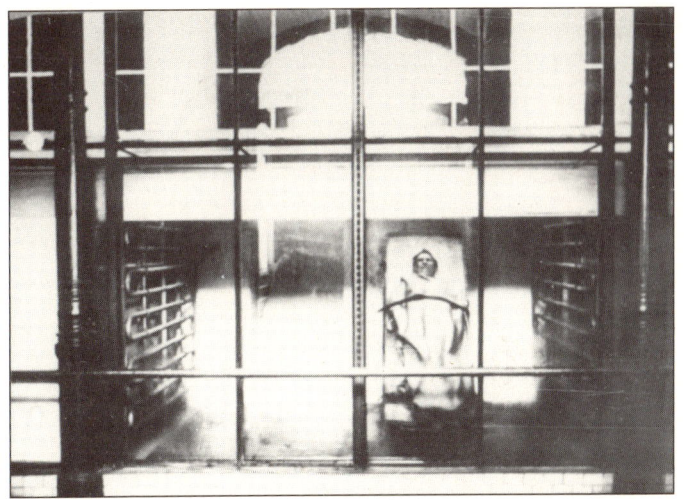

Aufgebahrte Leiche. So wurden früher unbekannte Tote den Besuchern gezeigt.

Der zweiflügelige Komplex war mit modernster Technik, darunter einer beachtlichen Kühlanlage für die Leichenaufbewahrungsräume, ausgestattet. Aus ganz Europa kamen Fachleute nach Berlin, um den Neubau und seine Inneneinrichtung kennen zu lernen. Im Mitteltrakt des Gebäudes befanden sich sieben Ausstellungsräume und der Korridor für das Publikum. Die Leichen wurden, mit ihrer Kleidung zugedeckt, auf spezielle Wagen geschnallt und in halbstehender Stellung hinter Glas gezeigt. Für Besucher war die Schauhalle von 9 Uhr bis 19 Uhr im Sommer und bis 17 Uhr im Winter geöffnet. Einem späteren Bericht zufolge brachte die Bevölkerung dem Leichenschauhaus ein reges Interesse entgegen: »Neugier und Sensationslust trieben die Berliner in Scharen zu dieser Ausstellung, und es spielten sich gelegentlich so turbulente Szenen ab, dass die Schauhalle mit Gewalt geräumt werden musste. Nach glaubwürdigen Aussagen haben die Droschkenkutscher Fremden die Schauhalle als etwas Besonderes voller Stolz vorgeführt.« Die öffentliche Ausstellung unbekannter Toter wurde alsbald durch zuverlässigere Verfahren der Identifizierung abgelöst. So konnten im Jahr 1931 die Schauhalle des Berliner Leichenschauhauses umgebaut und die Räume für andere Zwecke genutzt werden.

Um die Mitte des 19. Jahrhunderts allerdings war das Wiedererkennen einer Person die einzige Möglichkeit, einen unbekannten Toten zu identifizieren oder die Identität eines rückfälligen Verbrechers festzustellen. Besonders erfolgreich soll dabei der Begründer der Pariser Sûreté und ehemalige Galeerensträfling, François Eugène Vidocq, gewesen sein, dem man ein geradezu fotografisches Gedächtnis nachsagt. Vidocq und seine Detektive prägten sich bei so genannten Gefangenenparaden das Aussehen möglichst vieler Verbrecher ein, um die häufig unter anderem Namen auftretenden Rückfälligen wiedererkennen zu können. Gegenüber diesem Vorgehen bedeutete die Einführung der Fotografie einen wesentlichen Fortschritt. Das erste brauchbare fotografische Verfahren entwickelte der Kunstmaler Louis-Jacques-Mandé Daguerre. Im Juli 1839 kaufte der französische Staat seine Daguerreotypie an, und bereits 1841 entstand in Paris das erste so genannte Verbrecheralbum mit rund einhunderttausend Fotografien von Kriminellen. Diesem Beispiel folgten erst 1865 einige deutsche Länder, 1867 Russland und 1870 England. In Preußen wurde 1891 auch das Fotografieren unbekannter Toter zur Pflicht erhoben.

Bereits einige Jahre zuvor hatte der Angestellte der Pariser Sûreté Alphonse Bertillon ein objektives Verfahren zur Personenidentifizierung erarbeitet. Ausgehend von der Individualität menschlicher Körperproportionen, besteht das Prinzip seiner anthropometrischen Methode darin, ausgewählte Körpermaße sorgfältig zu registrieren und systematisch zu katalogisieren. Die Messwerte können dann im Bedarfsfall zu einem Vergleich herangezogen werden. Seit August 1879 bemühte sich Bertillon vergeblich, den Pariser Polizeipräfekten von der Bedeutung der Anthropometrie für die Identifizierung zu überzeugen. Auch nachdem er 1881 eine Schrift über das anthropometrische Verfahren veröffentlicht hatte, änderte sich nichts. Erst spektakuläre Erfolge bei der Wiedererkennung vorbestrafter Verbrecher führten Ende 1884 zu dem Entschluss, von nun an die Häftlinge in den französischen Gefängnissen nach der Methode von Bertillon zu registrieren. Infolge ungenauer Messungen und fehlerhafter Protokollierung der Messwerte häuften sich jedoch bald Fehlidentifizierungen.

Nicht zuletzt deshalb rückte die Daktyloskopie, das Fingerabdruckverfahren, zunehmend in den Mittelpunkt des Interesses der Fachleute.

Die Fingerabdrücke für die Identifizierung zu nutzen, haben in der Neuzeit unabhängig voneinander 1877 der britische Verwaltungsbeamte William J. Herschel, 1880 der schottische Arzt Henry Faulds und 1888 der Berliner Tierarzt Wilhelm Eber vorgeschlagen.

Der Realisierung ihres Vorschlags stand zunächst noch die Erfolgsbilanz der Bertillonage entgegen. Außerdem gab es zu dieser Zeit noch Unklarheit über die Sicherheit einer Identifizierung durch den Fingerabdruck. Die entscheidenden Fragen konnte der englische Naturforscher Francis Galton klären. Im Jahr 1892 erschien sein grundlegendes Werk »Finger prints«. Galton stellte darin fest, dass die Fingerbeerenmuster individuelle Merkmale sind, über das ganze Leben konstant bleiben und sich nach dem Mustertyp klassifizieren lassen. Das erste praktikable Klassifizierungssystem geschaffen zu haben, ist das Verdienst des Polizeiinspekteurs der damaligen britisch-indischen Provinz Bengalen, Edward Henry. Gegen Ende des Jahres 1896 entwickelte er sein System zur Registrierung von Fingerabdrücken, und die nach folgende Erprobung wurde zu einem vollen Erfolg. Damit war die entscheidende Voraussetzung für eine Übernahme der Daktyloskopie in die Identifizierungspraxis geschaffen. In Europa begann 1901 Scotland Yard mit der Einrichtung einer Fingerabdruckkartei, und im Jahr 1903 folgte Deutschland, wo die Dresdener Kriminalpolizei am 1. April den Anfang machte. Der Siegeszug der Daktyloskopie um die Welt hatte begonnen.

Doch weder die Signalementslehre, zu der die Bertillonage gehört, noch die Daktyloskopie sind gerichtsmedizinische Identifizierungsmethoden. Ebenso ist die Feststellung der Identität Lebender prinzipiell keine gerichtsärztliche Aufgabe. Eine Mitwirkung dabei kann beispielsweise zur Beurteilung von Krankheiten und deren Folgezuständen erforderlich sein. Das eigentliche Aufgabengebiet des Gerichtsmediziners umfasst die Untersuchung von Skeletten und Leichenteilen sowie die Feststellung der Identität unbekannter Toter.

Knochen ohne Geheimnis

Bereits Ludwig Julius Caspar Mende formulierte in dem 1829 erschienenen fünften Teil seines Werkes »Ausführliches Handbuch der gerichtlichen Medizin« wichtige Fragen, die der Gerichtsarzt bei der Begutachtung von Skeletten beantworten muss:

»1. Ob man es auch wirklich mit Knochen von Menschen, und nicht vielmehr von Thieren, oder untermischt mit Menschen- und Thierknochen, zu thun hat.

2. Ob alle vorliegenden Knochen zu einem oder zu mehreren Skeletten gehören. Im letzteren Falle müssen alle die zusammenpassen auch, in der gehörigen Ordnung, zusammengelegt, alle übrigen aber sorgfältig davon getrennt werden.

3. Auf welches Alter des Verstorbenen die miteinander übereinstimmenden Knochen schließen lassen.

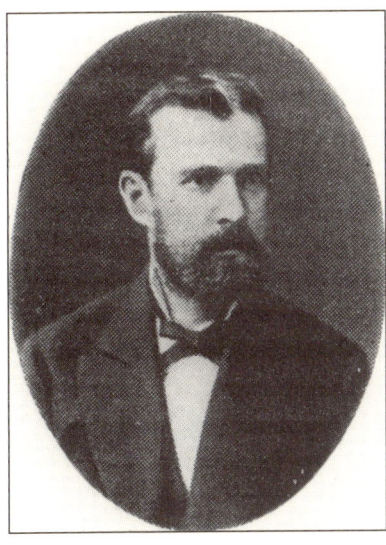

Der Gerichtsvollzieher
Alphonse Gouffé
verschwand am 26. Juli
1889 aus Paris.

4. Ob sie einem Manne oder Weibe zugehört haben.

5. Ob sich Spuren von Krankheit oder Verletzungen daran befinden.

6. Wie lange sie wohl schon gelegen haben?«

Darüber hinaus ist es unerlässlich, auch die Körpergröße zu bestimmen. Die Beziehungen zwischen der Länge einzelner Gliedmaßenknochen und der Körpergröße haben erstmalig 1831 die Pariser Gerichtsmediziner Mathéo-José-Bonaventure Orfila und Octave Lesueur dargestellt. Im Jahr 1871 veröffentlichte der Wiener Anatom Karl Langer, ebenfalls in Form einer tabellarischen Übersicht, die Ergebnisse einer Studie, in die er außerdem den Schädel und die Wirbelsäule einbezog.

Nur wenige Monate nachdem 1888 der Gerichtsmediziner Etienne Rollet in Lyon seine grundlegenden Untersuchungen über den Zusammenhang zwischen Knochen- und Körperlänge abgeschlossen hatte, ereignete sich in Frankreich ein Verbre-

153

chen, durch das die forensisch-medizinischen Identifizierungsmethoden in den Blickpunkt der Öffentlichkeit gerieten.

Zunächst einmal wurde dem Verschwinden des Pariser Gerichtsvollziehers Alphonse Gouffé, das sein Schwager am 27. Juli 1889
bei der Polizei anzeigte, keine sonderliche Beachtung geschenkt.
Als der neunundvierzigjährige Witwer jedoch am 30. Juli noch
immer nicht wieder aufgetaucht war, übernahm die Pariser Sûreté die Vermisstensache. Bis zum 16. August verlief die Suche
nach Gouffé ergebnislos.

Am Tag darauf erfuhr Sûreté-Chefinspektor Goron aus Zeitungsmeldungen in zwei Provinzblättern von einem Leichenfund in dem Dorf Millery nahe Lyon. Auf eine Anfrage beim
Lokalberichterstatter der Zeitung Lanterne erhielt er die Auskunft, dass am 13. August in einem Gebüsch am Rhôneufer
ein unbekannter männlicher Leichnam gefunden und in die
Morgue nach Lyon überführt worden war. Der dortige Gerichtsarzt hatte am 14. August die Leichenöffnung vorgenommen.
Noch am selben Tag war ein Bauer beim Schneckensammeln
an einer anderen Stelle des Rhôneufers auf Teile eines hölzer-
nen Koffers gestoßen, von denen ein »typischer Leichengeruch«
ausging. Die Polizei vermutete einen Zusammenhang zwischen
dem Leichenfund in Millery und den Kofferteilen und schickte deshalb die Fundstücke ebenfalls nach Lyon. Dort entdeckte man auf dem Kofferdeckel zwei Etiketten der französischen
Staatsbahn mit der Aufschrift »Aufgabebahnhof: Paris 1231 –
Paris 27.7.188… – Expresszug 3. Bestimmungsbahnhof: Lyon-Perrache I«. Obwohl sich die letzte Ziffer nicht erkennen
ließ, behauptete der Lyoner Kommissar, dass der Koffer schon
stark verwittert sei und die Jahreszahl folglich 1888 heißen
müsse. Durch einen weiteren Fund am 16. August bestätigte sich die bereits vermutete Zusammengehörigkeit von Leiche und Koffer. Genau da, wo der Tote gelegen hatte, fand ein

Straßenwärter einen Schlüssel, der in das Schloss des Koffers passte.

Bei der Leichenöffnung am 14. August konnten als Anhaltspunkte für die Identifizierung neben Geschlecht und geschätztem Alter eine Körpergröße von 1,70 Meter sowie schwarzes Kopfhaar und ein gleichfalls schwarzer Vollbart festgestellt werden. Außer der unwesentlichen Übereinstimmung der Barttracht wies nichts darauf hin, dass der unbekannte Tote aus Millery Alphonse Gouffé sei. Nach der Beschreibung war der vermisste Gerichtsvollzieher 1,75 Meter groß und hatte kastanienbraunes Haar. Trotzdem wollte sich Chefinspektor Goron keine Chance entgehen lassen. Auf sein Drängen hin erteilte der Untersuchungsrichter die Erlaubnis zu einer Fahrt nach Lyon. Am 21. August traten Gouffés Schwager Landry und ein Sûreté-Beamter die aussichtslos erscheinende Reise an, um in der Lyoner Morgue den Toten aus Millery zu besichtigen. Man erinnere sich an dieser Stelle an das moderne Berliner Leichenschauhaus! Nicht so in Lyon, wo eine auf der Rhône vor Anker liegende alte Barke als Morgue diente.

Es war bereits später Abend, als Landry und sein Begleiter am Rhôneufer eintrafen. Über einen schmalen Holzsteg mussten sie in die Barke hinabsteigen. Auf dem bloßen Boden lagen einige Leichen, von denen ein penetranter Gestank ausging, denn eine Kühlanlage gab es auf dem Boot nicht. Nur der trübe Schein einer Laterne beleuchtete notdürftig den Toten aus Millery. Nach einem flüchtigen Blick entschied Landry, dass dieser Leichnam nicht der seines verschwundenen Schwagers ist.

Wenig später wurde der Unbekannte auf dem Gemeindefriedhof bestattet.

In Paris liefen die Ermittlungen auf Hochtouren weiter. Auch zahllose Berichte von Vigilanten aus der Unterwelt gingen bei Chefinspektor Goron ein. Im September schließlich erreichte

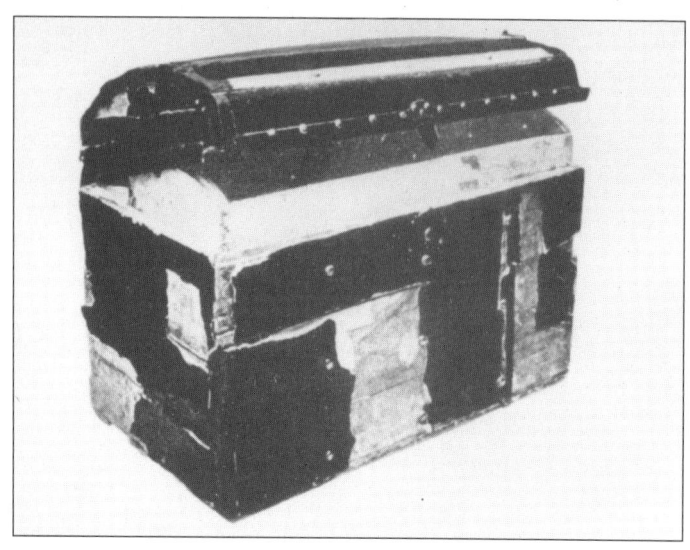

In diesem Koffer wurde Gouffés Leiche transportiert.

ihn eine Information, die seine Aufmerksamkeit erregte. Gouffé war am 25. Juli, also am Tag vor seinem Verschwinden, in einer Brasserie mit einem gewissen Michel Eyraud und einer Gabriele Bompard gesehen worden. Eyraud, der sich als Kaufmann
ausgab, betätigte sich in Wirklichkeit als Zuhälter der Prostituierten Bompard. Seit dem 27. Juli fehlte von beiden jede Spur.
Chefinspektor Goron ließ nun auch nach ihnen suchen. Anfang November wandte sich der Lyoner Untersuchungsrichter
Vial mit der Bitte um Ermittlungshilfe an seinen Pariser Kollegen Dopffer. In dem Schreiben bat Vial, ihn bei den Nachforschungen über die Herkunft der Etiketten von dem Kofferdeckel zu unterstützen. Zusammen mit dem Brief gab Dopffer die
beigelegten Aufkleber an den Chefinspektor weiter. Beim Lesen
der Aufschrift stutzte Goron. Der 27. Juli war der Tag, an dem
Gouffé als vermisst gemeldet wurde. Sollte der Koffer, zu dem
diese Etiketten gehörten, wirklich schon 1888 aufgegeben wor-

den sein, fragte sich Chefinspektor Goron. Er ließ die Registra-
turen der in Frage kommen den Gepäckannahme überprüfen.
Seine dunkle Ahnung erfüllte sich. Unter dem Datum vom 27.
Juli 1888 gab es überhaupt keine Nummer 1231. Für jenen Tag
des Jahres 1889 hingegen fand sich eine Eintragung, die wie folgt
lautete: »27. Juli 1889, Zug Nr. 3, 11.45 Uhr vormittags, Nr. 1231.
Bestimmungs bahn hof: Lyon-Perrache. Ein Gepäckstück, Gewicht 105 Kilo.« Jetzt hatte Chefinspektor Goron nur noch ein
Ziel, er musste in Lyon die Exhumie rung der Leiche aus Millery erwirken. Von einem Inspektor begleitet, reiste Goron sofort ab. Den beiden Sûreté-Beamten gelang es nur mit großer
Mühe, die Bedenken des Lyoner Staatsanwalts zu zerstreuen.

Letztlich erteilte dieser aber seine Zustimmung. Mit der Exhumierung wurde Jean-Alexandre-Eugène Lacassagne, Professor für Gerichtliche Medizin an der Universität Lyon, beauftragt.
Am 13. November begann Lacassagne mit den Untersuchungen, die neun Tage in Anspruch nehmen sollten. Die sorglos aus-
geführte erste Obduktion erschwerte seine Arbeit an dem inzwischen weitgehend zersetzten Leichnam zusätzlich. Aus den
Weichteilresten des Halses präparierte Lacassagne den Kehlkopf
frei und stellte Brüche der beiden oberen Schildknorpelhörner
fest. Daraus schloss er auf eine Strangulation als Todesursache.

Nun kam das Entscheidende, nämlich der Versuch, die Identität des Toten aus Millery zu klären. Lacassagne befreite das Skelett von den unbrauchbaren, zersetzten Weichteilen und maß die
gereinigten Arm- und Beinknochen. Aus den Messwerten er-
rechnete er als Körpergröße des Unbekannten einen Mittelwert
von 1,785 Meter, der jedoch nicht mit der angegebenen Größe
Gouffés übereinstimmte. Aber Chefinspektor Goron wollte sich
nicht geschlagen geben. Telefonisch nahm er mit der zuständigen Pariser Militärdienststelle Verbindung auf. Gouffés Muste-
rungskarte war noch vorhanden und enthielt die Größenanga-
be – 1,78 Meter!

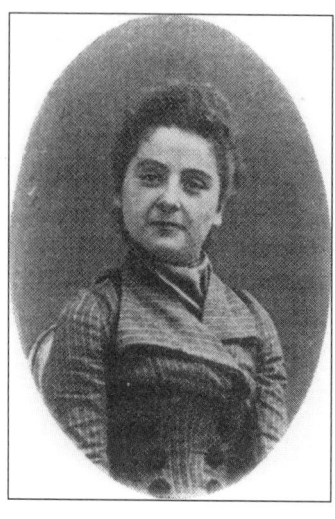

Die Mörder Gouffés:
Gabriele Bompard …

Als noch weitaus wichtiger erwies sich die eingehende Untersuchung der Knochen beider Beine. Lacassagne fand an der rechten Kniescheibe und am rechten Fuß im Gelenkbereich zwischen Sprungbein und Fersenbein krankhafte Veränderungen. Allein zwischen den Fußwurzelknochen beider Seiten bestand eine Gewichtsdifferenz von zehn Gramm zu Gunsten der gesunden linken Seite. Die ganze Knochenbeschaffenheit ließ erkennen, dass die Muskulatur des rechten Beins unterentwickelt gewesen sein musste. Lacassagne erläuterte Chefinspektor Goron diese Befunde. Als Ursache für die festgestellten Deformationen war vorrangig an entzündliche Prozesse zu denken. Infolgedessen blieben die Knochen und Muskeln des rechten Beins in ihrer Entwicklung zurück. Der Gang des Unbekannten, resümierte Lacassagne, musste hinkend gewesen sein.

Erneut bat Goron in Paris um Unterstützung. Gouffés Arzt, Verwandte und sein Schuhmacher wurden befragt. Sie bestätigten, was Lacassagne aus den Skelettveränderungen erschlossen hatte.

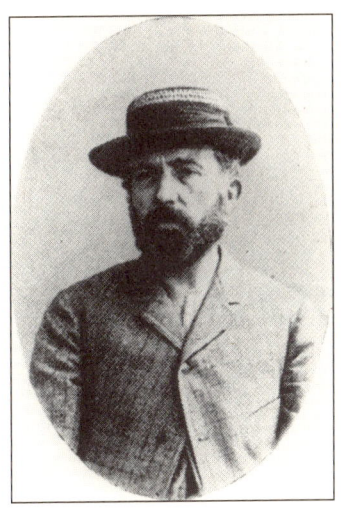

... und ihr Geliebter Michel Eyraud.

Gouffé litt als Kind nach einem Sturz an einer langwierigen Entzündung des Fußgelenks. Wegen einer entzündlichen Flüssigkeitsansammlung im Kniegelenk musste er wiederholt ärztlich behandelt werden. Ebenso traf es zu, dass Gouffé leicht hinkte.

Doch ein Widerspruch zwischen der Personenbeschreibung des vermissten Gerichtsvollziehers und dem Toten aus Millery bestand noch immer. Alle, die Gouffé kannten, gaben übereinstimmend an, er habe kastanienbraunes Haar gehabt. Die Haare der Leiche dagegen sahen schwarz aus. Lacassagne griff zu einem einfachen, aber wirkungsvollen Mittel. Er wusch das Leichenhaar mehrfach mit Seifenlauge und – es wurde kastanienbraun.

Zur Sicherheit wollte Lacassagne noch einen mikroskopischen Vergleich vornehmen. Chefinspektor Goron ließ aus Paris Gouffés Haarbürste herbeischaffen. Die Messungen der Haardicke unter dem Mikroskop ergaben eine völlige Übereinstimmung. Nachdem Lacassagne auch die übrigen Vergleichsuntersuchungen erfolgreich beendet hatte, ließ er Chefinspektor Goron und

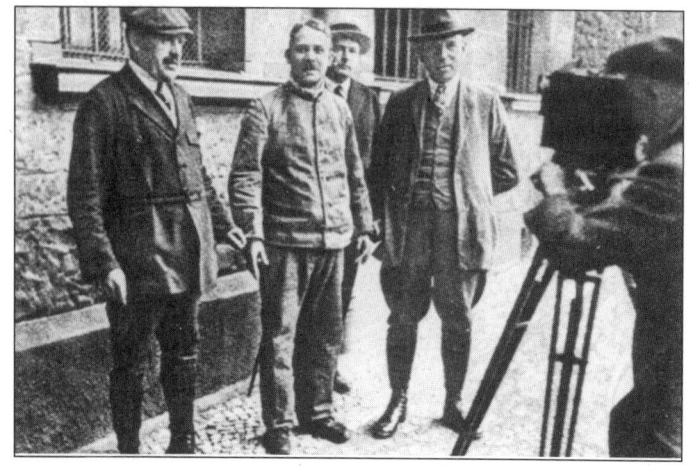

Der Serienmörder Fritz Haarmann (Zweiter von links) auf dem Gefängnishof in Hannover mit Bewachern vor einer Kamera.

seinen Begleiter am 21. November zu sich kommen. Lacassagne verkündete das Ergebnis mit den Worten: »Meine Herren, ich übergebe Ihnen Monsieur Gouffé.«

Nun, da die Identität des Toten geklärt war, setzte Chefinspektor Goron die Ermittlungen zielstrebig fort. Bis zum 25. November fertigten Handwerker in seinem Auftrag eine originalgetreue Kopie des in Millery gefundenen Koffers an. Die Nachbildung ließ Goron in der Pariser Morgue ausstellen. Daneben wurde ein Schild mit Fragen angebracht. Das Publikum sollte mitteilen, wo dieser Koffer hergestellt oder verkauft worden sein konnte.

Schon am 26. November meldete sich ein Koffermacher bei der Polizei. Es müsse sich, so erklärte er, bei dem Original um ein englisches Fabrikat handeln.

Noch eine zweite Spur führte nach England. Von einem in London lebenden Franzosen erhielt Chefinspektor Goron einen Brief. Der Mann konnte sich erinnern, dass Logiergäste von

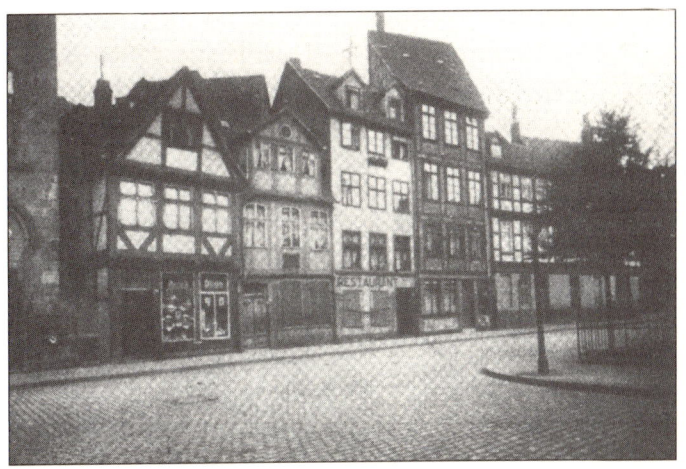

In der Altstadt von Hannover bewohnte Haarmann eine Dachkam-
mer im Haus Rote Reihe 2 (Kreuz).

ihm, ein gewisser Michel und dessen Tochter, im Juni bei der
Londoner Firma Zwanziger einen solchen Koffer gekauft hatten, wie er in der Pariser Morgue ausgestellt war. Etwa Mitte Juli
seien die Michels abgereist.

Mit Fotografien des Koffers fuhr ein Inspektor der Sûreté nach
London. Ein Verkäufer der Firma Zwanziger bestätigte den brief-
lich zugegangenen Hinweis. Das fragliche Stück hatte ein älterer
Franzose erworben, der sich in Begleitung einer jungen Frau befand. Als der Sûreté-Beamte mit dieser Nachricht zurückkehrte, entschloss sich Chefinspektor Goron, selbst nach England zu
reisen. In London erfuhr er von einer Bekannten des Vermie-
ters, dass Michel in Wirklichkeit Eyraud hieß und sich nicht mit
seiner Tochter, sondern mit seiner Geliebten Gabriele Bompard
dort aufgehalten hatte. In dem Moment, als Chefinspektor Goron diese Namen hörte, fiel ihm sofort der Bericht des Vigilanten vom September ein. Am Tag vor seinem Verschwinden war
Gouffé in Begleitung des Pärchens Michel Eyraud und Gabrie-

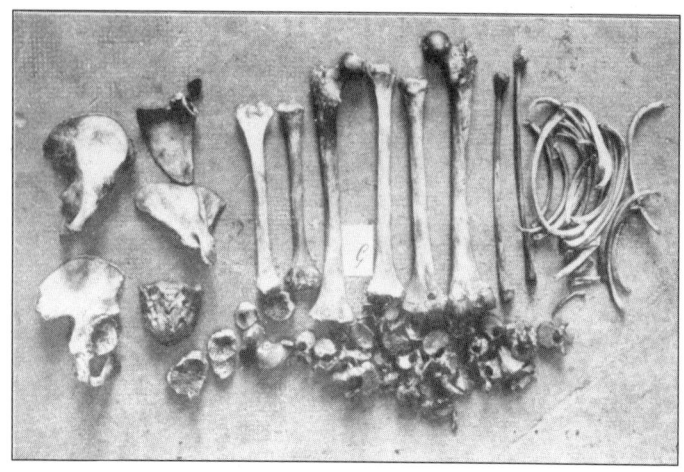

Skelettteile der Opfer Haarmanns. Insgesamt wurden 285 Menschenknochen aus dem Flussbett der Leine geborgen.

le Bompard gesehen worden. Zwei Tage später waren auch sie spurlos aus Paris verschwunden.

Obwohl die Fahndung nach den beiden schon seit Wochen lief, konnte ihr Aufenthaltsort nicht ermittelt werden. Da erreichte Chefinspektor Goron am Morgen des 16. Januar 1890 erneut ein Brief. Das Schreiben kam diesmal aus New York, und der Absender hieß Michel Eyraud. Durch Fahndungsmeldungen in den Zeitungen offenbar nervös geworden, versuchte er mit dem Brief, Goron von seiner Unschuld zu überzeugen. Er, Eyraud, sei ein Freund des Gerichtsvollziehers gewesen. Wenn ihn jemand getötet habe, dann seine Exgeliebte Bompard. »Sie hat Gouffé«, schrieb Eyraud, »sehr wohl durch einen ihrer zahlreichen Liebhaber ermorden lassen können«.

Nach dieser ersten erlebte Chefinspektor Goron noch eine zweite, viel größere Überraschung. Am Vormittag des 22. Januar erschien in seinem Dienstzimmer, begleitet von einem Amerikaner, Gabriele Bompard. Ihr neuer Geliebter erzählte Goron

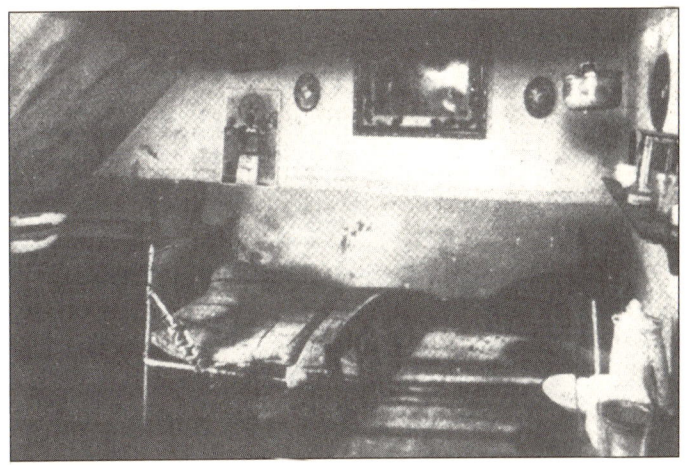

Die Dachkammer, in der Haarmann etwa 20 seiner Opfer tötete und zerstückelte.

eine rührselige Geschichte. Seit Langem habe Eyraud Gabriele gezwungen, für Geld mit anderen Männern zu schlafen. Freilich hatte auch Gouffé zu ihren Kunden gehört, sein Mörder aber sei Eyraud. Er habe den Gerichtsvollzieher umgebracht und Gabriele nur als Lockvogel benutzt. Goron hörte sich alles geduldig an, dann nahm er die Liebesdienerin fest.

Nur mühsam gelang es dem Chefinspektor, von der Bompard den wirklichen Ablauf der Tat zu erfahren. Doch Goron ließ nicht locker, bis sich nach zahllosen Vernehmungen Anfang Februar erstmalig der Tathergang aus ihren Aussagen zusammenhängend rekonstruieren ließ. Eyraud hatte beschlossen, Gouffé zu berauben. Gabriele Bompard wusste das, so gestand sie ein, und sollte ihm dabei helfen. Ihre Wohnung wurde zunächst für den Anschlag präpariert. Eyraud schraubte einen Eisenhaken in einen Deckenbalken, zog ein Seil hindurch und befestigte an dessen einem Ende einen weiteren Haken. Als die Bompard am Abend des 26. Juli Gouffé empfing, stand das Bett, in dem sich beide vergnügen sollten, mit dem Kopfende unter dieser Konstruktion und zugleich nahe einem Vorhang. In dem dahinter gelegenen Alkoven verbarg sich Eyraud.

Bloß mit einem Morgenmantel bekleidet, legte sich die Bompard zu Gouffé ins Bett. Schon hatte sie den Gürtel des Negligés, eine Kordel, abgenommen und es geöffnet. Mit einigen verspielten Bewegungen legte sie Gouffé die Kordel um den Hals. Auf diesen Moment hatte Eyraud gewartet. Er ergriff die Kordelenden, befestigte sie an dem herabhängenden Haken und zog mit ganzer Kraft am Seil. Gouffé begann zu schreien. Eyraud umfasste rasch mit seinen Händen den Hals Gouffés und erwürgte ihn. Danach legte er den Toten, sorgfältig mit Wachstuch verpackt, in den Holzkoffer. Am nächsten Tag brachten beide den Koffer mit der Eisenbahn nach Lyon, von dort nach Millery und entledigten sich ihres Gepäcks am Rhôneufer. Chefinspektor Goron nahm die Geschichte jedoch nicht hin, ohne immer wieder Einzelheiten zu überprüfen.

Mehrmals fuhr er in die Wohnung der Bompard. Dort fand Goron am Deckenbalken den Eisenhaken und Teile des Seils, die für den Anschlag auf Gouffé angebracht worden waren.

Zu dieser Zeit, Anfang Februar 1890, fehlte von Eyraud noch immer jede Spur. Erst Mitte Mai erkannte ihn in Havanna ein dort lebender Franzose. Eyraud wurde von der kubanischen Polizei festgenommen und kurz darauf an Frankreich ausgeliefert.

Der Prozess gegen Michel Eyraud und Gabriele Bompard wegen Mordes an Alphonse Gouffé begann am 16. Dezember 1890 vor dem Assisenhof in Paris. Während sich Eyraud von vornherein in einer völlig aussichtslosen Lage befand, versuchte die Bompard mit Hilfe eines einfallsreichen Verteidigers, wenigstens ihren Kopf zu retten. Am Abend des 20. Dezember verkündete der Gerichtspräsident das Urteil: Todesstrafe für Eyraud und zwanzig Jahre Zwangsarbeit für seine Komplizin. Michel

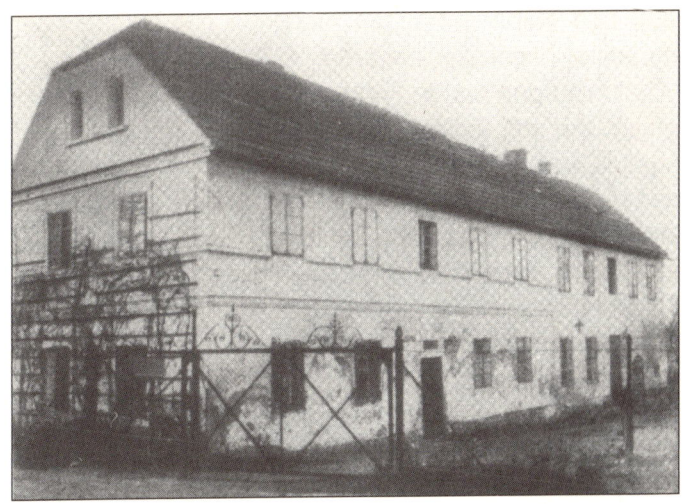

Das Haus Teichstraße 10 am Stadtrand von Münsterberg. Im Parterre wohnte Denke

Eyraud wurde am 2. Februar 1891 vom Pariser Henker Deibler enthauptet.

Die entscheidende Voraussetzung für die Aufklärung des Mordes an Gouffé war die Identifizierung des Toten aus Millery. Lacassagnes Schüler Rollet hatte durch seine wissenschaftliche Vorarbeit zu diesem Triumph der Gerichtsmedizin beigetragen. So wie die Rekonstruktion der Körpergröße konnten auch die anderen Identifizierungsmethoden weiter vervollkommnet werden. Und es fehlte nicht an Verbrechen, die immer wieder aufs Neue die Gerichtsmediziner vor komplizierte Aufgaben stellten.

»Hier ruht der Massenmörder Haarmann« – eine solche Inschrift für seinen Grabstein wünschte sich der Mann, der im Jahr 1924 nicht nur Hannover in Angst und Schrecken versetzte.

Spielende Kinder entdeckten am 17. Mai in der Leine einen menschlichen Schädel. Drei Tage später folgte ein ebensolcher

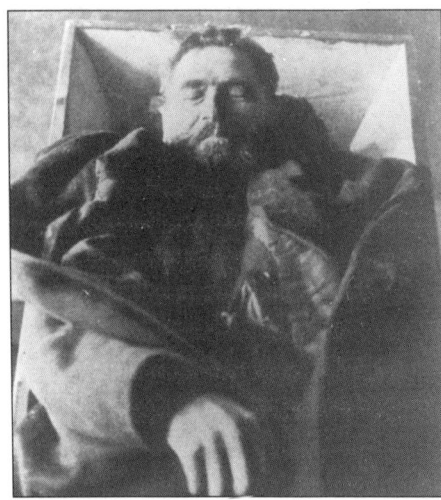

Fund an gleicher Stelle. Zwei weitere Schädel wurden am 13. Juni aus der Leine geborgen. Von der gerichtsärztlichen Feststellung, dass in allen vier Fällen der Kopf »in gleicher Weise mit einem scharfen Instrument vom Rumpf getrennt« worden war, leitete sich der Verdacht auf Morde durch ein und denselben Täter ab. Die Altersschätzung »nicht über 20 Jahre« und vor allem die Geschlechtsdiagnose »männlich« veranlassten die Kriminalpolizei, den Täter in homosexuellen Kreisen zu suchen. Der Verdacht richtete sich sogleich gegen den stadtbekannten Homosexuellen Fritz Haarmann, den man schon einige Jahre zuvor verschiedentlich mit dem Verschwinden junger Männer in Zusammenhang gebracht hatte. Die Polizei begann am 18. Juni, Haarmann intensiv zu überwachen. Von einer Festnahme wurde zunächst abgesehen, da die Verdachtsmomente wiederum nicht ausreichend erschienen.

Wenige Tage nach Aufnahme der Beobachtung, in der Nacht vom 21. zum 22. Juni, kam Haarmann, der sich seit Jahren als Vigilant betätigte, mit dem fünfzehnjährigen Kurt Fromm zur

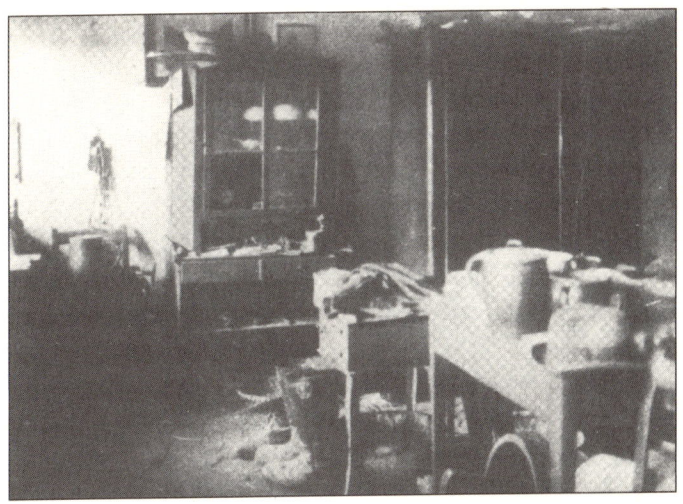

In dem unbeschreiblich verschmutzten und verkommenen Zimmer Denkes standen Töpfe mit gekochtem Menschenfleisch.

Polizei. Der Jugendliche, so behauptete Haarmann, sei ein Herumtreiber und besitze keine Papiere. Fromm erklärte seinerseits, dass Haarmann ihn sexuell missbraucht und sogar mit einem Messer bedroht habe. Diese Aussage bot Gelegenheit, Haarmann endlich festzunehmen.

Die daraufhin vorgenommene Durchsuchung seiner Wohnung, einer Dachkammer im Haus Rote Reihe 2 in der Altstadt von Hannover, brachte die Ermittlungen jedoch kaum voran. Es wurden nur einige Bekleidungsstücke und etwas Wäsche – anscheinend von jungen Leuten – gefunden. Da Haarmann zusammen mit seinem Komplizen Hans Grans einen Altwarenhandel betrieb, reichten die sichergestellten Sachen allein nicht aus, beide des Mordes zu überführen. Deshalb ließ die Polizei in der Presse eine Aufforderung an die Bevölkerung veröffentlichen, die Schädel aus der Leine und die beschlagnahmte Kleidung zu besichtigen sowie jegliche von Haarmann oder Grans gekaufte

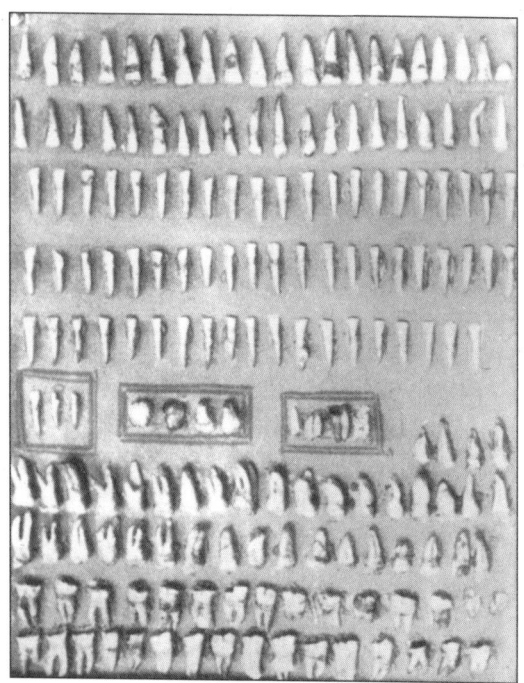

Ein Teil der von Denke gesammelten 351 Zähne seiner Opfer.

Garderobe vorzulegen. Außerdem vernahmen Kriminalbeamte nach und nach zahlreiche Personen aus dem Bekanntenkreis Haarmanns. So waren auch am 1. Juli wiederum gleich mehrere Zeugen zur Vernehmung geladen worden. Der Zufall wollte es, dass im Polizeipräsidium die Eltern des seit April 1924 vermissten achtzehnjährigen Lehrlings Robert Witzel mit Haarmanns letzter Wirtin Elisabeth Engel und deren Sohn zusammentrafen. Frau Witzel erkannte in dem Anzug, den der junge Mann trug, mit Bestimmtheit die Bekleidung ihres Sohnes wieder. Auf Befragen gab Frau Engel an, den Anzug von Haarmann gekauft zu haben. Als dem Beschuldigten diese Tatsache vorgehalten wurde, brach er zusammen und gestand die Tötung Witzels und weiterer junger Männer ein.

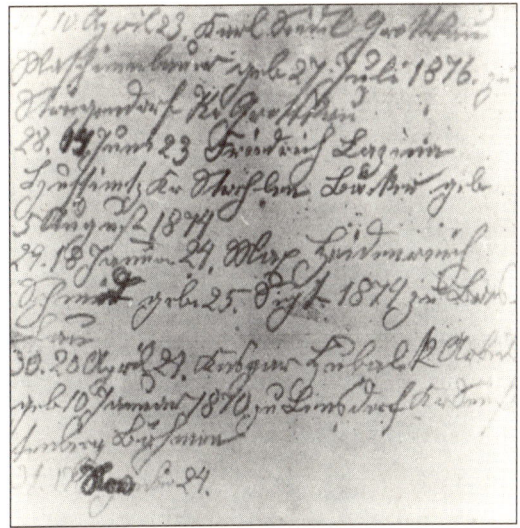

Das letzte Blatt der von Denke geführten Totenliste.

Im Juli nahm die Polizei eine systematische Suche nach den Überresten der Opfer Haarmanns auf. Er hatte angegeben, die meisten der Getöteten zerstückelt und in die Leine geworfen zu haben. Bei der Suchaktion konnten insgesamt zweihundertfünfundachtzig Knochen aus dem Flussbett geborgen werden. Die Untersuchung der Skelettteile unter Leitung des Gerichtsarztes Alex Schackwitz ergab, dass sich darunter zweiundzwanzig rechtsseitige Oberschenkelknochen befanden. Sämtliche Knochen stammten, soweit beurteilbar, von jungen Männern. Wie sich später herausstellte, war das jüngste Opfer Haarmanns zehn und das älteste zweiundzwanzig Jahre alt.

Das Bekanntwerden der Mordserie gab Anlass zu manchen ungeheuerlichen Spekulationen. Insbesondere ein Gerücht bewegte lange Zeit die Gemüter. Es unterlag keinem Zweifel, dass Haarmann einen gut gehenden Handel mit billigem Fleisch betrieb. Der Beweis für einen Verkauf von Fleisch seiner Opfer zum menschlichen Verzehr konnte aber nicht erbracht werden. Andererseits ließ sich seine Bezugsquelle ebenso wenig ermitteln.

Der Prozess gegen Haarmann und Grans fand im Dezember 1924 vor dem Landgericht Hannover statt. Während der Voruntersuchung waren einhundertachtzig Vermisstenanzeigen hinsichtlich einer möglichen Täterschaft Haarmanns bearbeitet worden, die sich in einhundertfünfzehn Fällen ausschließen ließ. Nach eingehender Überprüfung der übrigen Anzeigen erhob die Staatsanwaltschaft Anklage wegen Mordes in siebenundzwanzig Fällen. Das Gericht gelangte aufgrund der im Prozess vorgelegten Beweismittel zu der Auffassung, dass Haarmann zwischen September 1918 und Juni 1924 mindestens vierundzwanzig Morde begangen hat. Unklar blieb, auf welche Weise er seine Opfer tötete. Haarmann machte dazu unterschiedliche Aussagen.

Zuerst konnte er sich angeblich nicht erinnern, während er später behauptete, er habe seinen Opfern »die Kehle durchgebissen«. Wo das misslang, habe er sie erwürgt. Kaltblütig und bis in alle Einzelheiten schilderte Haarmann, wie er die Toten zerstückelte und beseitigte. Merklich erfreute er sich während der Verhandlung seiner zweifelhaften Berühmtheit. Am 19. Dezember 1924 ging das makabre Schauspiel zu Ende. Das Gericht verurteilte Haarmann wegen Mordes in vierundzwanzig Fällen vierundzwanzigmal zum Tode. Wegen Anstiftung und Beihilfe zum Mord erhielt Hans Grans ebenfalls die Todesstrafe, später umgewandelt in eine langjährige Zuchthausstrafe. Im Gefängnishof des Landgerichts Hannover wurde Fritz Haarmann am 15. April 1925 um 6 Uhr enthauptet.

Die Alters- und Geschlechtsbestimmung an den Fundschädeln waren im Fall Haarmann richtungweisend.

Für eine Altersschätzung am Schädel eignet sich besonders das Gebiss, und zwar im jüngeren Lebensalter der Stand des Zahndurchbruchs, später die Abnutzungs- und Umbauerscheinungen an Zähnen und Kieferknochen. Vom gerichtsärztlichen

Standpunkt aus hat sich mit der Abnutzung der Zahnsubstanz als Erster der Franzose Louis-François-Emmanuel Rousseau in einem 1839 erschienenen Buch befasst. Die Umbauvorgänge an den Zahnwurzeln als Kriterium für eine Altersschätzung untersuchte erstmalig Paul Lefèvre. Vor der Königlich-Belgischen Akademie der Wissenschaften gab er 1853/54 seine Ergebnisse bekannt. Neben Farb- und Gefügeveränderungen beobachtete Lefèvre bei zunehmen dem Alter einen stärker werdenden Zementmantel an der Außenseite der Zahnwurzel. Zugleich verengt sich im Inneren die Zahnhöhle durch Ablagerung von so genanntem Sekundärdentin.

Immer wieder mussten die Gerichtsmediziner jedoch die betrübliche Erfahrung machen, dass keine der bekannten Zahnveränderungen für sich allein eine hinreichend genaue Altersschätzung erlaubte. Schließlich hatte der Schwede Gösta Gustafson die entscheidende Idee. Er fasste sechs Merkmale der Gebissabnutzung zu einem komplexen Verfahren zusammen. Unter dem Titel »Altersbestimmung an Zähnen« veröffentlichte er 1955 darüber die erste Arbeit in deutscher Sprache. Neben der Abkauung, der Stärke des Zementmantels an der Zahnwurzel und der Sekundärdentineinlagerung berücksichtigte Gustafson auch den Schwund des Zahnbetts sowie die Transparenz und die Resorptionserscheinungen im Wurzelbereich. Methodisch ein wenig verändert, hat sich das Additionsverfahren von Gustafson als überaus leistungsfähig erwiesen.

Einige Geschlechtsunterschiede am Schädel des Menschen beschrieb als Erster 1718 der Löwener Anatom Philippe Verheyen.

Gegen Ende des 19. Jahrhunderts waren schon über fünfzig, darunter so wichtige Unterscheidungsmerkmale wie Augenbrauenbogen, Stirnprofil und Hinterhauptsrelief bekannt. Seither ist eine Vielzahl von Einzelmerkmalen, aber auch von Schädelmaßen überprüft worden. Durch derartige Studien kamen weitere Kriterien für eine Geschlechtsbestimmung am menschlichen Schädel mit großem diagnostischem Wert hinzu. Sosehr die Verbrechen Haarmanns die Öffentlichkeit auch erregten, wurden die Geschehnisse schon wenige Monate später dennoch übertroffen. In Münsterberg lebte seit mehr als dreißig Jahren der Junggeselle Karl Denke. Er bewohnte am Stadtrand, in der Teichstraße 10, zusammen mit einer Lehrerfamilie und einem Händlerehepaar sein eigenes Haus. Unter den Einwohnern der schlesischen Kleinstadt galt er als gutmütig und mildtätig und wurde allgemein Vater Denke genannt. Seine Inhaftierung kurz vor Weihnachten 1924 rief bei zahlreichen Bürgern Empörung hervor. Sie fanden es unerhört, dass die Polizei auf die Aussagen eines Landstreichers hin einen harmlosen alten Mann einfach festnahm.

In der Tat klang die Geschichte, die der bettelnde Wanderbursche Vinzenz Olivier am 21. Dezember auf der Polizeiwache in Münsterberg vortrug, ein wenig fantastisch. Er gab Folgendes zu Protokoll: »Am Sonnabend, dem 20. Dezember, kam ich nach Münsterberg und übernachtete in der ›Herberge zur Heimat‹.

Am Sonntag gegen 11 Uhr ging ich aus der Herberge fort in der Absicht, mich in der Stadt nicht aufzuhalten, sondern außerhalb derselben zu betteln. So kam ich auch in das Haus Teichstraße 10, wo ich von einer Lehrersfrau 0,20 RM erhielt. Bei der nächsten Tür stieß ich auf Denke, der mich ersuchte, einzutreten und mir bedeutete, ich könne mir 20 Pfg. verdienen, wenn ich ihm einen Brief schreibe. Ich sagte zu, ging hinein und legte meinen Hut auf einen niedrigen Schrank, während Denke einen Stuhl an den Tisch rückte. Nun setzte ich mich und erhielt von Denke einen Briefbogen und einen Bleistift. Da auf dem Tische nur stark bestaubte Papiere lagen, suchte ich nach einer Schreibunterlage und fragte gleichzeitig: ›Haben Sie Tinte?‹ Denke sagte, diese sei zu wässrig und schreibe nicht. Auf meine Frage, ob ich darüber schreiben soll ›Münsterberg, den …‹, sagte Denke, das sei nicht nötig. Da fragte ich: ›Was soll ich denn nun schreiben?‹

Hierauf diktierte er mir den Satz: ›Adolf, Du dicker Wanst ...‹ Als ich ›Ado‹ geschrieben hatte, musste ich unwillkürlich lachen und drehte mich um. Das rettete mir das Leben, denn in demselben Augenblick traf mich die Spitzhacke des Denke.« Olivier konnte gerade noch ausweichen und wurde nur leicht an der rechten Schläfe verletzt. Seine Hilferufe hörten Hausbewohner, die ihn aus den Händen Denkes befreiten. Sie drängten Olivier, der eine Bestrafung wegen Bettelns zu fürchten hatte, trotzdem den Vorfall der Polizei zu melden. Außer der Anzeige des Landstreichers lagen zu diesem Zeitpunkt keinerlei Verdachtsmomente gegen Denke vor. Dessen ungeachtet war Olivier nicht von seiner Aussage abzubringen. Da sich der wahre Sachverhalt scheinbar nicht klären ließ, wurde auch Denke festgenommen. Noch am Abend desselben Tages erhängte er sich mit einem Taschentuch in seiner Zelle. Um festzustellen, ob Denkes Hinterlassenschaft für die Beerdigung ausreicht, erfolgte am 23. Dezember die Aufnahme seines Nachlasses. Die Durchsuchung von Haus und Nebengebäuden führte zu einer schaurigen Entdeckung nach der anderen.

Gleich zu den ersten Funden gehörte ein großer Holzbottich, der mit fünfzehn eingesalzenen Fleischstücken angefüllt war. Zwei davon stammten von einer stark behaarten Männerbrust, weitere vom Bauch und aus der Gesäßregion. Drei Töpfe mittlerer Größe enthielten gekochtes Menschenfleisch in einer Soße. Von einer der offensichtlich zum Verzehr vorbereiteten Portionen fehlte bereits die Hälfte. Die Durchsuchung förderte neben weiteren Weichteilstücken auch vierhundertachtzig Knochen und dreihunderteinundfünfzig Zähne menschlicher Herkunft zu Tage.

Ferdinand Pietrusky, damals I. Assistent am Gerichtsärztlichen Institut der Universität Breslau, untersuchte die Knochen. Sie konnten wenigstens acht Menschen zugeordnet werden. Dem gegenüber ließen die Zähne, die der Direktor des

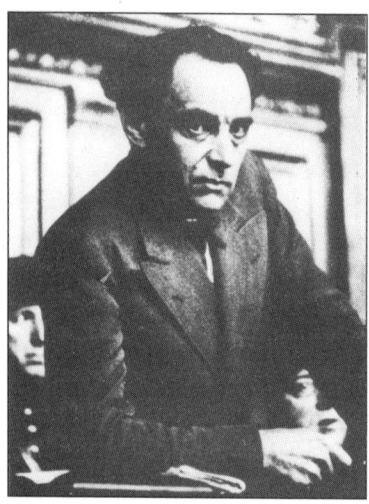

*Der Arzt Marcel Petiot
tötete während der Wirren
des Zweiten Weltkriegs
in Paris mindestens
27 Menschen.*

dortigen Zahnärztlichen Instituts, Hermann Euler, begutachtete, auf eine höhere Opferanzahl schließen. Da zwanzig linke untere Eckzähne unter den dreihunderteinundfünfzig Zähnen waren, musste es sich um mindestens zwanzig Individuen gehandelt haben. Aufschluss über die wahre Zahl der Opfer gaben fünf Notizblätter Denkes, auf denen er die Namen und zum überwiegenden Teil auch die Personalien der einunddreißig von ihm getöteten Menschen verzeichnet hatte. Die auf diesen Listen vermerkten Datumsangaben stimmten mit den Tagen des Verschwindens der notierten Personen überein. Von zwölf der Handwerksburschen fand die Polizei im Strohsack von Denkes Bett sogar noch die Ausweispapiere.

Von gerichtsmedizinischer Seite war im Fall Denke vordringlich die menschliche Herkunft der sichergestellten Haut, Muskulatur und Knochen nachzuweisen. Zur Untersuchung der Körpergewebe wurde das 1901 von Paul Uhlenhuth veröffentlichte biologische Verfahren zur Eiweißdifferenzierung mit Erfolg angewandt.

Selbst mit dem Fett aus einer in Denkes Zimmer aufgefundenen Schüssel ergab sich eine schwach positive Reaktion für das Vorhandensein von menschlichem Eiweiß. Kleinere Knochenstücke sind nicht immer durch bloße Betrachtung der anatomischen Beschaffenheit als Menschenknochen zu erkennen.

Auch in solchen Fällen lässt sich das Uhlenhuthsche Verfahren einsetzen. Dazu wird ein Extrakt aus Knochenmehl hergestellt und zum Reaktionsansatz verwendet. Eine weitere Methode zur Artbestimmung von Knochen haben 1903 die Gerichtsmediziner Blasius Kenyeres und Moses Hegyi in Kolozsvár erarbeitet. Durch mikroskopische Untersuchung von Knochenquerschliffen werden Anzahl und Anordnung sowie Form und Weite der Knochenkanälchen ermittelt, die beim Menschen und bei den einzelnen Tierarten unterschiedlich ausgebildet sind.

Im Frühjahr 1925 mietete der Rechtsanwalt George Sarret eine einsam gelegene Villa, L'Ermitage genannt, in Aix-en-Provence nördlich von Marseille. Dort wohnte er gemeinsam mit den aus Bayern stammenden Schwestern Philomene und Katharina Schmidt. Für ein luxuriöses Leben, wie sie es sich vorstellten, reichten die Einkünfte aus der Anwaltspraxis nicht aus. Als die Schulden schließlich auf eine bedenkliche Höhe angewachsen waren, kam Sarret die Idee, seine Rechtskenntnisse anderweitig zu nutzen – Versicherungsbetrug wurde das Metier der drei.

Eines Tages forderte einer ihrer Komplizen einen größeren Anteil am Gewinn, als sie ihm zugedacht hatten. Obendrein verkündete er die Absicht, mit seiner Freundin in L'Ermitage einzuziehen.

Sarret und die Schmidt-Schwestern sahen sich um ihr mühsam verdientes Geld gebracht. Deshalb beschlossen sie, das Pärchen zu töten. Noch am Ankunftstag erschossen und beraubten sie die ungebetenen Gäste.

Bei der Beseitigung der Toten ging das Verbrechertrio gründlich vor. Dazu standen vier große Korbflaschen mit konzentrierter Schwefelsäure bereit. Vorsorglich stopften sie sich Watte in die Nase, banden sich Taschentücher vor den Mund und setzten Schutzbrillen auf. Dann wurden die beiden Leichen mit den Kleidern in die Badewanne gelegt und die Schwefelsäure hineingegossen. Mit zwei dicken Glasplatten deckten sie die Wanne ab. Allmählich wandelten sich die Körper der Toten in einen dunkelgrauen, gelatineartigen, stinkenden Brei um. Nun musste nur noch die Badewanne entleert werden. Die Breimasse, mit Wasser verdünnt, schütteten sie in die Toilette und einige Ausgüsse. Einen Teil vergruben sie an verschiedenen Stellen im Garten. Niemand vermisste die Opfer, und bald waren die beiden vergessen.

Erst acht Jahre später führte ein Zufall zur Aufklärung des Verbrechens. Sarret und die Schmidt-Schwestern hatten in der Zwischenzeit ihre Versicherungsbetrügereien fortgesetzt. Eine Krankenschwester erkannte in Nizza die unter falschem Namen lebende Katharina Schmidt und gab der Polizei einen Tipp. Nach der Festnahme gestand sie auch den 1925 gemeinschaftlich begangenen Doppelmord. Am 21. Oktober 1933 wurde George Sarret von einem Schwurgericht im Departement Bouches-du-Rhône zum Tode verurteilt und am 10. April 1934 enthauptet. Jede der Schmidt-Schwestern erhielt zehn Jahre Gefängnis.

Um die Vorgänge bei der Leichenbeseitigung mittels Schwefelsäure aufzuklären, haben die Argentinier Julio R. Obiglio, Luis Cattaneo und Carlos L. Carboneschi Experimente angestellt. Ihre Ergebnisse trugen sie in der Sitzung der Gesellschaft für Gerichtliche Medizin und Toxikologie in Buenos Aires am 18. Oktober 1934 vor. Sie leisteten damit einen ersten Beitrag zum gerichtsmedizinischen Wissen über die Vernichtung eines menschlichen Körpers durch Säure. Eine Leichenbeseitigung wie in L'Ermitage, bis dahin der einzige bekannt gewordene Fall dieser Art, wiederholte sich später nur selten. Weitaus häufiger haben Täter versucht, ihre Opfer durch Verbrennen zu beseitigen.

Es begann im Frühjahr 1942, als fortwährend Pakete mit menschlichen Leichenteilen aus der Seine gefischt oder im Stadtgebiet von Paris entdeckt wurden. Eine Zuordnung zahlreicher Funde zu ein und demselben Täter war aufgrund der gleichartigen, offenbar mit anatomischer Sachkunde ausgeführten Leichenzerstückelung möglich. Obwohl damit der Kreis der Verdächtigen in gewisser Weise eingeengt werden konnte, verliefen die Ermittlungen ergebnislos. Schließlich blieben derartige Leichenteilfunde seit Mai 1943 aus.

Zehn Monate später, am 11. März 1944, durchsuchte die Polizei das Grundstück Nr. 21 in der Pariser Rue Lesueur. Nachbarn hatten sich über den Ekel erregenden Qualm beklagt, der seit einiger Zeit dem Schornstein des Hauses entströmte. Was die Polizisten in dem dazugehörigen Heizungskeller sehen mussten, übertraf an Scheußlichkeit alles vorher Erlebte. Neben dem Heizkessel und an den Kellerwänden erblickten sie aufgestapelte menschliche Leichenteile, die ihnen merkwürdig ausgedörrt vorkamen. Vor dem Feuerloch lagen in großer Zahl angekohlte Leichenteile und auf dem Heizungsrost schwelten Knochenreste. In einem alten Stallgebäude, das unmittelbar an das Haus angrenzte, stießen Polizisten auf eine große Grube, die mit Löschkalk und weiteren Leichenteilen angefüllt war. Der Täter hatte demnach seine Opfer zerstückelt, dann im Chlorkalk ausdörren lassen, um so die Leichenteile schneller verbrennen zu können. Unter Mitwirkung von Gerichtsmedizinern wurden die menschlichen Überreste geborgen. Am Ende ergab sich eine erschreckende Bilanz: zwei Unterkiefer, ein Brustbein, ein vollständiger Brustkorb, fünf Oberarmknochen, vier Unterarmknochen, drei Oberschenkelknochen und dreizehn Unterschenkelknochen. Hinzu kamen fünf Kilogramm kleinere Einzelknochen und einhundert Kilogramm nicht mehr identifizierbare menschliche Knochenreste sowie fünf Kilogramm Menschenhaar.

Bei den Untersuchungen und Berechnungen mussten die Gerichtsmediziner die zerstörende Wirkung des Kalks und die Hitzewirkung entsprechend berücksichtigen. Über Experimente mit der Verwendung von ungelöschtem Kalk als Mittel zur Leichenbeseitigung hatte erstmalig 1910 der Berliner Kriminalist Kurt Weiss berichtet. Ebenso lag eine Studie über die Knochenuntersuchung nach Einäscherung vor, die 1939 von dem Argentinier Andres S. Sein veröffentlicht worden war. Entgegen der weit verbreiteten Ansicht, die Leichen Erwachsener würden durch starke Brandeinwirkung so klein wie Puppen, beträgt die Knochenschrumpfung durchschnittlich nur etwa zehn Prozent.

Die menschlichen Überreste aus der Rue Lesueur Nr. 21 stammten von mindestens zehn Männern und Frauen. Der größte der Männer war etwa 1,80 Meter und die kleinste der Frauen etwa 1,50 Meter groß gewesen. Im Einzelnen konnte ihre Identität nicht mehr festgestellt werden. Die vergleichende gerichtsärztliche Untersuchung der Leichenteile aus dem Heizungskeller und der asservierten Fundstücke aus den Jahren 1942/43 bestätigte die vermutete Analogie in der Art und Weise der Zerstückelung.

Der Besitzer des Hauses, in dem die Polizei das Krematorium entdeckt hatte, hieß Dr. med. Marcel Petiot. Als der Arzt am Morgen des 12. März 1944 in seiner Wohnung in der Rue Chaumartin 66 festgenommen werden sollte, war er bereits geflohen.

Monatelang suchte die Polizei vergebens nach Petiot.

Die zu dieser Zeit in Paris herrschende Situation kam dem flüchtigen Serienmörder sehr zustatten. Spätestens nach der Landung der alliierten Streitkräfte in der Normandie am 6. Juni begannen nicht wenige Polizisten, sich um ihre eigene Zukunft zu sorgen. Weil sie mit den deutschen Okkupanten kollaborierten, mussten sie mit baldigen Vergeltungsmaßnahmen rechnen. So versuchte noch mancher, Anschluss an die Résistance zu finden. Nach dem Ausbruch der Alliierten aus dem Landungsraum am 31. Juli stießen die Truppenverbände rasch in Richtung Osten vor. In Paris traten die Widerstandskämpfer immer offener aus ihrer Illegalität heraus. Schließlich begann am 19. August ein Volksaufstand, der sechs Tage später mit der Kapitulation der deutschen Besatzungstruppen endete. Die Kollaborateure aus den Reihen der Polizei wurden nach und nach festgenommen. Auch der verantwortliche Oberkommissar, der die Ermittlungen gegen Petiot geführt hatte, kam in Haft.

Während der bewegten Frühjahrs- und Sommermonate fand der gesuchte Serienmörder Unterschlupf bei einem Bleigießer in der Pariser Rue Faubourg Saint-Denis, bei dem er sich als verfolgter Widerstandskämpfer ausgab. Nach der Befreiung von Paris musste Petiot notgedrungen das Versteck verlassen. Um den Preis des Überlebens spielte er seine Rolle weiter. Als Hauptmann Valéry schaffte er es noch einige Wochen, sich der Festnahme zu entziehen. Erst am 31. Oktober 1944 fiel er einem Militärgendarm auf, dem das Gesicht des vermeintlichen Offiziers bekannt vorkam. Kurz entschlossen nahm er den Verdächtigen vorläufig fest. Die Militärpolizei übergab, nachdem an der Identität kein Zweifel mehr bestand, Petiot dem Untersuchungsrichter.

Bis Anfang 1946 zogen sich die Ermittlungen gegen den Serienmörder hin. Wie viele Menschen seiner unersättlichen Geldgier zum Opfer gefallen sind, konnte nie geklärt werden. Meist waren es jüdische Bürger, die ihn voller Vertrauen um Hilfe gebeten hatten, um einer Deportation aus dem besetzten Paris in eines der Vernichtungslager zu entgehen. Petiot log ihnen vor, sie ins Ausland bringen zu können. Stattdessen tötete er in der Rue Lesueur seine nichts ahnenden Opfer meist durch eine Spritze mit Gift – Petiot sprach ihnen gegenüber von einer Schutzimpfung – und eignete sich den Besitz der Toten an.

Zwei Jahre nach der Entdeckung seiner Verbrechen stand der Serienmörder in Paris vor Gericht. Nicht zu Unrecht verglich der Anklagevertreter Petiots Gräueltaten mit den Todeslagern, indem er sagte: »Petiot hat so getötet, wie nur die Nazis in Auschwitz und Buchenwald töteten.« Wenngleich die Zahl sämtlicher Opfer unbekannt blieb, wurde Marcel Petiot wegen Mordes an siebenundzwanzig Menschen verurteilt. Der Prozess endete am 28. März 1946. Die Vollstreckung der Todesstrafe erfolgte am 26. Mai 1946 um 5.06 Uhr durch die Guillotine.

Ein Mord in der Universität

Die Erkennung des Geschlechts, die Schätzung des Alters und die Bestimmung der Körpergröße sind unerlässlich für die Identifizierung einer unbekannten menschlichen Leiche. So hat Alexandre Lacassagne im Mordfall Gouffé zunächst ermittelt, dass der Tote aus Millery ein 1,78 Meter großer Mann von etwa fünfzig Jahren war. Eine Angabe, die sicherlich auf mehrere tausend Franzosen zutraf. Deshalb musste Lacassagne nach angeborenen und erworbenen körperlichen Besonderheiten suchen. Solcherart Merkmale waren das kastanienbraune Haar Gouffés und die krankhaften Veränderungen seines rechten Beins. Außerdem stellte Lacassagne folgende Eigentümlichkeiten am Gebiss der exhumierten Leiche fest: »Die Kiefer sind stark; das Gebiss ist gut, im Unterkiefer vollständig. Hier sind die Schneide- und Eckzähne an der Rückseite schwärzlich, was anzeigt, dass das Individuum ein Raucher war. Der Oberkiefer hat noch alle Zähne, ausgenommen den ersten rechten Mahlzahn. Die zwei mittleren Schneidezähne sind groß und stark vorstehend.« Die Leichenbefunde stimmten vollständig mit den Angaben der Tochter und des behandelnden Arztes von Gouffé überein. (Sein Zahnarzt konnte nicht mehr befragt werden, weil er inzwischen verstor-

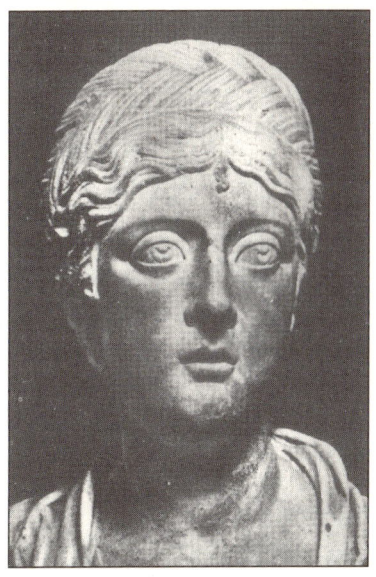

Poppaea Sabina, Geliebte und spätere Frau des römischen Kaisers Nero, ließ Nebenbuhlerinnen beseitigen. Um sicher zu gehen, beschaffte sie sich vorher Gebissaufzeichnungen und verglich diese später mit den Zähnen der Getöteten.

ben war.) Erst alle diese Identitätsmerkmale zusammen erlaubten unter Einbeziehung der polizeilichen Ermittlungsergebnisse die sichere Identifizierung von Alphonse Gouffé.

Im Allgemeinen sind die individuellen Kennzeichen der Zähne und Kiefer eines Menschen so vielfältig und charakteristisch, dass dadurch die Personenfeststellung möglich ist. Als Beweis für eine Identität müssen die Befunde an der Leiche mit den Gebiss- und Kiefermerkmalen der vermuteten Person völlig übereinstimmen. Die entsprechende Identifizierungsmethode heißt odontologischer Vergleich.

Schon um das Jahr 60 soll dieses Verfahren angewendet worden sein. Es wird berichtet, dass sich Agrippina, die Mutter des römischen Kaisers Nero, aufgrund »einiger verräterischer Zahnbefunde« von der Identität einer enthaupteten Rivalin überzeugt hat. Noch gewissenhafter ging die Geliebte und spätere Frau Neros, Poppaea Sabina, bei der gewaltsamen Beseitigung einiger

181

Nebenbuhlerinnen vor. Sie ließ den Gebisszustand der Frauen aufzeichnen, um hinterher deren Leichen zuverlässig wieder-er kennen zu können. Beide waren damit ihrer Zeit weit vor-aus, denn erst gegen Ende des 19. Jahrhunderts setzte sich der odontologische Vergleich als Identifizierungsmethode durch.

Das spurlose Verschwinden von Dr. George Parkman am 24. November 1849 sprach sich in Boston rasch herum. Einer wohlhabenden Bürgerfamilie entstammend, zählte er zu den reichsten Männern von Massachusetts. Aufgrund regelmäßi-ger Stiftungen genoss er in der Stadt großes Ansehen. So be-teiligten sich an der Suche nach ihm neben der Polizei auch seine zahlreichen Freunde und Bekannten. Eine Woche lang verliefen die Nachforschungen ergebnislos. Dr. Parkman blieb unauffindbar.

Währenddessen hatte sich herausgestellt, dass der Gesuchte am Nachmittag des 24. November letztmalig in Begleitung des Chemieprofessors Dr. John White Webster im Medizinischen Institut der Harvard-Universität von Cambridge, nahe Boston, gesehen worden war. An dieser Tatsache fand niemand etwas Ungewöhnliches. Schließlich kannte Dr. Parkman den Chemi-ker schon seit der gemeinsamen Studienzeit.

Bald verstärkte sich der unbestimmte Verdacht, dass Dr. Park-man ermordet und die Leiche irgendwo im Institutsgebäude ver-steckt sei. Deshalb begann nach einer Woche erneut die Suche in den Räumen der Universität. Der Verdacht wurde zur Ge-wissheit, als Polizisten in einem zum Laboratorium von Webs-ter gehörenden Gewölbe Teile einer menschlichen Leiche und dazwischen Taschentücher mit den Initialen Websters fanden. Überdies entdeckten sie in einer Teekiste den Brustkorb eines Mannes, einen Oberschenkel und ein Jagdmesser. Die Suche führte weiter zur Auffindung zahlreicher menschlicher Kno-chenstücke im Ofen des Laboratoriums, darunter vier Fragmente eines Unterkiefers. Die Asche aus dem Ofen enthielt außerdem 174 Gran Gold, einen ausgehöhlten menschlichen Zahn und Teile eines künstlichen Gebisses. All das wurde dem Zahnarzt Nathan Keep übergeben, der seit fünfunddreißig Jahren die Familie Parkman behandelte.

Die vier Knochenfragmente ließen sich mühelos zu einem Unterkiefer zusammenfügen, der mehrere Eigentümlichkeiten aufwies. Besonders markant waren das vorspringende Kinn und eine grubenartige Einsenkung an der linken Seite. Glücklicherweise hatte Keep das 1846 für die Herstellung von Zahnersatz angefertigte Modell von Dr. Parkmans Unterkiefer aufgehoben. Dadurch stand ihm wertvolles Vergleichsmaterial zur Verfügung. Der auffallend gestaltete Kieferknochen stimmte in allen Einzelheiten mit dem Unterkiefermodell überein.

Die eigenartigen Mundverhältnisse Dr. Parkmans hatten dem Zahnarzt bei der Anfertigung einer Unterkieferprothese seinerzeit große Schwierigkeiten bereitet. Mehrfach mussten daran Veränderungen vorgenommen werden. Schon einige Tage nach der Fertigstellung beklagte sich Dr. Parkman, dass er nicht genügend Platz für seine Zunge habe. Der Zahnarzt beschliff deshalb die Innenseite der Prothese. An diesen Korrekturen erkannte Keep die aus dem Ofen geborgenen Mineralzähne wieder. Die erhalten gebliebenen Gebissstücke waren noch groß genug, um festzustellen, wohin sie gehörten. Alle aufgefundenen Prothesenreste ließen sich in das Unterkiefermodell einpassen.

Unmittelbar nach dem Auffinden der Leichenteile hatte die Polizei Webster unter dem Verdacht des Mordes in Haft genommen. Nach der Herkunft des zerstückelten Leichnams befragt, erklärte er bei seiner ersten Vernehmung am nächsten Morgen: »Diese Teile stammen ebenso wenig von Dr. Parkman, wie sie von mir stammen.« Er könne aber nicht sagen, wer der Tote ist und wie die Leiche in seine Räume kam.

Bei der Suche im Haus Websters fanden sich Banknoten und Schuldscheine aus dem Besitz von Dr. Parkman. Die weiteren Ermittlungen ergaben, dass Webster zum ersten Mal im Jahr 1842 Dr. Parkman um ein Darlehen gebeten hatte. Er erhielt 400 Dollar, von denen er im Laufe einer längeren Zeit nur 68 Dollar zurückzahlte. Bis April 1849 nahmen die Schulden solche Ausmaße an, dass er mit der Zwangsversteigerung seines Hauses rechnen musste. Indessen bedrängte Dr. Parkman ihn ständig mit Rückzahlungsforderungen. So kam der 24. November heran. Gegen Mittag verließ Dr. Parkman seine Wohnung, um sich verabredungsgemäß mit Webster zu treffen. Danach wurde er nie wieder gesehen.

Der Prozess gegen Webster begann am 17. März 1850 vor dem Obersten Gerichtshof von Massachusetts. Der Generalstaatsanwalt vertrat die Anklage. Webster erklärte sich für nicht schuldig. Während der Schwurgerichtsverhandlung traten neben Keep und seinem Assistenten noch weitere zahnärztliche Gutachter auf. Sie bestätigten dem Gericht übereinstimmend, dass es einem Zahnarzt sehr wohl möglich ist, eine selbst angefertigte Arbeit zu identifizieren. Joshua Tucker, seit einundzwanzig Jahren im Beruf, erklärte vor den Richtern: »Ich glaube, dass ein Zahnarzt seine eigene Arbeit ebenso wiedererkennen kann, wie ein Künstler, der an einem Porträt eine Woche lang gemalt hat, das Gemälde als das seinige wiederzuerkennen vermag.«

Auch die Gutachten über die anderen Leichenteile kamen während des Prozesses zur Sprache. Daraus ging hervor, dass die Überreste des untersuchten Leichnams im Alter, in der Körpergröße und in der Konstitution ganz dem Körper von Dr. Parkman entsprachen. Die Gewissheit aber, dass der Tote niemand anderes als Dr. Parkman war, gaben den Richtern die zahnärztlichen Gutachten.

Am Abend des zwölften Verhandlungstages zogen sich die Geschworenen zur Beratung zurück und kamen rasch zu einem Schuldspruch. Die Verkündung des Urteils erfolgte am Tag darauf.

John White Webster erhielt wegen Mordes, begangen an Dr. George Parkman, die Todesstrafe. Erst nachdem seine Berufung verworfen worden war, legte er ein Geständnis ab. Bei dieser Aussage gab er zu Protokoll, dass er gehofft habe, Dr. Parkman anlässlich seines Besuchs im Institut zu einem neuerlichen Zahlungsaufschub überreden zu können. Dieser habe jedoch abgelehnt und ihn so verächtlich behandelt, dass er in Wut geraten sei. Während des heftigen Streits habe er Dr. Parkman dann erschlagen und die Leiche nach der Tat zerstückelt. An einem der letzten Tage seines Lebens – als Hinrichtungstermin stand der 30. August 1850 bereits fest – erklärte er gleichsam als Resümee: »Es entspricht dem Recht und der Gerechtigkeit, dass ich auf dem Schafott dem Urteil entsprechend sterbe.«

Im Mordfall Dr. Parkman wurde die Identitätsfeststellung durch zahnärztliche Vergleichsuntersuchungen zum ersten Mal von einem Gericht als Beweis anerkannt. Wie notwendig die Mitwirkung von Zahnärzten als Sachverständige bei der Identifizierung ist, zeigte sich besonders anlässlich der großen Brandkatastrophen gegen Ende des 19. Jahrhunderts, beispielsweise nach dem Brand des Ringtheaters in Wien 1881 und der Opéra Comique in Paris 1887. Dazu gehörte weiterhin der Großbrand im Pariser Wohltätigkeitsbasar am 4. Mai 1897, bei dem einhundertsechsundzwanzig Menschen ums Leben kamen. Die mit der Identifizierung beauftragten Zahnärzte verfügten über Schemata der Gebisse ihrer Patienten, aus denen sie auch die einzelnen Behandlungsmaßnahmen ersehen konnten. Manchmal waren es Amalgam- oder Goldfüllungen, ein anderes Mal fehlende Zähne oder Zahnersatz, wodurch die Feststellung oder der Ausschluss der Identität gelang. Nach diesen beeindruckenden Erfolgen fand der odontologische Vergleich als Identifizierungsmethode rasch Verbreitung und allgemeine Anerkennung.

Bei Experimenten mit Kathodenstrahlen entdeckte der Physiker Wilhelm Conrad Röntgen am 8. November 1895 in Würzburg eine neue Strahlungsart, für die er die Bezeichnung X-Strahlen wählte. Sehr bald erkannte er ihren Wert und erforschte innerhalb kurzer Zeit wesentliche Eigenschaften. Röntgen selbst fertigte am 22. Dezember 1895 mit den von ihm entdeckten Strahlen, die heute seinen Namen tragen, die erste Aufnahme vom Knochengerüst einer Hand. Bereits 1896 wurde das neue Verfahren zur Untersuchung des Skelettsystems, insbesondere zur Feststellung von Knochenbrüchen und Verrenkungen, an vielen Orten medizinisch genutzt.

Im selben Jahr kamen die Röntgenstrahlen erstmalig auch für einen forensisch-medizinischen Zweck zum Einsatz. In Manchester schoss ein gewisser Hargreaves Hartley am 23. April mehrmals auf seine Ehefrau. Da sie die Pistolenschüsse zunächst überlebte, wandte sich der behandelnde Arzt mit der Bitte um eine Röntgenuntersuchung an den Professor für Physik am dortigen Owens College Arthur Schuster. Dessen Assistenten C. H. Lees und A. Stanton fertigten am 29. April 1896 zwei Röntgenaufnahmen von Mrs. Hartleys Kopf. Schuster selbst entwickelte die Platten und fand drei Geschosse im Schädel abgebildet. Trotz Operation verstarb Elizabeth Ann Hartley knapp zwei Wochen später.

Die forensisch-medizinische Anwendung der Röntgenstrahlen blieb nicht lange auf den Nachweis von Projektilen und anderen Fremdkörpern im menschlichen Organismus beschränkt. Der Berliner Arzt Georg Levinsohn empfahl in seinem 1899 erschienenen Aufsatz »Beiträge zur Feststellung der Identität«, die Röntgenfotografie anstelle oder in Ergänzung zur Bertillonage zu benutzen. Statt am Körper der unbekannten Person sollten die Messungen an Röntgenaufnahmen der Knochen vorgenommen werden – ein Verfahren, das sich verständlicherweise nicht durchgesetzt hat. Es ist jedoch das Verdienst Levinsohns, als Erster auf die Möglichkeit eines Einsatzes der Röntgenstrahlen zur Personenidentifizierung hingewiesen zu haben.

Entscheidend für die erfolgreiche Anwendung der Röntgenidentifikation in der gerichtsärztlichen Praxis wurde schließlich ein anderes Verfahren. Zu einem wichtigen Aufgabengebiet der Forensischen Radiologie entwickelte sich die Identifizierung durch Röntgenbildvergleich. Die Feststellung der Personenübereinstimmung basiert bei dieser Methode auf einem Vergleich von Röntgenbildern der unbekannten Leiche oder Leichenteile mit entsprechenden, zu Lebzeiten gefertigten Röntgenaufnahmen der vermuteten Person. Dafür kann die individuelle Variabilität des gesamten Skeletts genutzt werden. An jedem Knochen gibt es Varianten der Feinstruktur, die ein Individuum unverwechselbar machen.

Zu den Skelettregionen mit einem besonderen Formenreichtum zählt der Schädel. Diese Tatsache nutzten die Amerikaner William L. Culbert und Frederick M. Law, die im Februar 1926 erstmals den Röntgenbildvergleich zur Personenidentifizierung einsetzten. Durch die völlige Übereinstimmung von dreizehn individuellen Merkmalen der Augen- und der Nasennebenhöhlen sowie von sieben weiteren im Bereich des rechten Warzenfortsatzes konnten sie die Identität einer unbekannten Leiche zweifelsfrei feststellen.

Trotz anfänglicher Erfolge wurde von der Möglichkeit eines Röntgenbildvergleichs zunächst nur wenig Gebrauch gemacht.

Besondere Verdienste um die Verbreitung und Anwendung der röntgendiagnostischen Personenidentifizierung erwarb sich der Erlanger Anatom und Radiologe Axel Neiß, dessen grundlegende Monografie »Röntgenidentifikation« im Jahr 1968 erschien.

Inzwischen ist diese Identifizierungsmethode vor Gericht als Beweis allgemein anerkannt, denn der Röntgenbildvergleich hat sich als ebenso zuverlässig wie die Daktyloskopie erwiesen.

Der Röntgenidentifikation kommt in den Fällen besondere Bedeutung zu, in denen die herkömmlichen Methoden der Personenidentifizierung versagen oder nicht eingesetzt werden können.

Das gilt beispielsweise bei fortgeschrittener Leichenfäulnis oder hochgradiger Verkohlung, wenn eine Daktyloskopie nicht mehr möglich ist. Ebenso wird die Überlegenheit des Röntgenbildvergleichs bei der Identifizierung von Leichenteilen deutlich.

Bei einem Villeneinbruch in Büderich bei Düsseldorf entwendeten Unbekannte in der Nacht zum 29. Juli 1972 Gegenstände im Gesamtwert von 1,5 Millionen DM. Aufgrund eines Hinweises richtete sich der Tatverdacht gegen den bereits mit Haftbefehl gesuchten neunundzwanzig Jahre alten Manfred Schultz und seinen gleichaltrigen Freund Hermann von der Ahe, dessen Wohnhaus in der Folgezeit observiert wurde.

Am 8. August kurz vor 12 Uhr hielt vor dem überwachten Haus ein Pkw, dem Schultz und von der Ahe entstiegen. Gemeinsam betraten beide das Gebäude. Als die daraufhin über Funk herbeigerufene Verstärkung eintraf, umstellte die Polizei das Haus. Um die Festnahme zu vollziehen, musste die Wohnungstür gewaltsam geöffnet werden. Vor den Beamten stand bleich und am ganzen Körper zitternd von der Ahe. Sein Freund Schultz lag mitten im Wohnzimmer, um den Kopf eine große Blutlache und das Gesicht mit einem blutigen Handtuch bedeckt. Als die Polizisten es anhoben, stellten sie eine völlige Zertrümmerung des Gesichtsschädels fest. Schultz war ohne jeden Zweifel tot. Unter dringendem Tatverdacht wurde von der Ahe vorläufig festgenommen.

Bei der Wohnungsdurchsuchung fand sich nahe der Leiche eine Patronenhülse des Kalibers 6,35 mm und in einem anderen Zimmer, unter Wäschestücken versteckt, eine Pistole des gleichen Kalibers. Außerdem konnte ein schwerer Hammer, der bereits abgewaschen worden war, sichergestellt werden. Das fehlende Projektil entdeckten später die Obduzenten. Es steckte im Gehirn des Toten.

Gleich bei der ersten Vernehmung gab von der Ahe an, dass nicht er, sondern ein gewisser Siegfried Tryller seinen Freund Schultz getötet habe, um ihn zu berauben. Tryller sei zuvor mit ihnen gemeinsam ins Haus gekommen. Während er, von der Ahe, etwas aus dem Keller geholt habe, sei der Raubmord begangen worden. Um nicht selbst in Verdacht zu geraten, habe er die Pistole versteckt und versucht, die Blutspuren zu beseitigen.

Tryller, ein geistig zurückgebliebener Landstreicher, war wegen kleinerer Delikte bei Polizei und Gerichten hinlänglich bekannt. Eine Fotografie von ihm wurde dem Tatverdächtigen zusammen mit Lichtbildern neun anderer Männer vorgelegt. Von der Ahe erkannte Tryller auf dem Foto und beschuldigte erneut den Landstreicher des Mordes an Schultz. Gegen Tryller erging Haftbefehl. Es begann eine intensive Fahndung nach ihm.

In diesem Zusammenhang mussten alle amtlichen Registrierungen überprüft werden. Dabei fiel auf, dass ab Anfang Dezember 1967 jegliche Bestätigung seiner Existenz fehlte, denn in der Zeit danach war er weder registriert noch von irgendjemandem gesehen worden. Sollte Tryller vielleicht gar nicht mehr am Leben sein? Die Konsequenzen für die Untersuchung des Mordes an Schultz lagen auf der Hand: Von der Ahe, der Tryller nachweislich kannte, wusste womöglich vom Tod des Landstreichers und hatte ihn gerade deshalb als Täter benannt. Falls die Vermutungen zutrafen, musste Tryllers Leiche gefunden und identifiziert werden.

Um die Jahreswende 1967/68 waren im Raum Wuppertal Leichenteile eines Mannes aufgefunden worden. Aus den Ermittlungsakten der Staatsanwaltschaft ergab sich, dass zwischen dem Verschwinden Tryllers und dem Auffinden der Leichenteile ein auffallender zeitlicher Zusammenhang bestand.

Am 15. Dezember 1967 wurden in der Ortschaft Haßlinghausen nahe der Bundesstraße 51 zwei Männerbeine entdeckt. Die Gerichtsmediziner bestimmten das Alter, errechneten die Körpergröße und stellten die Blutgruppe des Toten fest. Die polizeilichen Ermittlungen hatten noch zu keinem Ergebnis geführt, als am 6. Januar 1968 ein Spaziergänger an der Bundesstraße 326 den nackten Torso eines Mannes fand. Kopf, Beine und Hände waren scharfrandig abgetrennt. Die Gerichtsmediziner führten in ihrem Gutachten aus, dass der Torso zu den bereits von ihnen untersuchten Beinen gehörte. Als wichtigen Hinweis auf die Identität des Toten beschrieben sie eine alte Narbe auf der rechten Rumpfseite, die auf eine länger zurückliegende Bruchoperation hindeutete. Die Untersuchung des Mageninhalts ergab als Todesursache eine Vergiftung mit dem Pflanzenschutzmittel E 605 forte. Trotz der vorliegenden Anhaltspunkte konnte der Unbekannte nicht identifiziert und der Sachverhalt nicht aufgeklärt werden. Im Juni 1971 wurden die Ermittlungen ergebnislos eingestellt.

Jetzt, nach dem Tod von Schultz, erschien dieser Fall in einem anderen Licht. War der unbekannt gebliebene Tote vielleicht der wegen Mordes gesuchte Tryller? Dafür sprach das Auffinden der Leichenteile kurze Zeit nach seinem Verschwinden. Außerdem stimmten das Alter und die Körpergröße überein. Nur die Identifizierung der Leichenteile konnte noch weiterhelfen, und dazu kam als einzige Methode der Röntgenbildvergleich in Betracht.

Die Suche nach Röntgenaufnahmen begann.

Schon bald erzielten die Kriminalbeamten einen ersten Erfolg. In einem Düsseldorfer Krankenhaus fanden sie die 1965 gefertigten Aufnahmen des rechten Kniegelenks von Tryller. Die Röntgenbilder wurden zusammen mit den Ober- und Unterschenkelknochen, die im Institut für Gerichtliche Medizin in Dortmund asserviert worden waren, dem führenden forensischen Radiologen Axel Neiß in Erlangen übergeben. Im Ergebnis des Vergleichs der zu Lebzeiten Tryllers gefertigten mit den entsprechenden Röntgenaufnahmen von den Knochen des Toten stellte Neiß fest, dass die Identität zwischen dem Unbekannten und Tryller wahrscheinlich ist. Um ganz sicherzugehen, empfahl er, die übrigen Leichenteile zu exhumieren und weitere Vergleichsaufnahmen von Tryller zu beschaffen. Am 20. September 1972 wurden die in Dortmund bestatteten Teile der zerstückelten Leiche ausgegraben und zu Neiß nach Erlangen überführt. Obwohl Tryller ohne festen Wohnsitz gelebt hatte, gelang es den Ermittlern, Röntgenaufnahmen von nahezu seinem gesamten Körper herbeizuschaffen. Außerdem fanden sie im Rahmen dieser Aktion das Krankenhaus, in dem zehn Jahre zuvor eine Leistenbruchoperation rechts bei Tryller ausgeführt worden war. Die Identifizierung konnte damit zum Abschluss gebracht werden. In einem detaillierten Gutachten hat Neiß zweifelsfrei nachgewiesen, dass es sich bei dem 1967/68 in der Gegend um Wuppertal aufgefundenen zerstückelten Toten um Siegfried Tryller handelte. Zwei weitere Gutachter von der Orthopädischen Klinik der Technischen Hochschule München kamen zum selben Ergebnis.

Vor dem Schwurgericht in Düsseldorf fand vom 12. Juli bis zum 7. August 1974 der Prozess gegen von der Ahe statt. Während der Verhandlung blieb der Angeklagte dabei, dass nicht er, sondern Tryller den Mord an Schultz begangen habe. Diese Behauptung ließ sich, abgesehen von einer Vielzahl anderer Beweise, vor allem durch das Gutachten von Axel Neiß, widerlegen. Tryller konnte Schultz schon allein deshalb nicht getötet haben, weil Teile seiner zerstückelten Leiche Ende 1967/Anfang 1968 gefunden worden waren. Das Gericht verurteilte Hermann von der Ahe wegen Mordes an Manfred Schultz zu einer lebenslangen Freiheitsstrafe. In der Urteilsbegründung hieß es darüber hinaus, dass sich dem Gericht der Verdacht aufgedrängt habe, dass von der Ahe auch der Mörder von Siegfried Tryller sei.

Weder Schultz noch von der Ahe waren an dem Villeneinbruch in Büderich beteiligt. Der Hinweis hatte sich im Nachhi-
nein als falsch erwiesen.

Zwei unbekannte Schädel

Als Basis der Kopf- und insbesondere der Gesichtsform lässt
der Schädel gewisse Rückschlüsse auf das Aussehen eines Verstorbenen zu. Eine wesentliche Voraussetzung dafür ist es, die
Dicke der Weichteile auf den Schädelknochen zu kennen. Der
Hallenser Anatom Hermann Welcker nahm als Erster direkte
Weichteildickenmessungen an Leichen vor. Dabei stellte er charakteristische und gesetzmäßige Unterschiede der Dickenma-
ße in den verschiedenen Regionen des Gesichts fest. Auf dieser
Grundlage entwickelte Welcker 1883 ein Verfahren zur zeichnerischen Gesichtsrekonstruktion. Später ergänzte er seine Untersuchungen durch röntgenologische Weichteildickenmessungen an Lebenden, die er 1896 – bereits wenige Monate nach der
Entdeckung der Röntgenstrahlen – veröffentlichte. Im Jahr zuvor hatte der Leipziger Anatom Wilhelm His senior gemeinsam mit dem Bildhauer Carl Seffner erstmalig eine plastische
Rekonstruktion der Gesichtsweichteile am Schädel von Johann
Sebastian Bach versucht. Welcker wie auch His haben mit ihren
Bestimmungen der Weichteildickenmaße sowie der topografi-
schen Beziehungen der äußeren zu den knöchernen Gesichts-
formen die Grundlagen für verschiedene Identifizierungsver-
fahren geschaffen.

Seit 1938 entwickelte der russische Anthropologe Michail Ge-
rassimow eine Methode der individuellen plastischen Rekonstruktion der Weichteile auf dem Schädel. Bei dieser Technik wird
versucht, neben den Normmaßen der Weichteildicken auch ihre
Variationen zu berücksichtigen.

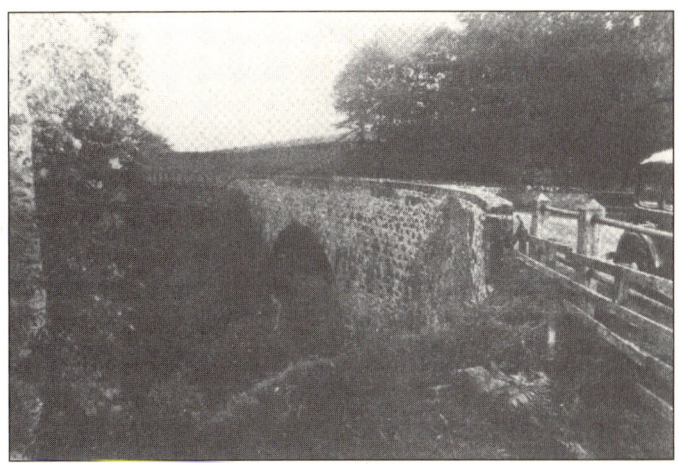

Unter der Gardenholme-Brücke nördlich von Moffat in Schottland wurden am 29. September 1935 mehrere Pakete mit menschlichen Leichenteilen entdeckt.

Dennoch zeigte sich bei der plastischen Rekonstruktion der Gesichtsweichteile, dass trotz Kenntnis der Weichteildicke an zahlreichen Messpunkten und weiterer anatomischer Gegebenheiten erhebliche gestalterische Schwierigkeiten, insbesondere im Bereich der Augen, der Nase und des Mundes, bestehen blieben.

Eine individuell geprägte und zuverlässig reproduzierbare Physiognomie ließ sich nicht hervorbringen. Auch der Göttinger Anatom Friedrich Stadtmüller, der die plastische Gesichtsrekonstruktion eingehend prüfte, wandte sich schließlich wieder dem zeichnerischen Verfahren von Hermann Welcker zu. Stadtmüller wandelte zunächst die alte Welckersche Methode ab und entwickelte später auf dieser Grundlage ein eigenes zeichnerisches Verfahren für die Schädelidentifikation. In mehreren Publikationen hat er zwischen 1932 und 1948 die Einzelheiten beschrieben.

Seit dieser Zeit ist die plastische Gesichtsweichteilrekonstruktion in den Hintergrund getreten. Größere forensisch-medizinische Bedeutung erlangte das Superprojektionsverfahren zur Schädelidentifizierung.

Auf Anordnung der Staatsanwaltschaft begab sich am 1. Oktober 1935 John Glaister, Professor für Gerichtliche Medizin an der Universität Glasgow, gemeinsam mit zwei Kollegen in den südschottischen Kurort Moffat. Dort sollte eine Untersuchung von Leichenteilen vorgenommen werden, die an den Tagen zuvor in der Umgebung der kleinen Ortschaft gefunden worden waren.

Eine Miss Johnson, Kurgast in Moffat, entdeckte am 29. September auf einem Spaziergang in der Linn-Schlucht nördlich des Ortes mehrere verschnürte Bündel. Ihr schien es, als seien darin menschliche Körperteile verpackt. Sie kehrte auf kürzestem Wege ins Hotel zurück und erzählte von dem seltsamen Fund.

Zunächst fuhr Miss Johnsons Bruder zur Linn-Schlucht. In der Tat lagen dort unter einem Brückenbogen einige in Stofffetzen und Zeitungspapier eingewickelte Leichenteile. Telefonisch benachrichtigte er die Polizei.

Trotz der schwierigen Geländeverhältnisse in der Schlucht konnten die Polizisten zunächst vier mit Leichenteilen gefüllte Pakete bergen. Den Inhalt des ersten Bündels, in einer Damenbluse zusammengeschnürt, bildeten zwei Oberarme und vier Weichteilstücke.

In den Fetzen eines Kopfkissenüberzugs verpackt waren zwei Oberarme, zwei Unterschenkel und neun Weichteilstücke, während die Reste eines Bettlakens sieben Muskelteile enthielten.

Das vierte Bündel bestand, ebenfalls eingewickelt in ein Bettlaken, aus dem Brustkorb eines Menschen, zwei Unterschenkelknochen sowie etwas Watte und Stroh. Als Verpackung für die einzelnen Leichenteile dienten verschiedene Tageszeitungen. Weil die Ausstattung des Leichenhauses von Moffat nur eine orientierende Besichtigung zuließ, ordnete Glaister an, die Fundstücke in die Anatomie nach Edinburgh zu überführen.

Dort begann am 2. Oktober die eingehende Untersuchung. Noch bis zum 4. November kamen weitere Leichenteilfunde hinzu. Schließlich lagen folgende Stücke vor: zwei Köpfe mit anhängenden Teilen des Halses, eine obere und eine untere Rumpfhälfte, siebzehn Teile von Gliedmaßen und dreiundvierzig Weichteilstücke, darunter drei weibliche Brüste, zwei Teile weiblicher äußerer Geschlechtsorgane und eine Gebärmutter. An dem Tag, an dem in Edinburgh mit der Untersuchung der Leichenteile aus Moffat begonnen wurde, erstattete in Lancaster ein Ehepaar Rogerson bei der Polizei eine Vermisstenanzeige. Ihre zwanzigjährige Tochter Mary, Kindermädchen im Haushalt des Arztes Dr. med. Buck Ruxton, war verschwunden. Am 25. September hatte Ruxton Marys Eltern aufgesucht und ihnen mitgeteilt, dass ihre Tochter schwanger sei. Um einen Skandal zu vermeiden, hätte sich seine Frau entschlossen, mit Mary zur Entbindung nach außerhalb zu fahren. Mr. Rogerson erklärte sich damit nicht einverstanden und sagte zu Ruxton: »Meine Tochter muss her, in welchem Zustand sie sich auch befindet.«

Sollte Mary innerhalb der nächsten Tage nicht nach Hause kommen, fügte Mr. Rogerson noch hinzu, werde er Vermisstenanzeige erstatten. Diese Absicht verwirklichten die Rogersons dann am 2. Oktober.

Zwei Tage später erschien Ruxton selbst auf der Polizeistation und gab an, dass seine Frau am 15. September mit dem Kindermädchen nach Edinburgh gereist sei. So wie dem Konstabler erzählte er auch anderen vom Verschwinden seiner Frau. Ruxton verbreitete gleich mehrere Geschichten. Einer früheren Patientin gegenüber sprach er von einer Reise seiner Frau nach Blackpool und schon am Tag darauf von einer Fahrt nach London. In einem Brief an seine Schwägerin, der er einen Besuch bei ihr ankündigte, nannte Ruxton hingegen Birmingham

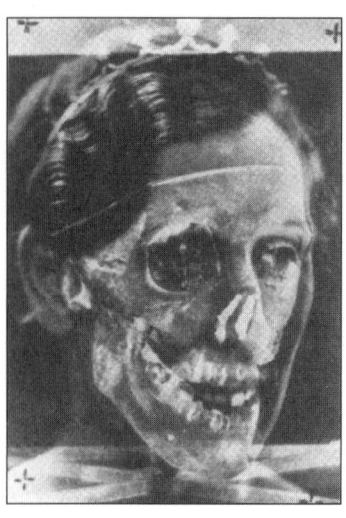

Fotografische Superprojektion einer Porträtaufnahme und des Schädels von Isabella Ruxton.

als Aufenthaltsort. Er ging sogar so weit, eine angeblich beabsichtigte Auswanderung seiner Frau nach Kanada anzudeuten. Als Ruxton am 10. Oktober von der Reise zu seiner Schwägerin wieder nach Lancaster zurückkehrte, empfing ihn ein Inspektor am Bahnhof. Dass er zu diesem Zeitpunkt bereits unter polizeilicher Beobachtung stand, hatte gewichtige Gründe.

Am Sonntag, dem 15. September, war Ruxton überraschend bei einer ehemaligen Patientin, Mrs. Hampshire, erschienen. Er bat sie, zu ihm zu kommen und das Treppenhaus zu reinigen. Beim Eintreffen von Mrs. Hampshire bot das Einfamilienhaus am Dalton Place einen verheerenden Anblick. Die Treppen waren schmutzig und von oben bis unten mit Stroh bestreut. Das Linoleum im Badezimmer ließ Blutflecke erkennen, die jemand nur flüchtig weggewischt hatte. Auf einem Tisch im Wartezimmer fand Mrs. Hampshire einen blutig verschmutzten blauen Herrenanzug. Auch die zusammengerollten Teppiche und Läufer, die im Wartezimmer und im Hof aufgestapelt waren, wiesen Blutverschmierungen auf. Im Hof lagen außerdem ein stark mit Blut beflecktes Herrenhemd und halb verbrannte blutige Taschentücher.

Als Lohn für ihre Arbeit erhielt Mrs. Hampshire am Sonntagabend den Anzug und die Teppiche zum Geschenk. Doch schon am Montagmorgen fuhr Ruxton zu ihr und forderte unter einem Vorwand den Anzug zurück. Letztlich begnügte er sich aber damit, dass Mrs. Hampshire das eingenähte Namensschild heraustrennte und vor seinen Augen verbrannte.

Mrs. Smith, einer der schon länger im Haushalt tätigen Putzfrauen, erteilte Ruxton am Dienstag den Auftrag, die Tapeten im Treppenhaus abzureißen. An den folgenden Tagen musste jeden Nachmittag im Hof ein Feuer angezündet werden, in dem Ruxton selbst die Tapeten und alte Taschentücher verbrannte. Dabei sah Mrs. Smith im schwelenden Feuer einmal auch ein blutiges Stück Watte liegen. Immer neue Überraschungen erlebten die Putzfrauen bei den mehrere Tage andauernden Reinigungsarbeiten. Im Treppenflur hing ein mit Blut befleckter Fenstervorhang, in einem Wäschekorb lag ein weiß-seidenes Damennachthemd mit einem handtellergroßen Blutfleck an der Schulter und in einem Emailleküibel eine blutige Schürze. Solcherlei Wahrnehmungen konnten die Putzfrauen nicht für sich behalten. Gerüchte verbreiteten sich in der Stadt. Sogar die Presse griff die Sache auf. In Zeitungsmeldungen wurde Ruxton mit den Leichenfunden bei Moffat in Verbindung gebracht.

Auf Ersuchen des Polizeichefs von Lancaster, Captain Vann, meldete sich Ruxton am 12. Oktober um 21.30 Uhr auf der Polizeidirektion. Vann forderte ihn auf, sich über seine Unternehmungen in der Zeit zwischen dem 14. und 30. September zu äußern. Der Befragte zog ein Schreibmaschinenmanuskript mit dem Titel »Meine Bewegungen« aus der Tasche und begann, seine Aussagen zu diktieren. Erst am Morgen gegen 4 Uhr unterschrieb Ruxton das Vernehmungsprotokoll. Im Ergebnis einer anschließenden Besprechung setzten die Ermittler die Befragung

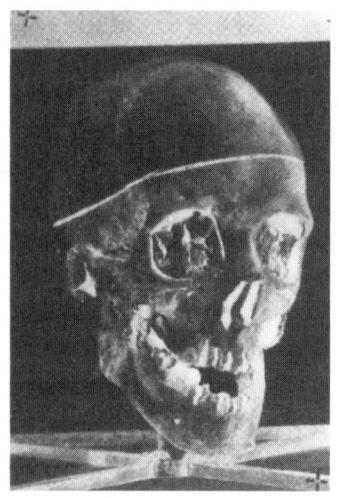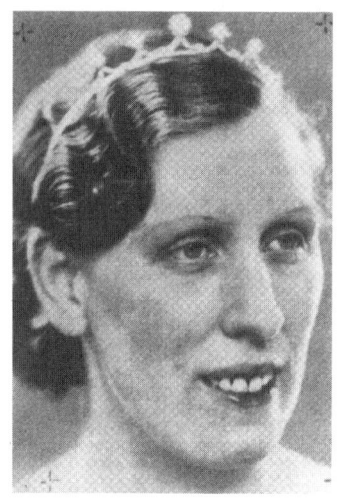

Negativaufnahme des Schädels Nr. 2. Porträtfoto von Isabella Ruxton.

ab 5 Uhr fort. Nach Rücksprache mit der schottischen Polizei entschloss sich Captain Vann am Ende, den Arzt festzunehmen.

Für das Fundgebiet der Leichenteile war die Polizei von Dumfriesshire zuständig. Die Kriminalbeamten dort hatten inzwischen einige handfeste Ermittlungsergebnisse vorzuweisen. Zur Verpackung der Leichenteile waren unter anderem verschiedene Tageszeitungen verwendet worden. Dazu gehörte eine nur in beschränkter Auflage und in wenigen Bezirken verkaufte Ausgabe des Sunday Graphic vom 15. September 1935. Auf Anfrage der Polizeidirektion von Dumfries ermittelte die Polizei in Lancaster den Zeitungsausträger, der am 15. September diese Sonderausgabe bei Ruxton abgeliefert hatte. Weitere wichtige Hinweise gaben die zur Verpackung der Leichenteile benutzten Kleidungsstücke. Mrs. Rogerson erkannte die Damenbluse von einem der Pakete als Marys Eigentum wieder. Auch zur Klärung der Herkunft eines wollenen Kinderschlüpfers, der einen Kopf enthalten hatte, konnte sie beitragen. Der Schlüpfer stammte von einer Bekannten der Familie Ruxton, einer Mrs. Holme aus Seattle. Sie hatte ihn Mary zusammen mit anderen Kleidungsstücken für Ruxtons Kinder gegeben. Mrs. Holme identifizierte den Schlüpfer an einem eigentümlichen Knoten im Gummizug.

Der Festnahme Ruxtons folgte eine ausgiebige Durchsuchung des in der Zwischenzeit gründlich gereinigten Wohnhauses. Trotzdem wurden etwa fünfzig Gegenstände auf Blutspuren untersucht.

Besonders intensive Blutverschmutzungen fanden sich an dem von Mrs. Hampshire abgelieferten blauen Herrenanzug sowie auf den Teppichen und Läufern. Allein am Anzug konnten sie-benundzwanzig Blutflecke nachgewiesen werden, die sämtlich von Menschenblut herrührten. Die Polizei beschlagnahmte bei der Hausdurchsuchung auch ein Bettlaken, das besondere Bedeutung erlangte. Das Leinengewebe wies am Saum eine produktionsbedingte Unregelmäßigkeit auf. Denselben Webfehler stellte später ein Sachverständiger an einem Betttuchfetzen aus dem Leichenfund fest.

Inzwischen hatten auch die gerichtsmedizinischen Untersuchungen entscheidende Fortschritte gemacht. Dem Edinburgher Anatomen James Couper Brash und Sydney Smith, Professor für Gerichtliche Medizin an derselben Universität, war es gelungen, die zerstückelten Leichen zu rekonstruieren. Erheblich erschwerend auf das Sortieren der Einzelteile wirkten sich die fortgeschrittene Leichenfäulnis und der starke Fliegenmadenbefall aus. Trotzdem hatten sie die Fundstücke zuordnen können.

Brash und Smith begannen mit dem Zusammenfügen des vorliegenden oberen und unteren Rumpfteils. Die daran vorhandenen Wirbelsäulenabschnitte gestatteten eine einwandfreie Rekonstruktion. Durch Röntgenaufnahmen überprüften sie die Zusammengehörigkeit der beiden Rumpfteile, die sich bestätigte. Nun musste einer der mit Nr. 1 und Nr. 2 bezeichneten Köpfe angefügt werden. Am Rumpf hafteten der sechste und siebente Halswirbel, während sich am Kopf Nr. 2 fünf intakte Halswirbel befanden. Es lag nahe, daraus eine komplette Halswirbelsäule zu formieren. Das Ergebnis war eindeutig: Kopf Nr. 2 und Rumpf passten zusammen. Die Zugehörigkeit ließ sich wiederum durch Röntgenaufnahmen bestätigen. Sodann erfolgte das Zuordnen der Gliedmaßen. Bis auf den rechten Fuß und die an beiden Händen fehlenden Fingerendglieder konnte Leiche Nr. 2 – so bezeichnet nach dem zugehörigen Kopf – zusammengesetzt werden. Von Leiche Nr. 1 fehlte der Rumpf.

Die Identitätsfeststellung erforderte weiterhin, Geschlecht, Alter und Körpergröße beider Leichen zu bestimmen. Die Sachverständigen kamen zu der Auffassung, dass die vorliegenden Körperteile von zwei Frauen stammten. Das Alter der Leiche Nr. 1 wurde zwischen achtzehn und fünfundzwanzig Jahren, das der Leiche Nr. 2 zwischen fünfunddreißig und fünfundvierzig geschätzt. Nach den Formeln, die der Londoner Biostatistiker Karl Pearson im Jahr 1899 veröffentlicht hat, ergab sich für die jüngere Frau eine Körpergröße von 147 bis 151 Zentimetern und für die ältere von 152 bis 157 Zentimetern.

Als diese Ergebnisse vorlagen, bestand bereits der dringende Verdacht, dass es sich bei den untersuchten Leichen um Mrs. Ruxton und Miss Rogerson handelte. Ein Zusammenhang zwischen dem Verschwinden der beiden Frauen und den Leichenteilfunden um Moffat hatte sich vor allem durch die zum Verpacken der zerstückelten Leichen verwendeten Zeitungen und Textilien ergeben. Aber noch ein weiterer Umstand deutete darauf hin. Beide Vermisste waren am Abend des 14. September letztmalig lebend gesehen worden. Drei Tage darauf wurde nahe dem späteren Fundgebiet der Leichenteile ein Radfahrer von einem Pkw angefahren, der ohne anzuhalten weiterfuhr. Der Radfahrer konnte sich jedoch die Autonummer merken und meldete den Vorfall sofort. Die Polizei stellte den Flüchtigen eine Viertelstunde später. Der Fahrer des Wagens war kein anderer als Ruxton, der weder einen Führerschein noch die Versicherungspolice bei sich trug. Deshalb musste er sich bei der Polizei in Lancaster melden und die Papiere vorlegen. Auf diese Weise hat Ruxton selbst seine Fahrt nach Schottland angezeigt.

Zur Feststellung der Identität der rekonstruierten Leichen ersann James Couper Brash ein bis dahin noch nicht praktiziertes Verfahren. Er nahm einen fotografischen Vergleich der Schädel mit vergrößerten Porträtaufnahmen der vermissten Frauen vor. Mrs. Ruxton trug auf dem Foto ein Diadem, das Brash im Original zur Verfügung stand. Mit Hilfe des Kopfschmucks konnte das Porträt in Lebensgröße reproduziert werden. Für das Foto von Miss Rogerson fehlte ein solcher Maßstab. Brash ließ deshalb den Ort, an dem das Kindermädchen fotografiert worden war, mit einer Messlatte nochmals aufnehmen. So vermochte er die Vergrößerung zu errechnen. Nun installierte Brash die von Weichteilen gesäuberten Schädel in einem allseitig drehbaren Gestell. Unter Kontrolle eines Winkelmessers brachte er die Schädel in dieselbe Stellung wie die Köpfe auf den Porträtfotos. Von beiden Schädeln wurden dann Fotografien in Lebensgröße angefertigt. Auf den Schädelaufnahmen wie auch auf den Porträtfotos zog Brash die Umrisse mit Tusche nach und übertrug diese Linien auf durchsichtiges Zeichenpapier. Zur Orientierung musste jede der Umrisszeichnungen einige Markierungen erhalten. Brash wählte zwei Punkte: das Nasion (Nasenwurzel) und das Prosthion (Oberkieferrand zwischen den mittleren Schneidezähnen). Dann legte er die Umrisszeichnungen der Porträtfotos und der Schädel dementsprechend übereinander. Dabei zeigte sich, dass die Umrisse des Schädels Nr. 2 zu den Porträts von Mrs. Ruxton und die von Schädel Nr. 1 zu den Porträts von Miss Rogerson passten. Bei der Gegenprobe ergaben sich we-

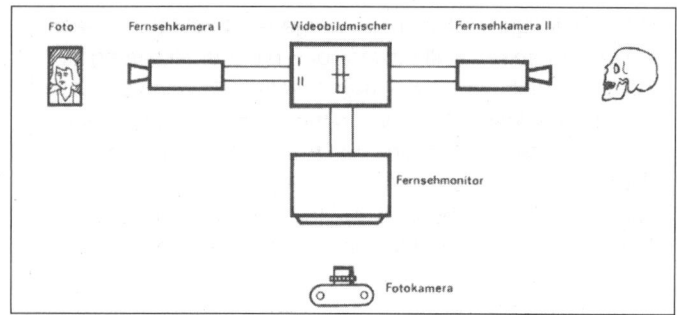

Aufnahmeanordnung für das Video-Bildmischverfahren zur Schädelidentifizierung.

sentliche Differenzen. In einem nächsten Arbeitsgang erfolgte die Superposition der Negative von Schädel Nr. 1 und Nr. 2 und der Positive der Porträtfotos. Zur Orientierung dienten die Markierungen, die Brash von den Umrisszeichnungen übertragen hatte. Schließlich wurden sämtliche Negative und Positive auf Röntgenfilm aufgenommen, die Filme entsprechend den Markierungen übereinandergelegt und nochmals fotografiert.

Brash beschrieb das Ergebnis der neuartigen Untersuchungen in seinem Gutachten wie folgt: »Nach meiner Ansicht zeigen die Vergleiche zunächst, dass Schädel Nr. 1 unmöglich der Schädel von Frau Ruxton und dass Schädel Nr. 2 unmöglich der Schädel von Mary Rogerson sein kann. Da aber bei Vergleich von Schädel Nr. 1 mit den Porträts von Mary Rogerson und von Schädel Nr. 2 mit den Porträts von Frau Ruxton die Übereinstimmung der charakteristischen Maße von Schädeln und Porträts so groß ist, wie ich sie erwarten würde, wenn mir Schädel und Porträts einer bekannten Person zu dem gleichen Versuch übergeben worden wären, da ferner in den vier Vergleichungen nicht die geringste Abweichung vorkommt, die nicht durch unvermeidliche Fehlerquellen des technischen Verfahrens ihre Erklärung fände, so ist nach meiner Ansicht klargestellt, dass Schädel Nr. 1 der Schädel von Mary Rogerson sein könnte und Schädel Nr. 2 der Schädel von Frau Ruxton.«

Ebenso wie Brash untersuchten auch die Gerichtsmediziner Glaister und Smith sämtliche achtundsechzig Leichenteile. Im Fall der Leiche Nr. 1 (Mary Rogerson) konnte eine Todesursache nicht angegeben werden, vor allem weil wesentliche Körperabschnitte fehlten. Dagegen ließen die Befunde, unter anderem ein Bruch des Zungenbeins, an Leiche Nr. 2 (Isabella Ruxton) auf eine Halskompression, vermutlich Erwürgen oder Erdrosseln, schließen. Die untersuchte Gebärmutter wies keine Anzeichen einer Schwangerschaft auf, ließ sich jedoch nicht mit Bestimmtheit einer der beiden Leichen zuordnen. Glaister und Smith hatten ein Fehlen der Fingerendglieder an allen Händen festgestellt.

Überdies ging aus den zahnärztlichen Gutachten hervor, dass an Schädel Nr. 1 und Nr. 2 eine Anzahl von Zähnen frisch gezogen waren. Auch fehlten an beiden Leichen die Augen, Ohren, Nase und Lippen sowie an Leiche Nr. 1 ein großer Teil der Gesichtshaut. Das sollte womöglich einem doppelten Zweck dienen. Einerseits handelte es sich um wesentliche Identitätsmerkmale. Andererseits könnte der Täter die bei Erwürgen und Erdrosseln vor allem in der Augenbindehaut, der Lippenschleimhaut und der Gesichtshaut auftretenden Stauungsblutungen beseitigt haben. An beiden Körpern waren demnach solche Teile entfernt worden, die eine Wiedererkennung der Leichen ermöglichen oder für die Feststellung der Todesursache wichtig sein konnten. Das deutete ebenso wie die anatomiegerechte Zerstückelung auf medizinische Kenntnisse des Täters hin.

Am Rande mussten sich die Sachverständigen noch mit einem absonderlichen Fundstück befassen. Zwischen den Leichenteilen war ein so genanntes Zyklopenauge zum Vorschein gekommen. Bei dieser Gesichtsmissbildung liegen die beiden verwachsenen Augäpfel in einer gemeinsamen Augenhöhle. Als durchaus wahrscheinliche Erklärung für dessen Herkunft ergab sich die folgende: Ruxton hatte sich in früheren Jahren mit augenärztlichen Studien beschäftigt. Bei der Leichenbeseitigung ging ihm das Formalin aus, sodass er auch den Inhalt des Glases mit dem Zyklopenauge verwenden musste. Dadurch gelangte das Präparat mit der Formalinlösung zwischen die Leichenteile.

Am 20. November 1935 traf das letzte ärztliche Sachverständigengutachten bei der Staatsanwaltschaft ein. Nach Abschluss der Voruntersuchung wurde Ruxton am 13. Dezember auf Antrag der Verteidigung dem Schwurgericht in Manchester überwiesen. Dort begann am 2. März 1936 die elf Tage dauernde Hauptverhandlung. Ruxton war angeklagt, seine Frau Isabella und das Kindermädchen Mary Rogerson getötet zu haben. In seiner Eröffnungsansprache erklärte der Staatsanwalt: »Ich vermute, dass ein heftiger Streit entbrannte, als Frau Ruxton zu Bett ging, dass der Doktor seine Frau erdrosselte, dass Mary ihn bei der Tat überraschte und deshalb auch den Tod erleiden musste.« Ruxton hatte in der Zeit vor dem Tod seiner Frau wiederholt Morddrohungen ausgesprochen und sie, getrieben von einer krankhaften Eifersucht, mehrfach tätlich angegriffen.

Am siebenten und achten Verhandlungstag erhielten die ärztlichen Sachverständigen das Wort. Der Verteidiger griff generell die Gutachten nicht an, verwies aber ausdrücklich auf die vorsichtige Formulierung hinsichtlich der Schädelidentifizierung. Es sei demnach, so betonte er, nur eine auffallende Ähnlichkeit, nicht aber die Identität festgestellt worden. Dagegen blieb der Staats anwalt bei seiner Auffassung, dass die Identifizierung der Leichen »fast alles beweise«. Letzter Verhandlungstag war der 13. März. Um 15.58 Uhr zogen sich die Geschworenen zur Beratung zurück. Schon nach einer Stunde erschienen sie wieder im Gerichtssaal. Der Urkundsbeamte fragte den Obmann: »Finden Sie Buck Ruxton des Mordes schuldig oder nicht?« und erhielt zur Antwort »schuldig«. Daraufhin verkündete der Gerichtsvorsit-

zende das Urteil: »Buck Ruxton, Sie sind verurteilt worden, aufgrund eines Beweises, der bei niemand einen Zweifel aufkommen
lassen kann. Das Gesetz kennt nur eine Strafe für das Verbrechen,
das Sie begangen haben. Das Urteil des Gerichts lautet, dass Sie
von hier in das Gefängnis und von dort auf den Richtplatz ver-
bracht und dass Sie dort am Hals aufgehängt werden sollen, so
lange, bis Sie tot sind, und dass dann Ihr Leichnam innerhalb der
Gefängnismauern beerdigt werde.«

Ruxton legte gegen das Urteil Berufung ein, die das Appellati-
onsgericht am 27. April abwies. Auch auf ein Gnadengesuch erhielt er einen abschlägigen Bescheid. Am 12. Mai 1936 wurde
Buck Ruxton im Strangeways-Gefängnis von Manchester hingerichtet.

Im Mordfall Ruxton hat James Couper Brash das von ihm be-
schrie bene Verfahren zur Schädelidentifizierung erstmalig
eingesetzt. Das Prinzip der fotografischen Superprojektion ist
jedoch schon wesentlich länger bekannt. Der Pathologe und Anthropologe Rudolf Virchow berichtete in der Sitzung der Berliner Gesellschaft für Anthropologie, Ethnologie und Urgeschich-
te am 21. März 1896 über die Untersuchung einer ägyptischen
Mumie aus der Nekropole von Hawara. Zur Identifizierung des
Mumienkopfes und eines Porträts wurden verkleinerte Fotoko-
pien gefertigt, »beide Bilder in einander gestellt und so eine zu-
sammengesetzte Photographie gewonnen«.

Für das Verfahren von Brash nach Art einer Fotomontage haben erst viel später der Gerichtsmediziner Oskar Grüner und sein
Doktorand Richard Reinhard in Frankfurt am Main die theore-
tischen Grundlagen erarbeitet und die Superprojektion zugleich
methodisch verbessert. Sie entwickelten im Jahr 1959 ein rein fotografisches Verfahren, bei dem der Fundschädel direkt in eine
Vergrößerung des Fotos hineinprojiziert und das Einpassungs-
ergebnis fotografiert werden kann.

Trotz weiterer Vervollkommnung blieb die praktische Ausführung kompliziert und zeitaufwendig. Erst durch den Einsatz einer Videoanlage konnte die Superprojektion wesentlich vereinfacht werden. Die Apparatur besteht aus zwei Fernsehkameras, einem Videobildmischer und einem Fernsehmonitor. Mit der einen Kamera wird das Foto und mit der anderen der Schädel aufgenommen. Die Superprojektion beider Abbildungen erfolgt elektronisch über den Videobildmischer. Das entstehende Mischbild erscheint auf dem Fernsehmonitor und lässt sich zum Zwecke der Dokumentation für das Gericht fotografisch festhalten.

Diese leistungsfähige Methode der Schädelidentifizierung durch elektronische Bildmischung mit höherer Beweiskraft haben die Kieler Gerichtsmediziner Richard Helmer und Oskar Grüner auf dem X. Kongress der Internationalen Akademie für Gerichtliche und Soziale Medizin am 14. September 1976 in München vorgestellt.

Die weiterentwickelte Technik der Superprojektion erwies sich besonders bei Problemfällen als Bereicherung der forensisch-medizinischen Identifizierungsmethoden. Wenn ein unbekannter Schädel zu untersuchen ist, lässt sich durch den kombinierten Einsatz mehrerer Verfahren die Aussagesicherheit erhöhen. Ein solches Vorgehen wurde in einem Fall gewählt, der die Ermittlungsbehörden mehrerer Länder für lange Zeit beschäftigt hat. Anders als üblicherweise ging es nicht um ein unbekanntes Mordopfer, sondern um die Identität eines vielfachen Mörders. Auf dem Friedhof der brasilianischen Stadt Embú bei São Paulo öffneten Polizisten am 6. Juni 1985 das Grab eines gewissen Wolfgang Gerhard. Unter diesem Namen war Anfang 1979 ein Mann beerdigt worden, der einen Tag zuvor beim Baden im Atlantik den Tod gefunden hatte. Das Problem bestand darin, dass der Österreicher Wolfgang Gerhard nachweislich im Sommer 1971 Brasilien verlassen hatte und 1978 in Graz verstorben war. Also musste geklärt werden, um wen es sich bei dem Toten auf dem Hügelfriedhof in dem Vorort von São Paulo handelt. Der Hinweis auf die Grabstätte in Embú war von Interpol gekommen.

Es bestand der begründete Verdacht, dass an diesem Ort der lange gesuchte KZ-Arzt Josef Mengele begraben liegt. Der ehemalige SS-Hauptsturmführer war von Mai 1943 bis Januar 1945 im Vernichtungslager Auschwitz an zahllosen Selektionen für die Gaskammern beteiligt. Zudem hatte er grausame medizinische Versuche an Häftlingen vorgenommen, die nur wenige seiner Opfer überlebten. Nach Kriegsende war es ihm gelungen, mit falschen Personalpapieren über Italien nach Südamerika zu entkommen. Trotz weltweiter Fahndung hatte er sich jahrzehntelang der Festnahme entziehen können.

Den Auftrag zur Identifizierung der exhumierten Leiche aus Embú erhielt eine internationale Expertenkommission, der brasilianische, deutsche, israelische und amerikanische Sachverständige angehörten. Einer von ihnen war Richard Helmer. Ihm fiel die Aufgabe zu, den geborgenen Schädel mit seinem Video-Bild-mischverfahren zu untersuchen. Als Vergleichsfotografien erhielt er zwei authentische Aufnahmen des siebenundzwanzigjährigen Mengele und drei ausgewählte Bilder, die den Gesuchten im Alter von etwa fünfundsechzig Jahren zeigten.

Zunächst legte Helmer auf den Fotografien die Referenzpunkte fest, die ihm bei der elektronischen Bildmischung als Orientierung dienen sollten. Er wählte die Positionen der Augenwinkel, der Gehörgangsöffnungen, der Nasenflügelansätze, der Mundspalte und der unteren Kinnbegrenzung sowie einzelne Punkte in der Mittelebene des Kopfes. Am Schädel versah er die konturgebenden Bereiche mit Markierungen der Weichteildicke, wobei das jeweilige Alter und der Konstitutionstyp zu berücksichtigen waren. Nach exakter Einstellung des Schädels entsprechend der Kopfhaltung auf dem verwendeten Vergleichsfoto konnten im elektronischen Mischbild bei allen erkennbaren Proportionen des Kopfes, des Gesichts, der Augen, der Nase und des Mundes vollständige Übereinstimmungen nachgewiesen werden. Die Begrenzung des Weichteildickenmodells auf dem Schädel war deckungsgleich mit den unterschiedlich abgebildeten Konturen des Gesichts. Auch einige Besonderheiten der Knochengestalt ließen sich formgebend in den zugehörigen Regionen des Kopfes wiederfinden. Es konnte nicht die geringste Diskrepanz zwischen Schädel und Vergleichsfotografien festgestellt werden.

Am 5. Juli 1985 legte Helmer sein Gutachten vor. Im Ergebnis zahlreicher Versuche kam er zum dem Schluss, dass es sich »mit dem höchsten Grad wissenschaftlich formulierbarer Wahrscheinlichkeit« um den Schädel von Mengele handelt. Eine ähnliche Feststellung enthielten auch die übrigen Gutachten, die nach der Exhumierung von den anderen Sachverständigen erstattet wurden. Von gerichtsmedizinischer, anthropologischer und zahnärztlicher Seite wurde auf die Übereinstimmung der verglichenen Identitätsmerkmale verwiesen. Kriminaltechniker des Bundeskriminalamtes bestätigten nach einem Lichtbildvergleich ebenfalls, dass es sich auf allen Fotos bei der abgebildeten Person um Mengele handelt.

Nach den vielen Fehlschlägen früherer Jahre war mit diesen Untersuchungsergebnissen erstmals die Identität des lange gesuchten NS-Kriegsverbrechers praktisch erwiesen. Trotz der erreichten weitgehenden Sicherheit verblieben einige Auffälligkeiten, die noch geklärt werden mussten. So fanden sich an dem untersuchten Skelett keine erkennbaren Folgen einer Osteomyelitis, an der Mengele im Alter von fünfzehn Jahren erkrankt war. Auch zwei Messwerte am Schädel und an den Beinknochen warfen Fragen auf. Um die allerletzten Zweifel auszuräumen, sollte eine ganz neue Identifizierungsmethode genutzt werden. Deshalb wurde der von israelischer Seite unterbreitete Vorschlag aufgegriffen, ein DNS-Gutachten einzuholen.

In Anbetracht der Brisanz des Falles Mengele kamen wiederum nur führende Experten für den Untersuchungsauftrag in Betracht.

Man entschied sich, den Entdecker des neuen Verfahrens, Alec J. Jeffreys, in Leicester mit den Analysen zu beauftragen. Er sollte die schwierige Aufgabe gemeinsam mit der Oxforder Molekularbiologin Erika Hagelberg lösen, die sich auf die Isolierung von DNS aus archäologischem Material spezialisiert hatte.

Im Frühjahr 1990 wurden die Knochen aus dem Grab in Embú nach England geschickt. Zuerst mussten die zu untersuchenden Skelettteile gründlich gereinigt werden. Um jegliche Auflagerungen zu entfernen, wurde die Oberfläche mit einem Sandstrahlgebläse gesäubert. Im nächsten Arbeitsschritt entnahmen Jeffreys und Hagelberg einem Oberschenkel- und einem Oberarmknochen insgesamt zehn Proben, um daran festzustellen, ob die Knochen überhaupt noch verwertbare DNS enthielten. Immerhin hatte der exhumierte Leichnam sechs Jahre unter verhältnismäßig ungünstigen Bedingungen in einem einfachen Erdgrab gelegen. Aus den Knochenproben konnte zwar DNS extrahiert werden, doch vor den weiteren Untersuchungsschritten war deren menschliche Herkunft nachzuweisen, denn auch die Mikroorganismen im Boden enthalten DNS. Im Extrakt aus dem Oberarmknochen ließ sich keinerlei menschliches Material feststellen, dagegen fand sich im Oberschenkelknochen eine winzige Menge. Durch Kopieren der DNS konnte ausreichend Untersuchungsgut für eine Typisierung gewonnen werden.

Der Gedanke, die Identität durch eine DNS-Analyse endgültig zu klären, war zwar ausgezeichnet, stellte aber die Beteiligten vor eine scheinbar unüberwindliche Schwierigkeit. Von Mengele gab es nämlich keinerlei DNS-haltiges Vergleichsmaterial, das man von Gebrauchsgegenständen wie Kamm, Zahnbürste oder Brille hätte gewinnen können. Ferner ließ sich keine zweifelsfrei von ihm stammende Blut- oder Gewebeprobe auffinden. Damit blieb einzig und allein die Möglichkeit, die notwendigen Vergleichsdaten durch die Untersuchung Blutsverwandter zu erlangen. Zunächst verweigerten die befragten Familienangehörigen eine Blutentnahme, erklärten sich aber schließlich dazu bereit. In Anwesenheit eines Staatsanwalts wurde am 9. Januar 1992 dem Sohn Mengeles aus erster Ehe und dessen Mutter eine Blutprobe entnommen. Ein Kurier brachte das dringend benötigte Untersuchungsmaterial nach England.

Im Februar 1992 nahmen Jeffreys und Hagelberg die entscheidenden Vergleichsuntersuchungen vor. In zehn getrennten Tests analysierten sie zehn unterschiedliche Erbmerkmale. Diejenigen DNS-Merkmale, die der Sohn nicht von der Mutter geerbt haben konnte, mussten vom Vater stammen. War Mengele der Vater, dann musste er sechs Merkmale an den Sohn weitergegeben haben. Die Typisierung ergab eine völlige Übereinstimmung. Es wurden keinerlei Merkmalskombinationen festgestellt, die eine Vaterschaft ausschlossen. Als Letztes erfolgte eine statistische Auswertung der Untersuchungsbefunde. Unter Verwendung veröffentlichter Tabellen wurde die Vaterschaftswahrscheinlichkeit berechnet. Das Ergebnis lautete 99,97 % und ist gleichbedeutend mit einer praktisch erwiesenen Vaterschaft.

Auf einer Pressekonferenz am 8. April 1992, bei der Jeffreys und Hagelberg anwesend waren, informierte der Leitende Oberstaatsanwalt beim Landgericht Frankfurt am Main über den Stand des Ermittlungsverfahrens gegen den ehemaligen SS-Arzt im Vernichtungslager Auschwitz. Nach einer mehr als drei Jahrzehnte andauernden strafrechtlichen Untersuchung stand fest: »Der am 16. März 1911 geborene Josef Mengele ist am 7. Februar 1979 bei einem Badeunfall an der Atlantikküste bei Bertioga/Brasilien ums Leben gekommen. Er wurde am folgenden Tag auf dem Friedhof in Embú/Brasilien unter dem Namen Wolfgang Gerhard begraben.« Den überlebenden Opfern des Holocaust versicherte der Staatsanwalt: »Wir hätten Ihnen lieber einen lebenden Mengele präsentiert, um in einem gerichtlichen Prozess die Schuld Mengeles festzustellen und das Sühnebedürfnis der Opfer zu befriedigen.«

Unsichtbare Beweise

Forensisch-medizinische Spurenuntersuchungen

Blutige Spuren

Nürnberg im Jahr 1820.

In der Königsstraße betrieb der Großhändler Christoph Bäumler ein Gemischtwarengeschäft und zugleich eine Branntweinschenke. Am Morgen des 21. September fiel den Nachbarn auf, dass der Laden geschlossen blieb. Allmählich versammelten sich Käufer vor dem Geschäft. Sie läuteten mehrmals, doch niemand öffnete. Schließlich drangen einige Männer mit Erlaubnis der Polizei in das Haus ein und liefen sogleich in den Laden. Neben der Tür fanden sie den blutüberströmten Leichnam der Dienstmagd Anna Katharina Schüz. Bäumler selbst lag tot neben dem Ofen des Wohnzimmers. Auch sein Kopf wies schwere Verletzungen auf und war mit Blut bedeckt.

Die Untersuchung des Doppelmordes übernahm eine Kommission des Stadtgerichts. Gleich zu Anfang wurden all jene vernommen, die sich am Abend des 20. September in der Schankstube Bäumlers aufgehalten hatten. Einige erinnerten sich an einen unbekannten Mann, der allein zurückgeblieben war, als die übrigen Gäste die Schenke verließen. Sie sagten übereinstimmend aus, dass der Fremde etwa dreißig Jahre alt und schwarzhaarig gewesen sei, einen schwarzen Bart sowie einen dunklen Überrock und einen runden hohen Filzhut getragen habe.

In Verdacht geriet alsbald ein gewisser Johann Paul Forster, ein erst vier Wochen zuvor aus dem Strafarbeitshaus entlassener ehemaliger Soldat. Vor dem Verbrechen hatte er sich mehrere Tage hin durch zu verschiedenen Zeiten in der Nähe des Bäumlerschen Hauses aufgehalten und sich auf diese Weise verdächtig gemacht. Forster wurde am 23. September in Diespeck bei Neustadt an der Aisch festgenommen. In seinem Besitz befanden sich mehrere Kleidungsstücke Bäumlers und eine beträchtliche Geldsumme.

Forsters Schwester bekannte gleich in der ersten Vernehmung, dass ihr Bruder am Nachmittag des 20. September eine Hacke erbeten habe, um damit, wie er vorgab, einen Einbruch zu begehen.

Am 26. September durchsuchte die Polizei Forsters Wohnung und fand in einem Versteck die Tatwaffe. Der hinzugezogene Gerichtsarzt erklärte, er könne »die wahrzunehmende Färbung des Holzes an den beiden Seiten des Hackenstiels, unmittelbar unter der Einkeilung des Beils, für nichts anderes als für halbvertilgte Blutspuren halten«. Seinen braunen Überrock hatte Forster am 21. September in einem Wirtshaus zurückgelassen. Das Kleidungsstück gelangte ebenfalls in die Hände der Polizei. Es war »an mehreren Stellen sehr stark mit Blut befleckt, hie und da gleichsam damit durchtränkt«. Während der mehrmonatigen Ermittlungen kamen noch weitere Indizien hinzu.

Am 22. Juli 1821 sprach das Gericht Johann Paul Forster schuldig des Raubmordes an Christoph Bäumler und dessen Dienstmagd Anna Katharina Schüz. Der Todesstrafe entging er jedoch, weil nach dem damals in Bayern geltenden Strafgesetzbuch für ein solches Urteil ein Geständnis des Täters vorliegen oder ein unmittelbarer Beweis durch Tatzeugen erbracht werden musste.

Forster wurde zur Kettenstrafe auf Lebenszeit verurteilt.

Bis zur Mitte des 19. Jahrhunderts mangelte es an naturwissenschaftlichen Methoden zur Untersuchung von Blutspuren. Ob es sich bei blutverdächtigen Anhaftungen tatsächlich um Blut handelte, wurde in erster Linie nach dem Aussehen der Flecke Protokolle des todes entschieden. Die älteste chemische Probe zum Blutnachweis ist die Chlorhämin-Reaktion des polnischen Anatomen Ludwik Teichmann-Stawiarski aus dem Jahr 1853. In der Folgezeit wurden andere Verfahren entwickelt, deren Empfindlichkeit die Teichmann-Reaktion um einiges übertraf.

Zu Beginn des 20. Jahrhunderts konnte ein anderes grundlegendes Problem der forensischen Blutspurenuntersuchung gelöst werden. Der Greifswalder Hygieniker Paul Uhlenhuth beschrieb 1901 eine Präzipitinreaktion zur Differenzierung der verschiedenen Blutarten. Damit war es endlich möglich geworden, Menschen- und Tierblut zuverlässig zu unterscheiden.

Bei Einbruch der Dunkelheit begann am Abend des 1. Juli 1901 in dem Ostseebad Göhren auf Rügen die Suche nach den beiden Söhnen des Fuhrmanns Grawert. Seit dem Nachmittag hatten sich die Jungen, der eine fünf, der andere sieben Jahre alt, in einem nahen Wald aufgehalten. Sie kehrten jedoch zum verabredeten Zeitpunkt nicht nach Hause zurück. Bis in die Morgenstunden des 2. Juli dauerte die Suchaktion nach den vermissten Kindern. Erst um 3 Uhr früh wurden sie gefunden – getötet und zerstückelt.

Die Leiche des jüngeren lag, bis auf Mütze und Strümpfe entkleidet, dicht am Weg von Göhren nach Baabe. Der Schädel war zertrümmert, der Hals bis zur Wirbelsäule durchtrennt und der Rumpf durch einen Schnitt geöffnet, der am Unterbauch über Schambeinfuge, Hodensack und After bis zum Kreuzbein reichte.

Aus der Bauchhöhle hingen Darmschlingen heraus. Das Herz des Jungen fehlte.

An einem dicht mit Farnkraut bewachsenen Platz ganz in der Nähe wurden Leichenteile des älteren Bruders entdeckt. Es handelte sich dabei um den zertrümmerten Kopf und den oberen

Teil des Rumpfes. Der Beckenabschnitt mit beiden Beinen konnte erst später an anderer Stelle gefunden werden. Fast alle inneren Organe waren aus dem Körper entfernt worden und lagen, teilweise in Scheiben geschnitten, in einem Umkreis von vierhundert Metern im Waldgelände verstreut. Unweit der beiden Leichen lag ein faustgroßer, blutiger Stein, mit dem der Täter vermutlich die Knaben erschlagen hatte.

Der Tatverdacht richtete sich gegen den Tischlergesellen Ludwig Tessnow aus Baabe. Eine Obsthändlerin berichtete der Polizei, dass sie Tessnow beobachtet hatte, wie er am späten Nachmittag des 1. Juli die beiden Jungen ansprach. Noch am Abend des 2. Juli wurde der Verdächtige festgenommen. Er trug einen Anzug mit Weste, Hemd und Vorhemd, einen Papierkragen, einen Schlips sowie einen Hut. Mehrere Stellen des Anzugs wiesen ganz frische blutverdächtige Flecke auf, ebenso das Vorhemd, der helle Schlips und die Krempe des Hutes. Die Gegend der linken unteren Tasche des Jacketts wirkte wie erst kürzlich ausgewaschen.

Das Rückenfutter der Weste erweckte den Eindruck, als ob dort eine blutige Hand abgewischt worden sei. Tessnow bestritt, irgendetwas mit dem gewaltsamen Tod der Kinder zu tun zu haben. Bei den Verschmutzungen an seiner Kleidung, so behauptete er, handele es sich nicht um Blut, sondern um Tischlerbeize.

In der Voruntersuchung gegen Tessnow stellte sich heraus, dass er schon einmal drei Jahre zuvor wegen des dringenden Verdachts, einen Doppelmord begangen zu haben, inhaftiert worden war. Damals hatte sich in Lechtingen nördlich von Osnabrück Folgendes zugetragen: Am Morgen des 9. September 1898 verließen zwei siebenjährige Mädchen das elterliche Haus, um zur Schule zu gehen. Mittags wurden sie in einem Wald nahe dem Schulweg ermordet aufgefunden. Der Tatort bot dasselbe Bild wie bei dem Doppelmord in Göhren. Beide Leichen waren zerstückelt, die inneren Organe teilweise aus

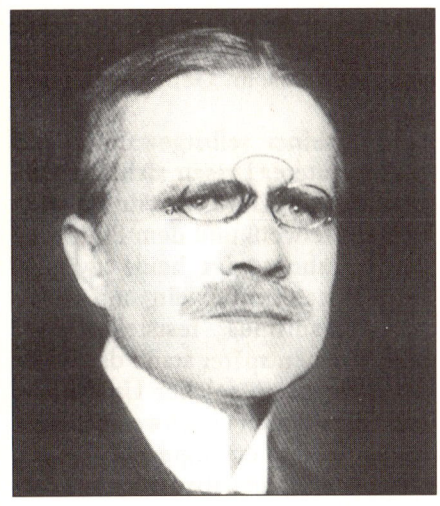

Paul Uhlenhuth (1870–1957), Hygieniker und Bakteriologe, gab 1901 das nach ihm benannte Verfahren zur Bestimmung der Blutart an.

den Körpern entfernt, einige davon zerschnitten und alles in einem weiten Umkreis verstreut. Kopf und obere Rumpfhälfte der einen Leiche lagen getrennt von Becken und beiden Beinen. Eine Übereinstimmung bestand auch dahingehend, dass der Rumpf des anderen Mädchens durch einen die Schambeinfuge spaltenden, bis auf das Kreuzbein reichenden Schnitt aufgeschlitzt war, sodass Darmschlingen heraushingen. Am Tatort fand sich ein Knopf, der zu denen am Anzug des verdächtigten Tessnow passte. Seine Bekleidung wies zahlreiche Blutflecke auf. Dennoch leugnete er beharrlich und wurde schließlich aus der Haft entlassen.

In dem neuerlichen Fall veranlasste der Untersuchungsrichter Ende Juli 1901 die Übersendung zweier Pakete mit Kleidungsstücken Tessnows und mit dem blutigen Stein vom Tatort an das Hygiene-Institut der Universität Greifswald. Der Adressat hieß Paul Uhlenhuth.

Zusätzlich übermittelte die Staatsanwaltschaft noch eine interessante Information. Tessnow stand in dringendem Verdacht, in der Nacht vom 11. zum 12. Juni 1901, also etwas mehr als zwei Wochen vor dem Doppelmord in Göhren, auf einem Acker mehrere Schafe getötet und zerstückelt zu haben. Wie bei den Morden an den Kindern waren die Kadaverteile weit über das Feld verstreut gefunden worden.

Für die spurenkundlichen Untersuchungen standen Uhlenhuth zur Verfügung: die Kleidungsstücke, die Tessnow bei der Festnahme getragen hatte, und seine Arbeitsbekleidung. Die Garderobe wies zahlreiche teils rötliche, teils mehr rötlich-bräunliche Flecke auf. Zunächst musste der Nachweis erbracht werden, dass es sich bei den Verschmutzungen tatsächlich um Blut handelte.

Dazu setzte Uhlenhuth die Teichmannsche Reaktion und die Guajakprobe ein. An Tessnows Kleidungsstücken, mit Ausnahme der Arbeitssachen, ließen sich nicht wenige Blutflecke feststellen. Uhlenhuth kratzte Teile davon ab oder schnitt die betreffenden Stellen heraus, um das Blut mit physiologischer Kochsalzlösung auszulaugen. Den erhaltenen Spurenextrakt filtrierte er und versetzte dann das Filtrat mit verschiedenen Seren.

Die Blutflecke auf dem Schlips, dem Papierkragen und dem Vorhemd waren so winzig, dass sie für eine serologische Reaktion nicht ausreichten. Trotzdem: Als Uhlenhuth die gesamte Bekleidung Tessnows untersucht hatte, stellte er eine überwältigende Bilanz auf. Er fand Menschenblut an sechs Stellen des Jacketts, an sieben Stellen der Hose, an vier Stellen der Weste, an einer Stelle des Hemdes und an vier Stellen des Hutes. Auch der rötliche Überzug auf dem Stein vom Tatort bestand ausschließlich aus Menschenblut. Darüber hinaus konnte Uhlenhuth an sechs Stellen des Jacketts und an drei Stellen der Hose Schafblut nachweisen.

Im Frühjahr 1902 stand Ludwig Tessnow in Greifswald vor Gericht.

Über den Ausgang des Prozesses schrieb Uhlenhuth: »Durch die Beweisaufnahme ist absolut sicher festgestellt, dass er die Schafe in S. umgebracht hat. Auch des ihm zur Last gelegten Mordes ist T. überführt und zum Tode verurteilt worden.«

Bei der Verkündung des Hinrichtungstermins erlitt Tessnow einen epileptischen Anfall, der längere Zeit andauerte. Es kam zu einer zweiten Verhandlung. Wiederum sprachen sich die Psychiater dahingehend aus, dass der Angeklagte als schuldunfähig anzusehen sei. Entgegen den Gutachten der am Prozess beteiligten Sachverständigen sowie des Medizinalkollegiums der Provinz Pommern und der Königlichen wissenschaftlichen Deputation für das Medizinalwesen in Berlin, der höchsten Instanz Preußens für forensisch-medizinische Begutachtungsfragen, erklärte ihn das Gericht abermals für schuldig und verurteilte ihn das zweite Mal zum Tode.

Tessnows Verteidiger legten gegen die erneute Verurteilung beim Reichsgericht in Leipzig Revision ein, die dessen dritter Strafsenat am 14. März 1904 prüfte. Nach längerer Beratung verwarf das Revisionsgericht den Antrag. Noch im selben Jahr wurde Ludwig Tessnow auf dem Hof des Greifswalder Gerichtsgefängnisses enthauptet.

Trotz bestechender Resultate, wie im Fall des Lustmörders Tessnow, nahmen die Fachleute nach den Fehlschlägen im 19. Jahrhundert Uhlenhuths Verfahren nicht ohne Skepsis auf. Bald nach dem Erscheinen der Veröffentlichung in der Deutschen Medizinischen Wochenschrift beauftragte Julius Kratter, Ordinarius für Gerichtliche Medizin in Graz, seinen japanischen Gastassistenten Yanamatsu Okamoto damit, die praktische Verwertbarkeit der viel versprechenden Methode zu überprüfen. Die Ergebnisse trug Kratter am 22. September 1902 auf der 74. Versammlung der Gesellschaft deutscher Naturforscher und Ärzte in Karlsbad vor. Nach Okamotos Feststellungen, sagte Kratter zusammenfassend, könne das Uhlenhuthsche Verfahren noch nicht vorbehaltlos für die forensische Praxis empfohlen werden. In seiner Erwiderung, erschienen am 22. Dezember 1902, wies Uhlenhuth jedoch nach, dass Okamoto die Technik der Serumgewinnung und die Untersuchungsmethodik nicht ausreichend beherrschte. Zum Beweis für die Zuverlässigkeit seiner Methode führte Uhlenhuth zweiundzwanzig von ihm erstattete spurenkundliche Gutachten an.

Eine Stellungnahme der Königlichen wissenschaftlichen Deputation für das Medizinalwesen beendete die Auseinandersetzungen zugunsten Uhlenhuths. Der Preußische Justizminister erließ am 8. September 1903 eine Verfügung, wodurch die Präzipitinreaktion offiziell in die gerichtsärztliche Praxis eingeführt wurde.

Einen weiteren Fortschritt in der forensischen Spurenuntersuchung brachte die Entdeckung der Blutgruppen des Menschen durch den Österreicher Karl Landsteiner im Jahr 1901. Er hatte bei Experimenten die später mit A, B und 0 bezeichneten drei Gruppen gefunden. Bald darauf wurde die vierte Gruppe, das spätere AB, nachgewiesen. Das Verdienst, die Blutgruppenbestimmung in die spurenkundliche Praxis eingeführt zu haben, gebührt dem Italiener Leone Lattes. Seine erste Mitteilung darüber erschien im Jahr 1916. Durch die Untersuchung des AB0-Systems konnte erstmalig eine Gruppenzuordnung des Spurenverursachers vorgenommen werden.

Eines Tages kam ein Mann zu Lattes in das Turiner Institut für Gerichtliche Medizin. Der Besucher legte ein blutverschmutztes Hemd vor und bat darum, die Herkunft der Flecke zu klären.

Schließlich nannte er auch den Grund. Seit Wochen mache ihm seine eifersüchtige Frau Vorwürfe, er habe sie mit einer ihrer Freundinnen betrogen. Das sei aber nicht der Fall. Hingegen könne das Blut von seiner Ehefrau stammen. Außerdem gebe es noch eine weitere Erklärungsmöglichkeit. Sonntags bereite er immer das Fleisch zu, und vielleicht habe er sich dabei beschmutzt.

Als Erstes untersuchte Lattes frisch abgenommene Blutproben der drei Beteiligten. Die Tests ergaben für den Mann die Blutgruppe A, für seine Frau 0 und für die Freundin ebenfalls A. Von den Flecken stellte er einen Extrakt her. Die Präzipitinreaktion bewies, dass es sich um Menschenblut handelte. Jetzt folgte der entscheidende Versuch, nämlich die Blutgruppenbestimmung.

Das Blut am Hemd gehörte zur Gruppe A und konnte also nicht von der Ehefrau herrühren. Indes bestand nach der Gruppenzugehörigkeit durchaus die Möglichkeit, dass es von ihrer Freundin stammte. Da diese Frau, wie sie selbst angab, zur fraglichen Zeit ihre Regelblutung hatte, versuchte Lattes mikroskopisch festzustellen, ob es sich um Menstrualblut handeln könnte. In keinem der Flecke fand er die charakteristischen Epithelzellen aus der Scheide. Damit schied auch die Freundin als Spurenverursacher aus. Wenn kein anderer Träger der Blutgruppe A in Betracht kam, dann konnte der Mann die Blutflecke am Hemd nur selbst verursacht haben. Wie sich schließlich herausstellte, litt er an einer chronischen Prostataerkrankung, die zeitweilig mit Blutungen aus der Harnröhre einherging.

Noch bevor Lattes seinen Bericht darüber veröffentlicht hatte, bat ihn ein Turiner Untersuchungsrichter um Mithilfe in einem Mordfall. Durch die Gruppenbestimmung sollte geklärt werden, ob die Flecke am Mantel eines Verdächtigen von ihm selbst oder vom Opfer herrührten. Der Beschuldigte besaß die Blutgruppe 0, der Tote A. Lattes bestimmte an einem Fleckenextrakt die Gruppe 0, sodass es kein Blut vom Opfer sein konnte. Der Verdächtige wurde freigelassen.

Bei dem dritten, mit Erfolg bearbeiteten Fall konnte der Täter durch die Blutgruppenbestimmung überführt werden. Die Blutflecke hafteten diesmal an einer Seidenmütze. Die Fragestellung lautete: Stimmt die Blutgruppe des Opfers mit der am Fleckenblut ermittelten überein? Die Spur entstammte einem Blut der Gruppe B, die Lattes auch bei dem Toten festgestellt hatte. Daraufhin gestand der Verdächtige den Mord.

Gegen Ende des Jahres 1931 ereignete sich in Tirol ein Kriminalfall, bei dem eine neue Methode der Blutgruppenbestimmung an Spuren die Überführung des Täters ermöglichte.

Das Haus des Kleinbauern und Viehhändlers Franz Mair lag am Stadtrand von Imst, einem Ort bei Innsbruck. Mit seiner Magd und Geliebten Adelheid Staudacher bewohnte er das Erdgeschoss.

Außer den beiden lebten im ersten Stockwerk Mairs trunksüchtige Stiefmutter Anna und deren erwachsene Söhne Karl und Wilhelm. Schließlich beherbergte das Dachgeschoss noch drei Personen, die aber während der folgenden Ereignisse stumme Zeugen blieben.

Kurz nach 7 Uhr am Morgen des 10. November 1931 erschien Karl Mair beim Gendarmerieposten in Imst, um einen Überfall auf seinen Stiefbruder Franz anzuzeigen. Mit dem Fahrrad fuhr Inspektor Gabl zum Haus der Mairs. Dort führte ihn Adelheid Staudacher in eine niedrige, kümmerlich möblierte Stube.

Neben dem alten Bett, in dem Franz Mair lag, erblickte der Inspektor einen Arzt aus Imst. Von ihm erfuhr er, dass Mair mehrere Hiebe auf den Kopf erhalten hatte. Nach Meinung des Arztes gab es für den Bauern keine Aussicht, die schweren Verletzungen zu überleben.

Dann wandte sich Inspektor Gabl an die Magd. Wie jeden Morgen, so berichtete sie, war Franz Mair gegen 5 Uhr in den Stall gegangen.

Ungefähr eine Viertelstunde später folgte sie ihm. Außer Franz, der die Kühe fütterte, hielt sich dort sein Stiefbruder Karl auf. Adelheid Staudacher verrichtete ihre Arbeit und ging danach wieder in die Küche. Gegen 6 Uhr kam Franz Mair zu ihr und

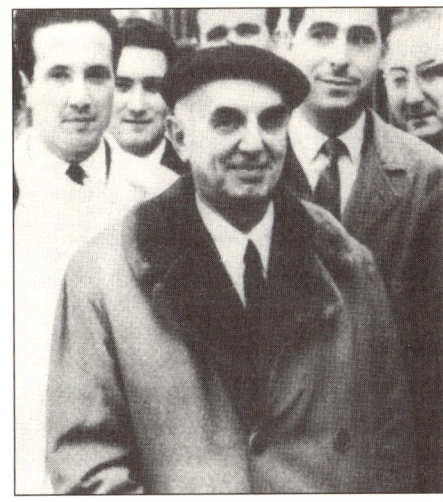

Der italienische Gerichtsmediziner Leone Lattes (1887–1954) setzte als Erster die Blutgruppenbestimmung in der spurenkundlichen Praxis ein.

brachte einen Eimer mit Kuhmilch. Gleich darauf kehrte er in den Stall zurück. Mehr wusste die Magd nicht zu sagen.

Gegen 6.20 Uhr hatte Josef Baumgartner, ein Nachbar, den Bauern blutüberströmt neben dem Schweinekoben liegend gefunden.

Es schien ihm, als ob Franz Mair von einer Kuh getreten worden sei. Baumgartner rief die Magd zu Hilfe. Gemeinsam trugen sie den Verletzten in seine Stube und legten ihn aufs Bett.

Dann fuhr der Nachbar zum Arzt. Erst dieser äußerte die Vermutung, dass es sich wohl nicht um einen Unfall handele. Deshalb schickte er Karl Mair zur Gendarmerie. Soweit der Bericht Baumgartners.

Nunmehr besichtigte Inspektor Gabl den Stall. In dessen rechter hinterer Ecke lag der Schweinekoben. Vor dem Verschlag fand der Polizist eine große Lache frischen Blutes. Ihm wurde klar, dass der Fall seine Kräfte überstieg. Der Inspektor schrieb eine Meldung, die Baumgartner zum Gendarmerieposten brachte.

Daraufhin kamen der Bezirkskommandant Federspiel mit den Inspektoren Eller und Strohmeier zum Haus Mairs. Während Federspiel nochmals die Magd und den Nachbarn vernahm, sahen sich die beiden Inspektoren im Haus um. Alles starrte vor Schmutz, und es fand sich kein Raum, der nicht eine Unmenge Gerümpel enthielt. Trotzdem mussten Eller und Strohmeier wohl oder übel alles durchsuchen.

Unterdessen begann Federspiel, auch Anna und Karl Mair zu vernehmen.

Der geistig etwas beschränkte junge Mann antwortete nur langsam und stockend. Kurz vor 6 Uhr war er in den Stall hinuntergegangen, um seinem Stiefbruder Franz beim Füttern zu helfen. Es gab für ihn aber nichts mehr zu tun, und so kehrte er wenig später in die Küche zurück. Nach dem Frühstück legte er sich zum Schlafen auf die Ofenbank, während sein Bruder Wilhelm nach Imst zur Arbeit fuhr. Durch das Schreien der Magd geweckt, stand er auf und lief hinunter in die Stube Franz Mairs. Dort erhielt er den Auftrag, zur Gendarmerie zu fahren und den Überfall anzuzeigen. Federspiel fielen im Laufe des Gesprächs mit Karl Mair an dessen rechtem Hemdsärmel einige winzige, bräunlich-rötliche Spritzer auf. Das brachte ihn auf den Gedanken, sich bei Karl nach dem Verbleib der Schuhe zu erkundigen, die er morgens im Stall getragen haben wollte. Wortlos übergab ihm Karl seine Hauspatschen, wie er die Filzschuhe nannte. Schon beim ersten Hinsehen entdeckte Federspiel mehrere blutverdächtige Flecke an beiden Schuhspitzen. Unvermittelt fragte der Kriminalbeamte nach der Herkunft des Blutes. Zunächst erhielt er keine Antwort. Nach längerem Überlegen erklärte Karl, er habe am Tag zuvor einem Bekannten beim Schlachten eines Kalbes geholfen.

Auf dem Weg vom Heuboden zum Erdgeschoss trafen Eller und Strohmeier mit Adelheid Staudacher zusammen. Die Magd hielt Franz Mairs blutbefleckte Jacke und Weste in ihren Händen.

Einzelne Nähte der Kleidungsstücke waren aufgerissen. Sichtlich erregt behauptete Adelheid Staudacher, der Bauer habe stets sein Sparbuch und sein gesamtes Bargeld mit sich herumgetragen.

Jetzt fehle beides, zusammen etwa 8000 Schilling. Unverzüglich informierte Inspektor Eller den Bezirkskommandanten Federspiel von dem Raub.

Bis gegen Mittag setzten die Kriminalbeamten die Vernehmungen der Hausbewohner und einiger Nachbarn fort. Zwischen den Aussagen Karl und Anna Mairs, aber auch gegenüber Adelheid Staudachers Schilderungen bestanden erhebliche Widersprüche.

Fragen über Fragen resultierten daraus: Weshalb versuchte Anna Mair so vordergründig, eine Erklärung für die Blutspuren an den Hausschuhen ihres Sohnes zu liefern? Wusste sie vielleicht, dass Karl am Morgen das Alleinsein mit Franz für einen Raubüberfall genutzt hatte? Konnte nicht ebenso gut Josef Baumgartner, der den Schwerverletzten angeblich im Stall fand, der Täter sein?

Wie stand es mit Adelheid Staudacher? War sie die Komplizin eines von ihr gedungenen Mörders? Oder hatte sie nur die Gelegenheit wahrgenommen, um den Sterbenden zu bestehlen? Gab es nicht obendrein die Möglichkeit, dass ein Unbekannter, der von Franz Mairs Angewohnheit wusste, sein Geld bei sich zu tragen, die Tat begangen hatte? Eine Maßnahme schien Federspiel trotz aller Bedenken unerlässlich. Er ordnete die vorläufige Unterbringung Karl Mairs bei der Gendarmerie an. Nur so ließen sich Absprachen zwischen Mutter und Sohn verhindern. Auch die blutbefleckten Hausschuhe stellte Federspiel sicher.

Noch am Tag des Überfalls starb Franz Mair. Eine Kommission aus Innsbruck unter Leitung von Untersuchungsrichter Stettner kam nach Imst. Ihr gehörte Franz Josef Holzer als Gerichtsarzt an.

Im Haus des Verstorbenen erstattete Bezirkskommandant Federspiel einen Bericht über den erreichten Ermittlungsstand. Danach untersuchte Holzer den Leichnam. Er stellte fest, dass die Verletzungen an Kopf, Hals und Rücken durch Hiebe mit einem scharfkantigen Gegenstand verursacht worden waren. Als Folge eines Schlages fand er an einer Stelle des Rückenteils von Jacke, Weste und Hemd untereinander korrespondierende, glattrandige Durchtrennungen des Stoffes. Zur Obduktion wurde der Tote nach Innsbruck überführt.

Holzer ging im Anschluss an die Leichenschau in den Stall, um sich einen Eindruck vom Auffindungsort des Überfallenen zu verschaffen. Bei dieser Gelegenheit nahm er mehrere Proben von der großen Blutlache am Schweinekoben. Auf der Suche nach weiteren Spuren entdeckte er an der Wand, vor der Franz Mairs Kopf gelegen hatte, in einer Höhe von siebzig Zentimetern mehrere wie Blut aussehende Spritzer. Vorsichtig schabte Holzer die Flecke und zu Vergleichszwecken auch Schmutz und Kalk aus der Umgebung ab. Ansonsten konnte er im Stall nichts Verdächtiges finden. Holzer inspizierte auch die übrigen Räume des Hauses. An einer Wand gegenüber der Stalltür stieß er auf zahlreiche Blutspuren, die ihm schon älter vorkamen. Trotzdem sicherte er einige davon. Ganz in der Nähe stand eine Leiter. Bei genauerer Betrachtung fielen Holzer zarte, rötliche Wischer auf.

Über die Leiter stieg er zum Heuboden hinauf, lief den Abortgang entlang und kam so in die Wohnung Anna Mairs und ihrer beiden Söhne. Auf dem Weg sah sich Holzer nach weiteren Blutspuren um, fand aber keine. Schließlich spürte er doch noch einige blutverdächtige Flecke auf, und zwar in der Ofenecke von Anna Mairs Stube.

Inzwischen war es Abend geworden. Die Kommission begab sich zum Gendarmerieposten. Federspiel ließ Karl Mair vorführen.

Nach der Befragung untersuchte Holzer die Bekleidung des Inhaftierten.

Auch dem Gerichtsarzt fielen die winzigen Blutspritzer am rechten Hemdsärmel auf. Außerdem bemerkte er am unteren Teil des rechten Hosenbeins einige Flecke, die ganz offensichtlich von frischem Blut herrührten. Karl Mair musste Hemd und Hose ausziehen. Beides erhielt Holzer, dem Federspiel auch die blutbefleckten Hausschuhe übergab. Schließlich entnahm der Gerichtsarzt dem Inhaftierten noch eine Blutprobe aus dem Ohrläppchen.

In Innsbruck führte Karl Meixner, Holzers Chef am Institut für Gerichtliche Medizin der dortigen Universität, die Obduktion Franz Mairs aus. Die bei der Leichenschau getroffenen Aussagen bestätigten sich. Alles wies darauf hin, dass der Bauer von hinten niedergeschlagen worden war.

Der Tote besaß, wie Holzer feststellte, die Blutgruppe 0, Karl Mair hingegen die Gruppe A. Bei dem gesicherten Spurenmaterial handelte es sich durchweg um Blut, dessen menschliche Herkunft Holzer mit Hilfe der Präzipitinreaktion nachwies. Lediglich das Blut von der Wand unter dem Heuboden bildete eine Ausnahme, es stammte vom Rind. Jetzt wandte sich Holzer der Gruppenbestimmung an den verschiedenen Spuren zu. Er versuchte es zunächst mit dem Verfahren von Leone Lattes. Obwohl das Blut noch recht frisch war, kam er zu keinem brauchbaren Ergebnis. Deshalb setzte Holzer schließlich seine eigene, noch neue Methode ein. Mit der winzigen Blutmenge von der Leiter und vom rechten Hemdsärmel hatte er auch beim zweiten Versuch keinen Erfolg. An den Flecken von den Hausschuhen ließ sich zwar die Blutgruppe feststellen, jedoch fielen die Reaktionen nicht eindeutig aus. Als Nächstes untersuchte Holzer die Spuren an der Hose. Daran konnte er mit seiner Methode zweifelsfrei die Blutgruppe 0 nachweisen. Zu dem gleichen Resultat gelangte er mit den verschiedenen Proben aus dem Stall.

Mit einer gutachtlichen Stellungnahme versehen, übermittelte Holzer dem Untersuchungsrichter zusammengefasst das Folgende: Die Blutlache auf dem Stallboden, die Spuren an der Wand daneben und die Flecke an Karl Mairs Hose entstammen einem Blut der Gruppe 0, der Blutgruppe des Toten. Karl Mair schied als Spurenverursacher aus, denn er besaß die Blutgruppe A.

In Imst war derweil Adelheid Staudacher auf das verschwundene Geld gestoßen. Am 12. November fütterte sie vom Heuboden aus die Kühe. Einige Stunden später fand sie im Stall zwischen Heu und Mist zahlreiche Geldscheine und das Sparbuch Franz Mairs.

Nur die Brieftasche blieb verschwunden. Offenbar hatte jemand die Wertsachen auf dem Heuboden versteckt, die beim Füttern dann rein zufällig wieder auftauchten. Der Fund des Geldes bestärkte die Kommission darin, dass der Täter im Haus wohnte.

Mehr denn je richtete sich der Verdacht gegen Karl Mair.

Untersuchungsrichter Stettner beschäftigte sich nochmals eingehend mit den Vernehmungsprotokollen. Wie, wenn nicht während der Tötung seines Stiefbruders, konnten die Blutspuren an Karl Mairs Hose gelangt sein? Immerhin reichten die Spritzer bis in dreißig Zentimeter Höhe! Oder gab es unter Umständen doch eine harmlose Erklärung? Hatte sich Karl Mair vielleicht während seines Aufenthalts am Bett des Sterbenden mit dem Blut der Gruppe 0 befleckt? Auf diese Fragen konzentrierte sich der Untersuchungsrichter bei den weiteren Vernehmungen.

Karl Mairs stereotype Antwort lautete, er könne sich an nichts erinnern. Er habe vor Jahren beim Straßenbau einen Unfall erlitten und leide seither an einer gestörten Merkfähigkeit. Doch am 3. Dezember überraschte er den Untersuchungsrichter mit einem ersten Geständnis: Er sei zwar an dem Raubmord beteiligt gewesen, aber nur als Komplize eines gewissen Josef Hetschnig. Erschlagen habe Hetschnig seinen Stiefbruder, er hingegen habe nur das Geld gestohlen. Vier Tage später, am 7. Dezember, gab Karl Mair schließlich zu, selbst der Mörder zu sein. Diesen Hetschnig hätte er nur erfunden. Karl Mair erklärte, seinen Stiefbruder am Morgen des 10. November von hinten mit einer Hacke niedergeschlagen zu haben. Als er ihn für tot hielt, riss er die Bekleidung auf und nahm die Wertsachen an sich. Dann stieg er über die Leiter zum Heuboden hinauf, versteckte dort Geld und Sparbuch und ging danach in die Küche. Mit einem Lappen reinigte er das Tatwerkzeug. Den blutigen Stoff verbrannte er im Küchenherd. Zum Schluss versteckte er die Hacke in einem Abstellraum.

Weder die Blutspritzer an seinen Filzschuhen noch an Hemd und Hose hatte er bemerkt.

Am 8. März 1932 verhandelte das Landgericht Innsbruck gegen Karl Mair wegen Raubmordes. Noch am selben Tag erklärten ihn die Geschworenen für schuldig.

Nach der Entdeckung der AB0-Gruppen wurden im menschlichen Blut noch andere spurenkundlich nutzbare Merkmalssysteme gefunden. Durch die Kombination möglichst vieler verschiedener Erbmerkmale konnte die Sicherheit der Zuordnung einer Blutspur zum Spurenverursacher wesentlich erhöht werden.

Die erzielten Erfolge wurden jedoch durch den so genannten genetischen Fingerabdruck weit übertroffen. Mit der Einführung der DNS-Analytik begann eine neue Ära in der forensischen Spurenuntersuchung.

An der Erforschung der biologischen Schlüsselsubstanz Desoxyribonukleinsäure, kurz DNS (englisch: DNA), waren in mehr als einhundert Jahren zahlreiche Wissenschaftler beteiligt. Der Schweizer Physiologe Friedrich Miescher isolierte 1869 aus Eiterzellen eine sauer reagierende Substanz, die er – weil aus dem Zellkern stammend – Nuclein nannte. Einige Jahre später gelang es, die Kernsubstanz in zwei Fraktionen aufzutrennen. Neben einem Eiweißanteil ließ sich ein eiweißfreier Bestandteil nachweisen, für den der deutsche Zellforscher Richard Altmann 1889 die Bezeichnung Nucleinsäure einführte.

In jahrelangen Versuchsreihen hat der deutsche Biochemiker Albrecht Kossel die chemische Natur der Kernsubstanzen aufgeklärt.

Sein großes Verdienst besteht darin, dass er unter den Spaltprodukten der Nukleinsäuren sämtliche Basen identifizieren und deren Konstitution bestimmen konnte. Bereits 1879 hatte er das Guanin gefunden, dem der Nachweis von Adenin (1885), Thymin (1893), Cytosin (1894) und schließlich Uracil (1900) folgte. Darüber hinaus erkannte Kossel als weiteren Baustein der Nukleinsäuren einen Kohlenhydratanteil, den er ebenfalls ausgiebig untersuchte. Sein Schüler Hermann Steudel fand später heraus, dass die Base mit einem Molekül Kohlenhydrat und einem Molekül Phosphorsäure verbunden ist.

Anknüpfend an die deutschen Arbeiten, beschäftigte sich Phoebus Levène im New Yorker Rockefeller Institut für Medizinische Forschung ebenfalls mit der Chemie der Nukleinsäuren. Er konnte Kossels Vermutung, dass der Zuckerbestandteil eine Pentose sei, beweisen. Wie seine Analysen außerdem zeigten, waren die charakteristischen Reaktionsgruppen an Desoxyribose oder Ribose gebunden. Dementsprechend erhielten die jeweiligen Nukleinsäuren ihren Namen.

Für die Aufklärung der DNS-Struktur leistete der österreichische Biochemiker Erwin Chargaff die entscheidende Vorarbeit. Mit einem neuen technischen Verfahren gelang es ihm, den relativen Anteil der vier verschiedenen Basen zu quantifizieren. Demnach sind Guanin und Cytosin ebenso wie Adenin und Thymin in einem Verhältnis von eins zu eins in der DNS enthalten.

Zudem führten seine Untersuchungsergebnisse zwingend zu dem Schluss, dass die Basenpaarung nur in diesen beiden Kombinationen möglich ist.

Auf der Grundlage der chemischen Analysen von Chargaff entwickelten schließlich James D. Watson und Francis H. C. Crick ihr Modell der Doppelhelix. Sie beschrieben 1953 die DNS als ein Makromolekül, das aus zwei Strängen (Polynukleotidketten) besteht, die spiralig umeinander gewunden sind. Die durch Phosphatreste verknüpften Desoxyribosemoleküle bilden den äußeren Teil jeder Kette, während die Basen nach dem Innern der Doppelhelix weisen. Über so genannte Wasserstoffbrücken sind die Basen beider Stränge miteinander verbunden. Watson und Crick erforschten auch den Kopiermechanismus der DNS, durch den zwei identische Doppelstränge entstehen. Entsprechend der komplementären Basenpaarung dient jeder der beiden entspiralisierten Einzelstränge als Matrize für die Synthese einer neuen Polynukleotidkette. Dieses Prinzip wird bei einem Verfahren genutzt, das für die Anwendung der DNS-Analytik in der forensischen Spurenuntersuchung von grundlegender Bedeutung ist.

Der US-amerikanische Biochemiker Kary B. Mullis entwickelte 1983 die Polymerase-Kettenreaktion (englisch: polymerase chain reaction oder kurz PCR). Diese molekularbiologische Methode ermöglicht es, definierte DNS-Abschnitte gezielt zu vervielfältigen.

Als Ausgangsmaterial für die Reaktion sind geringste Substanzmengen ausreichend. Da bei forensisch-medizinischen Analysen häufig nur wenig biologisches Spurenmaterial verfügbar ist, kann durch die PCR-Methode eine millionenfache Anreicherung erfolgen und so genügend Substanz für die Typisierung gewonnen werden. Die Merkmale der erzeugten DNS-Kopien aus der Spur lassen sich dann mit den entsprechenden DNS-Merkmalen aus Körpermaterialien wie Speichel oder Blut von Tatverdächtigen vergleichen.

Die Nutzung molekularbiologischer Techniken in der spurenkundlichen Praxis begann mit der Entdeckung hypervariabler DNS-Abschnitte durch den Engländer Alec J. Jeffreys. Er beschrieb 1985 Regionen der menschlichen DNS mit wiederkehrenden Folgen gleicher Basenanordnung, die individualspezifisch angelegt sind. Mit speziellen Verfahren lassen sich diese Merkmale als Linienmuster sichtbar machen, für die Jeffreys den Begriff genetischer Fingerabdruck prägte. Die unvergleichlich hohe Aussagekraft solcher Untersuchungen resultiert aus der Vielzahl von Varianten nachweisbarer DNS-Merkmale. Von eineiigen Zwillingen abgesehen, ist die lange erstrebte Individualzuordnung biologischer Spuren heute möglich. Die DNS-Analytik hat aufgrund ihrer Leistungsfähigkeit und Vielseitigkeit die bisherigen Methoden der forensischen Spurenuntersuchung weitestgehend abgelöst.

Verräterische Sekrete

Von den menschlichen Körpersekreten kommt dem Sperma eine besondere forensisch-medizinische Bedeutung zu. Die Gerichtsärzte verfügen schon lange über zuverlässige Untersuchungsmethoden.

Zum sicheren Nachweis von Spermaflecken hat bereits 1839 der Franzose Henri-Louis Bayard die mikroskopische Darstellung der Samenzellen empfohlen. Im Jahr 1897 gab der Lyoner Pharmakologe Albert Florence die nach ihm benannte Kristallprobe zum Spermanachweis an. Er fand heraus, dass sich nach Zugabe konzentrierter Jod-Jodkaliumlösung zu einem Samenfleckenextrakt braune und rote rhombische Kristalle bilden. Eine Unterscheidung von Menschen- und Tiersperma war mikroskopisch aufgrund der unterschiedlichen Gestalt der Samenzellen demnach möglich. Auch die Präzipitinreaktion von Paul Uhlenhuth ließ sich zu diesem Zweck einsetzen. Schließlich entdeckte 1926 der Japaner Kumao Yamakami die AB0-Gruppeneigenschaften menschlicher Samenzellen.

Vier Jahre später berichtete Kyoyetsuro Fujiwara, Direktor des Gerichtlich-medizinischen Instituts in Niigata, als Erster über die Aufklärung eines Sexualverbrechens mit Hilfe der Gruppenbestimmung an Spermaspuren. Eine Sechzehnjährige, die in Dörfern Wahrsagezettel verkaufte, war eines Morgens tot aufgefunden worden. Am Abend zuvor hatten Dorfbewohner sie kurz vor 19.30 Uhr zum Bahnhof laufen sehen. Auf dem Weg dorthin musste sie getötet worden sein. Die Obduktion ergab als Todesursache Drosseln und Würgen in Kombination. Überdies fand Fujiwara frische Verletzungen der Genitalien und in der Dammregion einige weißliche Flecke. Die Scheide enthielt schwach rötlich gefärbten Schleim. Bei der mikroskopischen Untersuchung einer Fleckenaufschwemmung und mehrerer Scheidenabstriche waren gut erhaltene Samenzellen erkennbar. Die Blutgruppe bestimmte Fujiwara am Herzblut der Toten. Sie besaß die Gruppe 0. Dagegen ließ sich am Samen die Gruppeneigenschaft A nachweisen.

Zwei Wochen nach der Tat wurden zwei Verdächtige festgenommen.

Der eine war ein geistig zurückgebliebener Bettler, der sich selbst des Mordes beschuldigte. Er hatte die Blutgruppe 0 und schied als Täter aus. Der zweite Verdächtige hingegen beteuerte seine Unschuld. Auch von ihm bestimmte Fujiwara die Blutgruppe. Die Untersuchung ergab seine Zugehörigkeit zur Gruppe A. Außerdem waren an seiner Unterwäsche kleine rötliche Flecke gefunden worden, die als Blut identifiziert werden konnten. Nach Zugabe von Jod-Jodkaliumlösung zu einem Fleckenextrakt ließen sich unter dem Mikroskop Florencesche Kristalle erkennen. Zugleich zeigte die mikroskopische Untersuchung, dass die Flecke auch Samenzellen enthielten. Fujiwaras Gutachten ermöglichte die Überführung des Mörders.

Die Entdeckung der AB0-Gruppeneigenschaften von Körpersekreten beschäftigte die Serologen vieler Länder. Der Finne Tauno Putkonen stellte 1930 fest, dass gerade in den forensisch-medizinisch so bedeutsamen Sekreten Sperma und Speichel die Konzentration der Gruppensubstanzen um ein Vielfaches höher ist als im Blut. Damit bestand die Möglichkeit, eine AB0-Gruppenbestimmung an Zigarettenresten oder aufgeklebten Briefmarken zu versuchen. Wiederum war es Leone Lattes, der als Erster diese Erkenntnis erfolgreich in der spurenkundlichen Praxis anwandte.

Im Jahr 1932 veröffentlichte er eine Technik zur Blutgruppenbestimmung an Zigarettenresten. Anlässlich eines Mordfalles hatte er drei Stummel von Macedonia-Zigaretten zu untersuchen. Zwei der am Tatort gesicherten Zigarettenreste waren von einer Person mit der Blutgruppe B, der auch der Verdächtige angehörte, geraucht worden. Das Opfer besaß die Blutgruppe 0. Der Verdächtige konnte des Mordes überführt werden.

Entscheidende Bedeutung erlangte die AB0-Gruppenbestimmung an Sekretspuren in einem Strafverfahren Ende 1943 in New York. Viele Jahre später, im September 1960, bezeichnete der namhafte Serologe Alexander S. Wiener, der seinerzeit als Sachverständiger daran beteiligt war, dieses Verbrechen als »klassischen Fall« der Forensischen Serologie.

Im Jahr 1938 übernahm der damals erst einunddreißigjährige Wiener die Leitung des neu geschaffenen Serologischen Laboratoriums des Chief Medical Examiners von New York. Schon als Student hatte er begonnen, sich für die Blutgruppen zu interessieren. Seine erste wissenschaftliche Arbeit zu dieser Thematik erschien im Juni 1929, noch vor der Promotion zum Doktor der Medizin. Mit Wiener wurde ein Mann an die Spitze der New Yorker Untersuchungsbehörde gestellt, der bereits wenige Jahre darauf einen festen Platz unter den ganz Großen der Blutgruppenserologie einnahm.

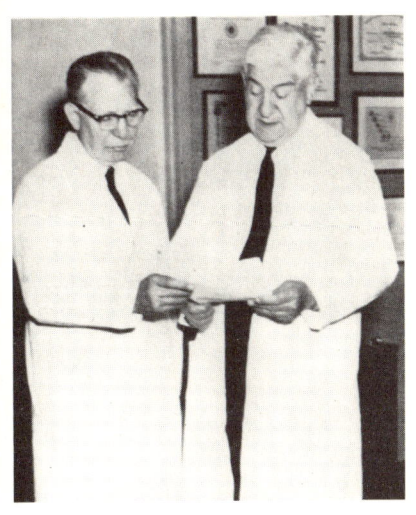

Alexander S. Wiener (1907–1976), links im Bild, nahm 1943 die spurenkundlichen Untersuchungen im Mordfall Persico vor.
Rechts der Chief Medical Examiner von New York, Milton Helpern.

Zu seinen wissenschaftlichen Leistungen gehört vor allem die Erforschung des 1940 von Karl Landsteiner und ihm selbst entdeckten Rhesus-Systems. Drei Jahre später geschah dann das Verbrechen, das Wiener als forensischen Serologen forderte.

Edwin J. Finnerty sorgte als Nachtwächter für die Sicherheit einiger Geschäftsräume des Hauses Nr. 335 in der 30th Street West von New York. Auch am Abend des 30. März 1943 trat er seinen gewohnten Dienst an. Gegen 2.30 Uhr verspürte Finnerty das Bedürfnis, eine Pfeife zu rauchen, und ging vor die Tür. Um diese Zeit war es ziemlich ruhig in der Gegend, sodass er deutlich das Öffnen der Eingangstür von Nr. 337 hören konnte. Finnerty blickte zum Nachbarhaus, erkannte jedoch nur Umrisse. Ihm schien es, als ob ein Mann in gebückter Haltung rückwärts die Stufen am Eingang herunterkam und etwas mit sich zog. Kurze Zeit später sah Finnerty, dass sich ein kleiner, aber kräftig gebauter Mann in Richtung 9th Avenue entfernte. Die seltsame Beobachtung ließ ihm keine Ruhe, und er entschloss sich nachzusehen, was nebenan vor sich gegangen war. Finnerty lief zum Eingang des Nachbarhauses und – fand die Leiche einer Frau. Im selben Moment vernahm er hinter sich Schritte. Sofort rannte er zurück und trat in den Hauseingang von Nr. 335 hinein, um die Straße unerkannt beobachten zu können. Aus Richtung 8th Avenue näherte sich ein Mann, der Finnerty an den Unbekannten erinnerte, den er etwa zehn Minuten zuvor in entgegengesetzter Richtung hatte davongehen sehen. Der Mann trug eine zusammengefaltete Zeitung unter dem Arm und lief geradewegs auf das Haus Nr. 337 zu. Ohne zu zögern oder gar stehen zu bleiben, stieg er die Eingangstreppe hinauf, betrat das Haus und schloss hinter sich die Tür. Noch bevor Finnerty dazu kam, die Polizei zu verständigen, erschien der Unbekannte wieder im Hauseingang. Jetzt hielt er etwas Längliches in der Hand. Abermals ging er an der Toten vorüber, ohne sie zu beachten. Es war aber ganz und gar ausgeschlossen, dass er die Leiche übersehen haben konnte. Der Unbekannte lief diesmal zur 8th Avenue zurück. Finnerty folgte ihm augenblicklich. An der Ecke zur 33th Street entdeckte er einen Streifenwagen und verständigte die Polizisten. Sie setzten die Verfolgung des Unbekannten fort. Von einem Polizisten angesprochen, entgegnete der Mann in einem schlechten Englisch mit starkem Akzent, er heiße John Manos, sei Grieche und in der Bronx als Koch tätig, und er habe sich nichts zu Schulden kommen lassen. Nach seiner Wohnung gefragt, erklärte Manos, dass er ein Zimmer im Haus Nr. 337 in der 30th Street habe.

Daraufhin wollten die Polizisten wissen, warum er zur Nachtzeit mehrmals aus dem Haus gegangen sei. Manos erwiderte, er sei hungrig gewesen. Weil er tags zuvor wegen Krankheit nicht habe einkaufen können, sei nichts zu essen im Haus gewesen. Aus diesem Grund sei er losgegangen, um sich etwas zu besorgen.

Kaum zurückgekehrt, habe er eine leere Weinflasche in seinem Zimmer gefunden. Er halte sehr auf Ordnung, und deshalb sei er ein zweites Mal weggegangen, um die Flasche zum Abfallbehälter in der 33th Street zu bringen. In eine Papiertüte eingewickelt habe er die leere Flasche deswegen, weil ihn niemand damit sehen sollte.

Er müsse sonst befürchten, für einen Trinker gehalten zu werden.

Das würde ihm Schwierigkeiten einbringen, denn Dirnen und Trinker dulde die Hausverwaltung nicht in Nr. 337.

Zusammen mit Manos und Finnerty fuhren die Polizisten nun in die 30th Street. Neben dem Treppenaufgang des Hauses Nr. 337 fanden sie tatsächlich die Leiche einer Frau. Die Tote saß mit Kopf und Oberkörper an die Hauswand gelehnt.

Gegen 3 Uhr kam Detective Inspector Conrad Rothengast, der Leiter der 3. Kriminalabteilung von New York, zum Auffindungsort.

Noch vor ihm war Detective John A. Hawthorne eingetroffen.

Die beiden sahen sich die Tote genauer an. Die Frau hatte ergrautes Haar und musste so um die Fünfzig sein. Über einem grünen Kleid trug sie einen schwarz-weiß gemusterten Mantel und nur am rechten Bein Strumpf und Stöckelschuh, das linke hingegen war nackt. Neben der Leiche lag eine lange, schmale Papiertüte, die den fehlenden Strumpf enthielt. Der linke Schuh ließ sich nicht finden.

Nach und nach hatten sich auch Schaulustige vor dem Haus versammelt.

Einer von ihnen erkannte die Tote, ein zweiter bestätigte die Angaben: Es handele sich um Alice Persico, und sie wohne zusammen mit ihrem Bruder, Ernest C. Peterson, in 311 30th Street West, ganz in der Nähe.

Rothengast ließ den Erkennungsdienst sowie den Medical Examiner verständigen, der die gerichtsärztliche Untersuchung der

Leiche vornehmen sollte. Hawthorne erhielt den Auftrag, zum Bruder der Toten zu fahren. Rothengast selbst ging in das Zimmer von Manos, der solange auf der Treppe gestanden hatte. Im zweiten Stockwerk betrat der Kriminalbeamte einen Raum von untadeliger Sauberkeit. Auch bei einer gründlichen Durchsuchung des Zimmers konnte er nichts Verdächtiges finden.

Mit einem anderen Eindruck war Hawthorne aus der Wohnung von Alice Persico zurückgekehrt. Er hatte ihr Zimmer liederlich und verschmutzt vorgefunden. Peterson wusste kaum etwas über seine Schwester. Sie hatte wohl mehrere Liebhaber gehabt, von denen ihm nur einer wegen seiner Gewalttätigkeit gegen Alice in Erinnerung geblieben war. Wo sich dieser Pete Coyle gerade aufhielt, konnte Peterson nicht sagen. Hawthorne löste eine Fahndung nach Coyle aus. Dann fuhr er zurück.

Vor dem Haus Nr. 337 sprachen Rothengast und Hawthorne mit Benjamin Vance, dem Assistant Medical Examiner, der ihnen bestätigte, dass Alice Persico erwürgt worden war. Erst müsste er die Tote in das Bellevue-Hospital zur Obduktion bringen, danach würde er mehr sagen können.

Nun setzte sich Rothengast mit dem Distriktstaatsanwalt Pagnucco in Verbindung und informierte ihn über die bisherigen Ermittlungen.

Zugleich bat er Pagnucco, der mehrere Fremdsprachen, darunter auch Griechisch, beherrschte, Manos in seiner Muttersprache zu befragen. Während der Vernehmung blieb der Beschuldigte bei seiner ersten Aussage, die er schon Rothengast gegenüber gemacht hatte. Er habe die Frau nie zuvor gesehen und nichts mit ihrem Tod zu tun. Sie sei auch nicht in seiner Wohnung gewesen. Manos beteuerte immer wieder, dass überhaupt kein Fremder sein Zimmer betreten habe.

Manches sprach zwar gegen den Griechen, Beweise aber gab es keine. Selbst Finnerty konnte nur bezeugen, dass Manos wiederholt das Haus verlassen hatte. Ob die Tote von ihm an der Hauswand abgelegt worden war, wusste er dagegen nicht mit Bestimmtheit zu sagen. Rothengast und Pagnucco berieten lange.

Eigentlich gab es keinen hinreichenden Grund, Manos noch länger in Haft zu behalten. Dass Pagnucco sich trotzdem nicht zur Freilassung entschließen konnte, beruhte auf einer scheinbaren Nebensächlichkeit und betraf die Papiertüte mit dem Strumpf der Toten. Solche Art von Tüten wurde gewöhnlich zum Verpacken von Weinflaschen verwendet. Manos hatte während der Vernehmung von der Weinmarke Riverside gesprochen. Eine Flasche eben dieser Sorte passte genau in die Papiertüte, die neben der Leiche gelegen hatte.

Am Morgen des 31. März setzte eine größere Zahl von Polizisten die Suche nach dem fehlenden Schuh fort. Zugleich wurden die Bewohner des Hauses Nr. 337 über Manos befragt. Es war nichts zu erfahren, was die Ermittlungen in irgendeiner Weise voranbringen konnte. Manos lebte allein, hatte eine feste Anstellung und ging regelmäßig zur Arbeit. Keiner der Nachbarn sah ihn je betrunken, und niemand wusste etwas über Frauenbekanntschaften.

Auch die übrigen Hausbewohner von Nr. 337 wurden hin sicht lich einer möglichen Täterschaft überprüft. Alle erbrachten für die Nacht vom 30. zum 31. März ein Alibi. Selbst Orelio Persico, der Ehemann der Toten, konnte ausfindig gemacht werden. Schon vor längerer Zeit hatte er sich von seiner Frau getrennt, weil sie übermäßig trank und sich ständig herumtrieb. Als Täter schied Persico ebenso aus wie ihr Exgeliebter Coyle, der seit einem Vierteljahr mit einer schweren Lungenerkrankung in Manhattan im Krankenhaus lag.

Die inzwischen vorgenommene Obduktion hatte an Neuem nur eine Kleinigkeit ergeben: Der Magen der Toten enthielt Rotwein.

Sie konnte ihn zwar bei Manos, aber genauso gut irgendwo anders getrunken haben.

Wieder standen Pagnucco und Rothengast vor der Frage, Manos aus der Haft zu entlassen. Und wieder war es die Papiertüte, die sie davon abhielt. Hawthorne hatte bei genauerer Betrachtung auf dem Tütenboden eine kaum sichtbare Kennzeichnung, offenbar eine Seriennummer, entdeckt. Es gelang sogar, den Laden zu finden, in dem Papiertüten aus dieser Serie verwendet wurden. Obendrein lag das Geschäft ganz in der Nähe von Manos' Wohnung und war das einzige in der Gegend, das die selten verlangte Weinsorte Riverside im Angebot hatte. An Manos konnte sich der Verkäufer bei der Vielzahl der Kunden allerdings nicht erinnern.

Etwa zur selben Zeit fand ein Polizist hinter einer Mülltonne in der 30th Street ein Paket, das den gesuchten Schuh und außerdem einen Damenhut, ein Herrenunterhemd und zwei Taschentücher enthielt. Irgendwelche Zeichen, die auf den Besitzer hindeuten könnten, wiesen die Sachen nicht auf. Als einzige Möglichkeit blieb eine Suche in der Wohnung von Manos. Vielleicht lagen in seinem Wäschefach Unterhemden und Taschentücher, die den Fundstücken entsprachen. Alles, was Staatsanwalt Pagnucco bei Manos finden konnte, waren zwei Hemden, ein Unterhemd und zwei Taschentücher. Eine gewisse Ähnlichkeit mit der Wäsche aus dem Paket bestand durchaus.

Bedeutsamer wurde indes eine andere Entdeckung. Dicht neben dem Bett bemerkte Pagnucco mehrere kleine, weißlichglänzende Flecke auf dem Fußboden, die bei der ersten Durchsuchung des Zimmers niemand gesehen hatte. Wenn es auch kaum Blut sein konnte, schienen ihm die Spuren doch einer Untersuchung wert. Pagnucco ließ aus dem Linoleum die befleckten Stücke herausschneiden. Zusammen mit der Wäsche brachte Hawthorne die Asservate zum Serologischen Laboratorium des Chief Medical Examiners.

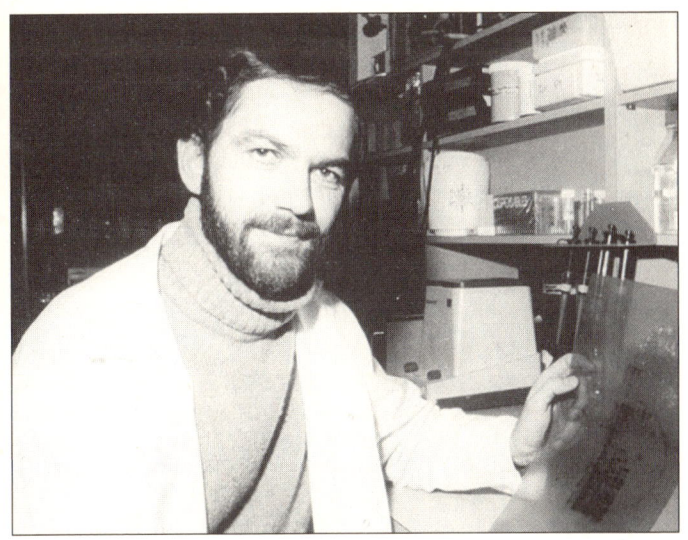

Der britische Molekulargenetiker Sir Alec J. Jeffreys schuf die Grundlagen für die forensische Nutzung der DNS-Analytik.

Mitte April 1943 nahm Alexander S. Wiener, unterstützt von seiner Assistentin Eve B. Sonn, die Untersuchungen vor. Sie begannen mit der Wäsche aus Manos' Zimmer. Nur eines der Hemden war getragen und ungewaschen wieder weggelegt worden. Ob der vom Stoff aufgenommene Schweiß für eine Blutgruppenbestimmung ausreichend sein würde, musste die Untersuchung zeigen. Die Testung ergab zweifelsfrei die Blutgruppe B. Zum gleichen Resultat führte die Gruppenbestimmung am Nasenschleim von einem Taschentuch. Als Nächstes kamen die Fundstücke aus dem Paket an die Reihe. Beim Unterhemd verlief die Testung ergebnislos, anders bei den Taschentüchern. Der Benutzer der beiden hinter dem Abfallbehälter in der 30th Street gefundenen Taschentücher gehörte ebenfalls der Blutgruppe B an. Dieser Befund stimmte noch mit einem weiteren Ergebnis überein. Manos besaß, festgestellt an einer Blutprobe von ihm, die Blutgruppe B. Nach der Obduktion war auch das Blut von Alice Persico untersucht worden, sie hatte die Blutgruppe A.

Nun stand das Entscheidende bevor: die Untersuchung des weißlichen Spurenmaterials vom Fußboden aus Manos' Zimmer.

Zunächst fertigte Wiener gefärbte Ausstriche. Unter dem Mikroskop konnte er säulenartig aufgereihte Epithelzellen in größerer Zahl erkennen. Eine weitere Probe verwendete Wiener für das Uhlenhuthsche Präzipitinverfahren. Die Resultate ließen die Schlussfolgerung zu, dass es sich bei den Flecken um eine menschliche Ausscheidung handelte, die nach der Beschaffenheit der mikroskopisch festgestellten Zellen nur aus der Mundhöhle stammen konnte. Wiener deutete das Spurenmaterial als strangulationsbedingte Ödemflüssigkeit. Zuletzt versuchte er noch, die Gruppenzugehörigkeit zu bestimmen. Die Extrakte erwiesen sich, so schrieb Wiener in seinem Bericht, »als zur Gruppe A gehörend«. Demzufolge war es sicher, dass Manos zumindest in einer Hinsicht die Unwahrheit gesagt hatte. In seinem Zimmer musste doch eine fremde Person, und zwar mit der Blutgruppe A, der Blutgruppe von Alice Persico, gewesen sein.

Woche um Woche wurde Manos vernommen. Sorgsam vermieden es sowohl Detective Inspector Rothengast als auch Staatsanwalt Pagnucco vorerst, die Ergebnisse Wieners zu erwähnen.

Stattdessen erläuterten sie Manos geduldig das Prinzip einer Blutgruppenbestimmung. Am 8. Juli schließlich hielten die Vernehmer den Zeitpunkt für gekommen, ihn mit dem Resultat von Wieners Untersuchungen zu konfrontieren. Ihre Rechnung ging auf – Manos legte ein Geständnis ab.

Den Hergang der Tat schilderte er folgendermaßen: Am 29. März hatte er Alice Persico kennen gelernt und sie mit in sein Zimmer genommen. Erst dort sei ihm aufgefallen, dass die Frau angetrunken war. Sogleich befürchtete er, sie könne Lärm machen.

Um keine Schwierigkeiten mit der Hausverwaltung zu bekommen, forderte er sie auf, das Zimmer zu verlassen. Sie aber nahm seine Weinflasche, trank reichlich und schlief dann ein. Als sie erwachte, begann sie tatsächlich zu lärmen und griff abermals nach der Weinflasche. Es schien ihm, als wolle sie die leere Flasche zum Fenster hinauswerfen. In der Absicht, die Frau zur Ruhe zu bringen, habe er sie mit seinen Händen am Hals gepackt, aber in der Aufregung zu stark zugefasst. Plötzlich sei die Frau tot zusammengesunken. Bis zur Nacht auf den 31. März ließ er die Leiche liegen und reinigte während dieser Zeit gründlich sein Zimmer. Als er nach Mitternacht feststellte, dass die Straße menschenleer war, schaffte er die Tote nach unten. Auf der Treppe verlor sie ihren Hut und auch einen Schuh. Er hob beides auf und brachte es kurz darauf zusammen mit den Sachen, die er während der Reinigungsarbeiten getragen hatte, bis zur 6th Avenue. Erst bei seiner Rückkehr fand er im Treppenhaus den Strumpf der Toten. Er ging in sein Zimmer und stopfte ihn in die Papiertüte von der Weinflasche. Dabei erinnerte er sich, dass Alice Persico Wein getrunken hatte und an der Flasche höchstwahrscheinlich Spuren von ihr zu finden sein würden. Er verließ noch einmal das Haus, um Strumpf und Weinflasche beiseite zu schaffen. Wenig später wurde er von der Polizei festgenommen.

Zu diesem Zeitpunkt trug er aber die Tüte mit dem Strumpf der Toten noch unter seiner Jacke. Während er nach der Festnahme am Hauseingang stand, ließ er in einem unbeobachteten Augenblick die Papiertüte neben der Leiche fallen.

Von dieser Aussage wich Manos später nicht mehr ab. Auch während der Hauptverhandlung vor dem New Yorker General Session Court bezeichnete er sich am 25. Oktober 1943 als schuldig.

John Manos wurde zu einer Zuchthausstrafe von zehn bis zwanzig Jahren verurteilt.

Die Bestimmung der AB0-Gruppe an menschlichen Körpersekreten war jahrzehntelang eine Routinemethode in den forensisch-serologischen Laboratorien. Zudem wurden weitere Erbmerkmale untersucht, um eine Gruppenzugehörigkeit von Sekreten festzustellen. Speziell bei Spermaspuren haben sich die Typen der Phosphoglukomutase (PGM) besonders bewährt. Inzwischen dominieren auch bei der Untersuchung von Körpersekreten die überragenden Techniken der DNS-Analytik.

Das erste Tötungsverbrechen, das mit Hilfe molekularbiologischer Methoden aufgeklärt wurde, brachte der Gerichtsmedizin gleich einen doppelten Triumph. Zum einen konnte durch die DNS-Analyse ein Unschuldiger entlastet werden, und zum anderen gelang es, den wahren Täter zu überführen. Der sensationelle Erfolg der neuartigen Untersuchungsmethode machte die drei mittelenglischen Dörfer Narborough, Enderby und Littlethorpe unweit von Leicester mit einem Mal bekannt. Alec J. Jeffreys selbst, der Entdecker des genetischen Fingerabdrucks, hat in dem Aufsehen erregenden Kriminalfall die Spurenuntersuchungen durchgeführt. Nur wenige Kilometer von seinem Forschungslabor entfernt, waren die beiden Morde geschehen.

Wie so oft begann alles mit einem Vermisstenfall. Am Abend des 21. November 1983 kehrte die fünfzehnjährige Lynda Mann aus Enderby nicht zur gewohnten Zeit nach Hause zurück. Es wurde immer später, doch das Mädchen blieb aus. Vergeblich suchte der Stiefvater in der kleinen Ortschaft nach Lynda. Schließlich meldete er das Verschwinden seiner Stieftochter noch in derselben Nacht der Polizei.

In der Morgendämmerung des folgenden Tages war ein Krankenpfleger auf dem Weg zu seiner Arbeitsstelle in Narborough.

Er nahm wie immer eine Abkürzung über einen einsamen Fußweg.

Auf einer Wiese, die zum parkartigen Krankenhausgelände gehörte, erkannte er vor einer Baumgruppe etwas Helles. Er ging näher heran und entdeckte, dass dort eine halb entkleidete Leiche im Gras lag. Sofort benachrichtigte er die Polizei, die unter

Protokolle des todes Leitung von Detective Chief Superintendent David Baker die Ermittlungen aufnahm.

Die Identität des Opfers konnte rasch geklärt werden: Bei der
Toten handelte es sich um die vermisste Lynda Mann. Ebenso war unschwer zu erkennen, dass ein sexuell motiviertes Tö-
tungsdelikt vorlag. Der Unterleib des Mädchens war entblößt.
Jeans, Strumpfhose, Slip und Schuhe lagen verstreut in der Nähe
der Leiche. Der Schal war um ihren Hals geschlungen und hinten verknotet, was auf eine Strangulation als Todesursache hindeutete.

Die Tote hatte Blutergüsse am Kinn, und unter der Nase kleb-
te angetrocknetes Blut.

Am 23. November wurde im Krankenhaus von Leicester die
Leichenöffnung durchgeführt. Äußerlich wies der Körper der
Toten verschiedene frische Verletzungen auf. Neben den Blut-
ergüssen waren im Gesicht an mehreren Stellen auch Kratzspu-
ren vorhanden.

Am Hals fanden sich ebenfalls Hautabschürfungen und
Blutunterlaufungen. Die inneren Halsbefunde bestätigten,
dass das Mädchen erdrosselt worden war. Besondere Bedeutung erlangte das bei der Obduktion entnommene Untersuchungsmaterial.

Aus dem Schamhaar konnten spermaverdächtige Anhaftungen gesichert werden. Darüber hinaus wurden mehrere Abstriche gefertigt und ebenfalls in das zuständige forensischmedizinische Labor übersandt.

Das Ergebnis der spurenkundlichen Untersuchungen lieferte einen ersten Hinweis für die Ermittlungen. Bei den gesicherten Anhaftungen handelte es sich wie erwartet um Sperma, das
auch in den Abstrichen aus den Genitalien nachweisbar war.
Die Spermaspuren stammten von einem Träger der Blutgruppe A, der außerdem das Enzymmerkmal PGM11 besaß. Diese
Merkmalskombination, die in England bei etwa zehn Prozent

der männlichen Bevölkerung vorkommt, erlaubte zumindest eine Eingrenzung des Verdächtigenkreises.

Anfänglich konzentrierten sich die polizeilichen Ermittlungen auf das Carlton-Hayes-Hospital, in dessen Außenanlage die Tote gefunden worden war. Von den ambulant und stationär behandelten Patienten dieser psychiatrischen Klinik wurden im Laufe der Zeit mehrere hundert auf eine mögliche Täterschaft überprüft.

Eine weitere Routinemaßnahme war die Suche in den polizeilichen Datenspeichern nach vorbestraften Sexualtätern. Die festgestellten Personen wurden nach einem bestimmten System erfasst. Ganz oben auf der Liste standen die Vergewaltiger, dann folgten die übrigen Straftäter bis zu den Exhibitionisten. Eine andere Ermittlergruppe beschäftigte sich mit einer Kolonne von Wanderarbeitern. Die Männer waren zur Tatzeit in der Nähe der drei Dörfer im Straßenbau eingesetzt, inzwischen aber an verschiedenen weit entfernten Orten tätig. Gleichzeitig gingen Beamte jeder verdächtigen Beobachtung nach, die bei den üblichen Befragungen in der Umgebung des Tatorts mitgeteilt wurde. Außerdem erhielt die Kommission zahlreiche Hinweise aus der Bevölkerung.

Die Ermittler überprüften sämtliche Personen, die sich in irgendeiner Weise verdächtig gemacht hatten.

Bis auf einhundertfünfzig Beamte musste die Sonderkommission vergrößert werden, um die Flut eingehender Informationen zu bewältigen. Monatelang wurde beinahe in allen Gegenden Großbritanniens ermittelt. Im Februar 1984 hatten die Kommissionsmitglieder dreitausend Aussagen protokolliert und viertausend Hinweise überprüft. Doch der Erfolg blieb aus.

Noch einmal wandte sich die Polizei an die Öffentlichkeit. Sie hatte einen zwanzigminütigen Videofilm über den Mord an Lynda Mann drehen lassen. Das Band lief in allen örtlichen Schulen und Einkaufszentren, später auch in der Innenstadt von Leiceser. Sogar in mehreren Discos wurde der Film den jugendlichen Gästen gezeigt. Daraufhin gingen einige Hinweise auf verdächtige Personen bei der Polizei ein, die aber ebenso wenig zum Täter führten wie alle früheren Ermittlungsansätze.

Nach und nach wurde die Sonderkommission verkleinert. Zum Schluss arbeiteten noch zwei Beamte an dem Fall. Im August 1984 wurde die Suche nach dem Täter schließlich eingestellt.

Fast zwei Jahre später geriet der gewaltsame Tod von Lynda Mann plötzlich wieder in den Blickpunkt der Öffentlichkeit. Am Nachmittag des 31. Juli 1986 verschwand die fünfzehnjährige Schülerin Dawn Ashworth aus Enderby auf dem Heimweg. Nach einer groß angelegten Suchaktion fand man zwei Tage später ihre Leiche nur ein paar hundert Meter von der Stelle entfernt, an der Lynda Mann getötet worden war. Wie bei dem früheren Mord lag die Tote halb nackt auf einer Wiese. Die Begehungsweise des Verbrechens ließ keinen Zweifel daran, dass der unbekannt gebliebene Täter ein neues Opfer gefunden hatte.

Bei der Obduktion am Abend des Auffindungstages zeigte sich, dass die Leichenerscheinungen infolge der sommerlichen Witterung schon deutlich ausgeprägt waren. Dennoch konnten einige schwere Verletzungen am Körper des Mädchens festgestellt werden.

Als besonders schwerwiegend erwiesen sich die Zerreißungen in der Dammregion, die durch gewaltsame sexuelle Handlungen entstanden waren. Die Verletzungen in der linken Gesichtshälfte rührten von Faustschlägen her. Außerdem deuteten einige Befunde darauf hin, dass der Täter seinem Opfer mit grober Kraft den Mund zugehalten hatte. Als Todesursache wurde wiederum eine Halskompression festgestellt. Die Obduzenten hielten sowohl einen Würgegriff als auch ein Drosseln für möglich. Für spurenkundliche Untersuchungen wurden mehrere Abstriche gefertigt.

Eine dreihundert Mann starke Sonderkommission nahm die Suche nach dem Doppelmörder auf. Gleich nach dem Bekannt-werden des zweiten Verbrechens ging eine Vielzahl von Hinwei-sen bei der Polizei ein. Innerhalb von nur sieben Tagen befragten die Ermittler dreizehntausend Zeugen und Verdächtige. Dieses Mal schien sich rasch ein Erfolg einzustellen.

Der Tatverdacht richtete sich gegen den einfältigen siebzehn-jährigen Richard Buckland, der als Küchengehilfe im Carlton-Hayes-Hospital arbeitete. Mehrere Zeugen hatten ihn zur Tatzeit in der Nähe des Leichenfundortes gesehen. Bei ersten Nachprü-fungen stellte sich heraus, dass er auch höchst verdächtige Be-merkungen über die Tat gemacht hatte. Im Gespräch mit einem Freund beschrieb er den Ort, an dem die Leiche erst am folgen-den Tag gefunden wurde. Hinzu kam, dass er mehrfach Mäd-chen und Frauen sexuell belästigt hatte. Am frühen Morgen des 8. August wurde Buckland unter dem Verdacht des Mordes an Dawn Ashworth in der Wohnung seiner Eltern festgenommen.

Wenig später begannen die Vernehmungen, die bis in die Abendstunden andauerten. Der Beschuldigte räumte eine Be-gegnung mit dem Opfer am Tattag ein, bestritt aber anfangs jeg-lichen körperlichen Kontakt. Bei der Befragung nach seinen se-xuellen Aktivitäten ergaben sich bemerkenswerte Parallelen zu beiden Tötungsdelikten.

Seine Erwähnung einer vorzeitigen Ejakulation erinnerte an den Fall Lynda Mann, in deren Schamhaar angetrocknetes Sper-ma gefunden worden war. Sein Bericht über einen Analverkehr mit einem anderen Mädchen ließ an die anale Vergewaltigung von Dawn Ashworth denken. Buckland wurde im Laufe der Vernehmungen immer unsicherer. In den teils recht konfusen Aussagen ließen sich mehr und mehr Tatdetails erkennen. Am Abend war es dann soweit: Buckland legte ein Geständnis ab. Nach seinem Motiv gefragt, antwortete er: »Bloß, weil sie mir ganz gut gefallen hat. Ich wollte mit jemand Sex machen, und ich hab nicht geglaubt, dass sie mich lässt, und deshalb hab ich's einfach probiert. Bis dahin war alles in Ordnung. Und dann hat sie die Panik gekriegt, und ich hab gedacht, wenn ich sie laufen lasse, dann sagt sie's ihrer Mutter und ihrem Vater, und ich krieg Ärger. Also hab ich was dagegen getan.

Sie hat geschrien, und deshalb hab ich ihr die Hand auf den Mund gelegt und sie mit der anderen Hand angefasst. Ich hab ihr den Slip ausgezogen und Sex mit ihr gemacht und sie versteckt, und das ist alles, woran ich mich erinnern kann.«

Trotz seiner Geständnisbereitschaft im Fall Dawn Ashworth bestritt Buckland hartnäckig die Tötung von Lynda Mann. Diese Tatsache stand im Widerspruch zur festen Überzeugung aller Ermittler, dass beide Mädchen das Opfer ein und desselben Täters geworden waren. Gegen die Täterschaft des Inhaftierten sprach allerdings noch ein weiterer Umstand. Man hatte Buckland eine Blutprobe entnommen und in einem serologischen Labor untersuchen lassen. Er besaß weder die Blutgruppe A noch das Merkmal PGM11.

In dieser Situation erinnerte sich Detective Chief Superintendent David Baker an die kürzlich veröffentlichte Entdeckung des Molekulargenetikers Alec J. Jeffreys. Der Ermittlungsbeamte hatte in den Lokalzeitungen über die verschiedenen Einsatzmöglichkeiten des genetischen Fingerabdrucks gelesen. Die neue Methode musste die Entscheidung bringen. Deshalb wurde Jeffreys darum gebeten, die DNS-Merkmale aus dem Sperma des Täters und aus dem Blut von Buckland miteinander zu vergleichen.

Die aufwendigen Laborarbeiten begannen mit einer Aufbereitung der übersandten Proben. In einem ersten Arbeitsschritt musste die DNS aus den Untersuchungsmaterialien extrahiert werden. Trotz der unterschiedlichen Beschaffenheit konnte aus sämtlichen Proben ausreichend DNS für die Analysen gewonnen werden. Als zweiter Arbeitsschritt folgte der Nachweis des individuellen DNS-Profils. Dazu mussten die künstlich erzeugten DNS-Abschnitte nach ihrer Größe aufgetrennt und die Verteilung sichtbar gemacht werden. Nach gut einer Woche waren die Analysen abgeschlossen. Jeffreys erläuterte den Ermittlungsbeamten die Linienmuster auf dem Röntgenfilm: »Das ist die genetische Kennung von Dawn Ashworth. Es gibt zwei Samenproben, aus dem Vaginalabstrich und aus den Flecken auf der Kleidung.

Sie zeigen zwei Streifen, die nicht mit ihrer Blutprobe übereinstimmen, aber dieselben sind wie bei den Samenflecken, die bei Lynda Mann gefunden wurden. Erste Schlussfolgerung, beide Mädchen sind vom selben Mann vergewaltigt und ermordet worden.

Zweite Schlussfolgerung, Ihr Mann ist nicht der Täter. Wir haben hier die Signatur des wahren Mörders vor uns.«

Das Ergebnis der DNS-Analysen war ein Tiefschlag für die Ermittler.

Richard Buckland wurde nach drei Monaten und zehn Tagen aus der Haft entlassen. Die Staatsanwaltschaft stellte das Verfahren gegen ihn ein. Für die Polizei begann die Suche nach dem Doppelmörder wieder von vorn.

Ein neuer Ermittlungsansatz musste her. Alle Beteiligten waren sich einig, dass der Unbekannte aus der Gegend um die Tatorte stammte. Hatte man ihn erst gefunden, konnte man ihm die Tat auch beweisen. Immerhin waren sein Blutgruppenmuster A, PGM11 und die wichtigen DNS-Merkmale bekannt. So kam die Idee auf, die Männer der drei benachbarten Dörfer Narborough, Enderby und Littlethorpe einem Massentest zu unterziehen.

Aufgrund kriminalistischer Erfahrungen wurde entschieden, sich auf die männlichen Personen zwischen dreizehn und dreiunddreißig Jahren zu konzentrieren. Von jedem Angehörigen dieser Altersgruppe sollten eine Blut- und eine Speichelprobe entnommen werden. Einen Tag nach Neujahr 1987 begann die groß angelegte Aktion.

Rund sechstausend Männer erhielten die behördliche Aufforderung, sich an dem DNS-Test zu beteiligen. Jeden Monat wurden hunderte von Proben genommen. Um nicht bei allen Personen die aufwendige DNS-Analyse durchführen zu müssen, erfolgte zunächst ein Vortest. Nur wenn ein Proband die Blutgruppe des Täters hatte, wurde sein DNS-Profil bestimmt. Zu Beginn des Monats September waren mehr als 90 Prozent der Angeschriebenen zur Probenentnahme erschienen. Dennoch kam aus dem Labor keine Erfolgsmeldung.

Die Kriminalbeamten wussten, dass es zwei Möglichkeiten gab, sich dem DNS-Test zu entziehen. Zum einen konnte man die Aufforderung zur Untersuchung einfach ignorieren. Alle Männer, die das taten, erhielten einen zweiten Brief. Danach fehlten nur noch wenige, die von zwei Ermittlern persönlich aufgesucht wurden. Zum anderen konnte der Angeschriebene einen Stellvertreter schicken. Dieses Verfahren wählte der Doppelmörder.

In einer der Untersuchungsstellen erschien der vierundzwanzigjährige Ian Kelly, um sich unter dem Namen Colin Pitchfork eine Blutprobe und etwas Speichel entnehmen zu lassen.

Die beiden Männer waren Arbeitskollegen in einer Großbäckerei in Leicester. Der siebenundzwanzigjährige Pitchfork hatte bereits die zweite Aufforderung zur Teilnahme am Test erhalten.

Jetzt musste er handeln. Tagelang bedrängte er seinen Kollegen, für ihn zum Test zu gehen. Er fürchte, so erzählte er seinem Ersatzmann, wegen einiger Vorstrafen erneut in das Visier der Polizei zu geraten. Pitchfork bekannte, dass er seit seiner Jugend mehrfach wegen Exhibitionismus verurteilt worden war. Als Kelly schließlich einwilligte, machten sich beide an die Vorbereitungen. Das Passfoto im Ausweis von Pitchfork wurde ausgetauscht, und Kelly musste die persönlichen Daten des Anderen auswendig lernen. Dann ging der Stellvertreter zum Test. Einige Wochen später kam der Brief mit dem Untersuchungsergebnis.

Der Doppelmörder gehörte nicht mehr zum Kreis der Tatverdächtigen.

Völlig unerwartet trat im Herbst 1987 die Wende in dem Jahrhundertfall ein. An einem Nachmittag rief ein Polizeibeamter bei der Sonderkommission an und berichtete über ein Gespräch mit einer Bekannten seines Vaters. Die junge Frau hatte sich in einem Pub in Leicester mit Arbeitskollegen getroffen, einer von ihnen war Ian Kelly. Als man auf Colin Pitchfork zu sprechen kam, erwähnte Kelly beiläufig, dass er für seinen Kollegen beim Test war. Nach einigem Zögern entschloss sich die junge Frau, mit dem Besitzer des Pubs über die Angelegenheit zu reden. Dessen Sohn war Polizist, und der informierte umgehend einen Angehörigen der Sonderkommission.

Nun ging alles ganz schnell. Sofort suchten die Ermittler das alte Protokoll aus dem Jahr 1983 heraus, das über die Befragung von Pitchfork zum ersten Mord angefertigt worden war. Pitchfork hatte seinerzeit aus zwei Gründen zum engeren Kreis der Tatverdächtigen gehört. Er war wegen einiger Sexualdelikte vorbestraft, und außerdem wurde er im Carlton-Hayes-Hospital ambulant behandelt.

Zum Vergleich beschafften sich die Kriminalbeamten das Formular vom DNS-Test. Wie sich bereits bei flüchtigem Hinsehen zeigte, wichen die Unterschriften auf den beiden Schriftstücken deutlich voneinander ab.

Am Tag nach dem entscheidenden Anruf wurde zuerst Ian Kelly festgenommen. Nach anfänglichem Leugnen gestand er, für seinen Arbeitskollegen beim DNS-Test gewesen zu sein. Am Nachmittag desselben Tages – es war der 19. September 1987 – suchten Kriminalbeamte Colin Pitchfork in Littlethorpe auf und nahmen ihn ebenfalls fest. Wie sein Komplize war auch er geständig.

Bereitwillig schilderte er bei den Vernehmungen in allen Einzelheiten seine Taten.

Den abschließenden Beweis für die Täterschaft des vorbestraften Kriminellen lieferte das Labor von Jeffreys. Pitchfork war der 1583. und zugleich letzte Mann, der getestet wurde. Die Untersuchung seiner Blutprobe ergab ein DNS-Muster, das mit den Merkmalen des Mannes identisch war, der die beiden Schulmädchen vergewaltigt und getötet hatte.

Am 22. Januar 1988 stand Colin Pitchfork in Leicester vor Gericht.

Der Prozess dauerte nur einen Tag. Der Angeklagte bekannte sich schuldig in beiden Mordfällen. Das Urteil lautete auf zweimal lebenslänglich für die Morde und jeweils zehn Jahre Gefängnis für die beiden Vergewaltigungen. Zudem verhängte das Gericht zwei dreijährige Freiheitsstrafen für Sexualdelikte in den Jahren 1979 und 1985 und noch einmal drei Jahre für die Irreführung der Behörden beim DNS-Test. Auch Ian Kelly wurde schuldig gesprochen. Er erhielt eine 18-monatige Bewährungsstrafe.

Schneller als jede andere Methode hat sich die DNS-Analytik in der forensisch-medizinischen Praxis etabliert. Mit den heutigen Techniken lassen sich nicht nur die Individualmerkmale der Kern-DNS spurenkundlich nutzen, sondern auch einige Abschnitte des DNS-Moleküls in den Mitochondrien liefern wichtige Daten. Neben der extrem hohen Nachweisempfindlichkeit ist die Alterungsbeständigkeit der DNS ein weiterer Vorteil molekularbiologischer Untersuchungen. So gelingt es mit Hilfe der DNS-Analytik immer wieder, auch Straftaten aufzuklären, die lange Zeit zurückliegen.

Nachbemerkung

Bei der Schilderung der Kriminalfälle stand der Gerichtsmediziner im Mittelpunkt. Nur vereinzelt wurde auf die Tätigkeit anderer Sachverständiger hingewiesen. In der Praxis jedoch ist eine Zusammenarbeit von Vertretern verschiedener Fachgebiete unerlässlich.

Die allseitige Aufklärung eines Tötungsverbrechens erfordert nicht nur die Untersuchung des Opfers durch den Gerichtsarzt, sondern ebenso die Begutachtung des Täters. Das gilt speziell für die Beurteilung der strafrechtlichen Verantwortlichkeit. Eine Aussage über die Schuldfähigkeit eines Straftäters zu treffen, obliegt dem Psychiater. Die ursprünglich zur Gerichtlichen Medizin gehörende Forensische Psychiatrie ist als Bereich der angewandten Psychiatrie heute ein eigenständiges Spezialgebiet.

Mit der Herauslösung der psychologischen aus der psychiatrischen Begutachtungspraxis entwickelte sich die Forensische Psychologie zu einer umfangreichen Zweigdisziplin der Psychologie.

An Hauptaufgaben sind neben fachspezifischen Beiträgen zur Täterermittlung sowie zur Vorbereitung und Durchführung des Gerichtsverfahrens vor allem die Erarbeitung von Sachverständigengutachten zur Feststellung der Schuldfähigkeit Jugendlicher sowie der Glaubwürdigkeit minderjähriger Zeugen und Geschädigter zu nennen.

Der weit gehenden Spezialisierung steht eine zunehmende Integration gegenüber. So ist es heute keine Seltenheit, dass Gerichtsmediziner und klinisch tätige Ärzte bei bestimmten gutachtlichen Problemen zusammenwirken oder psychiatrisch psychologische Komplexgutachten erstattet werden.

Auch Biologen, Chemiker und Vertreter weiterer Fachgebiet stellen ihr Wissen und Können in den Dienst der Aufklärung vor Straftaten. Bei der Suche, Sicherung und Auswertung von Spu ren setzen sie moderne naturwissenschaftliche Methoden und technische Verfahren ein. Die Untersuchungsergebnisse diese Spezialisten dienen ebenfalls der Täterfeststellung und der Be weisführung im Strafverfahren.

Entsprechend der gleichartigen Aufgabenstellung werden die verschiedenen Disziplinen unter der Bezeichnung forensische Wissenschaften zusammengefasst. Ihre Vertreter leisten gemeinsam einen wesentlichen Beitrag im Kampf gegen die Kriminalität.

Die imposanten Fortschritte auf vielen Wissenschaftsgebieten haben die Tätigkeit des Kriminalisten ohne Zweifel ganz wesentlich bereichert. Doch keine noch so moderne Methode kann allein zur Aufklärung einer Straftat führen. Nach wie vor entscheidet der engagierte Einsatz des gut ausgebildeten und erfahrenen Ermittlungsbeamten im engen Zusammenwirken mit den anderen Beteiligten über Erfolg oder Misserfolg in der Kriminalitätsbekämpfung.

Weiterführende Literatur

Eulner, Hans-Heinz: Die Entwicklung der medizinischen Spezialfächer an den Universitäten des deutschen Sprachgebietes. Stuttgart 1970, S. 159–179

Fischer-Homberger, Esther: Medizin vor Gericht. Bern-Stuttgart-Wien 1983

Janovsky, Victor: Die geschichtliche Entwicklung der gerichtlichen Medizin. In: Handbuch der gerichtlichen Medicin, hrsg. von Josef Maschka. Erster Band, Tübingen 1881, S. 1–32

Mallach, Hans Joachim: Geschichte der Gerichtlichen Medizin im deutschsprachigen Raum. Lübeck 1996

Mende, Ludwig Julius Caspar: Kurze Geschichte der gerichtlichen Medizin. In: Ausführliches Handbuch der gerichtlichen Medizin. Erster Teil, Leipzig 1819, S. 1–474 (Neudruck Leipzig 1984)

Placzek, Siegfried: Geschichte der gerichtlichen Medizin. In: Handbuch der Geschichte der Medizin, hrsg. von Max Neuburger und Julius Pagel. Dritter Band, Jena 1905, S. 729–766

Bildnachweis

Institut für Geschichte der Medizin der Humboldt-Universität zu Berlin (6) Sammlung Karger-Decker (4) Prof. Dr. med. Steffen Berg, Göttingen (1);

Prof. Dr. rer. nat. Thomas Daldrup, Düsseldorf (1);
Prof. Dr. med. Antonio Fornari, Pavia (1);
Prof. Dr. sc. nat. R. Klaus Müller, Leipzig (1);
Prof. Dr. med. habil. Peter Oehme, Berlin (2);
Prof. Dr. med. Dr. h. c. mult. Otto Prokop, Berlin (6);
Dr. med. Dietmar Schröpfer, Potsdam (2);
Prof. Dr. med. Wolfgang Schwerd, Würzburg (2)

Alle übrigen Abbildungen sind der Sammlung des Autors entnommen.